Medizinische Informatik und Statistik

Band 1: Medizinische Informatik 1975. Frühjahrstagung des Fachbereiches Informatik der GMDS. Herausgegeben von P. L. Reichertz. VII, 277 Seiten. 1976.

Band 2: Alternativen medizinischer Datenverarbeitung. Fachtagung München-Großhadern 1976. Herausgegeben von H. K. Selbmann, K. Überla und R. Greiller. VI, 175 Seiten. 1976.

Band 3: Informatics and Medecine. An Advanced Course. Edited by P. L. Reichertz and G. Goos. VIII, 712 pages. 1977.

Band 4: Klartextverarbeitung. Frühjahrstagung, Gießen, 1977. Herausgegeben von F. Wingert. V, 161 Seiten. 1978.

Band 5: N. Wermuth, Zusammenhangsanalysen Medizinischer Daten. XII, 115 Seiten. 1978.

Band 6: U. Ranft, Zur Mechanik und Regelung des Herzkreislaufsystems. Ein digitales Simulationsmodell. XV, 192 Seiten. 1978.

Band 7: Langzeitstudien über Nebenwirkungen Kontrazeption – Stand und Planung. Symposium der Studiengruppe „Nebenwirkungen oraler Kontrazeptiva – Entwicklungsphase", München 1977. Herausgegeben von U. Kellhammer. VI, 254 Seiten. 1978.

Band 8: Simulationsmethoden in der Medizin und Biologie. Workshop, Hannover, 1977. Herausgegeben von B. Schneider und U. Ranft. XI, 496 Seiten. 1978.

Band 9: 15 Jahre Medizinische Statistik und Dokumentation. Herausgegeben von H.-J. Lange, J. Michaelis und K. Überla. VI, 205 Seiten. 1978.

Band 10: Perspektiven der Gesundheitssystemforschung. Frühjahrstagung, Wuppertal, 1978. Herausgegeben von W. van Eimeren. V, 171 Seiten. 1978.

Band 11: U. Feldmann, Wachstumskinetik. Mathematische Modelle und Methoden zur Analyse altersabhängiger populationskinetischer Prozesse. VIII, 137 Seiten. 1979.

Band 12: Juristische Probleme der Datenverarbeitung in der Medizin. GMDS/GRVI Datenschutz-Workshop 1979. Herausgegeben von W. Kilian und A. J. Porth. VIII, 167 Seiten. 1979.

Band 13: S. Biefang, W. Köpcke und M. A. Schreiber, Manual für die Planung und Durchführung von Therapiestudien. IV, 92 Seiten. 1979.

Band 14: Datenpräsentation. Frühjahrstagung, Heidelberg 1979. Herausgegeben von J. R. Möhr und C. O. Köhler. XVI, 318 Seiten. 1979.

Band 15: Probleme einer systematischen Früherkennung. 6. Frühjahrstagung, Heidelberg 1979. Herausgegeben von W. van Eimeren und A. Neiß. VI, 176 Seiten, 1979.

Band 16: Informationsverarbeitung in der Medizin -Wege und Irrwege-. Herausgegeben von C. Th. Ehlers und R. Klar. XI, 796 Seiten. 1979.

Band 17: Biometrie – heute und morgen. Interregionales Biometrisches Kolloquium 1980. Herausgegeben von W. Köpcke und K. Überla. X, 369 Seiten. 1980.

Band 18: R.-J. Fischer, Automatische Schreibfehlerkorrektur in Texten. Anwendung auf ein medizinisches Lexikon. X, 89 Seiten. 1980.

Band 19: H. J. Rath, Peristaltische Strömungen. VIII, 119 Seiten. 1980.

Band 20: Robuste Verfahren. 25. Biometrisches Kolloquium der Deutschen Region der Internationalen Biometrischen Gesellschaft, Bad Nauheim, März 1979. Herausgegeben von H. Nowak und R. Zentgraf. V, 121 Seiten. 1980.

Band 21: Betriebsärztliche Informationssysteme. Frühjahrstagung, München, 1980. Herausgegeben von J. R. Möhr und C. O. Köhler. (vergriffen)

Band 22: Modelle in der Medizin. Theorie und Praxis. Herausgegeben von H. J. Jesdinsky und V. Weidtman. XIX, 786 Seiten. 1980.

Band 23: Th. Kriedel, Effizienzanalysen von Gesundheitsprojekten. Diskussion und Anwendung auf Epilepsieambulanzen. XI, 287 Seiten. 1980.

Band 24: G. K. Wolf, Klinische Forschung mittels verteilungsunabhängiger Methoden. X, 141 Seiten. 1980.

Band 25: Ausbildung in Medizinischer Dokumentation, Statistik und Datenverarbeitung. Herausgegeben von W. Gaus. X, 122 Seiten. 1981.

Band 26: Explorative Datenanalyse. Frühjahrstagung, München, 1980. Herausgegeben von N. Victor, W. Lehmacher und W. van Eimeren. V, 211 Seiten. 1980.

Band 27: Systeme und Signalverarbeitung in der Nuklearmedizin. Frühjahrstagung, München, März 1980. Proceedings. Herausgegeben von S. J. Pöppl und D. P. Pretschner. IX, 317 Seiten. 1981.

Band 28: Nachsorge und Krankheitsverlaufsanalyse. 25. Jahrestagung der GMDS, Erlangen, September 1980. Herausgegeben von L. Horbach und C. Duhme. XII, 697 Seiten. 1981.

Band 29: Datenquellen für Sozialmedizin und Epidemiologie. Herausgegeben von R. Brennecke, E. Greiser, H. A. Paul und E. Schach. VIII, 277 Seiten. 1981.

Band 30: D. Möller, Ein geschlossenes nichtlineares Modell zur Simulation des Kurzzeitverhaltens des Kreislaufsystems und seine Anwendung zur Identifikation. XV, 225 Seiten. 1981.

Band 31: Qualitätssicherung in der Medizin. Probleme und Lösungsansätze. GMDS-Frühjahrstagung, Tübingen, 1981. Herausgegeben von H. K. Selbmann, F. W. Schwartz und W. van Eimeren. VII, 199 Seiten. 1981.

Band 32: Otto Richter, Mathematische Modelle für die klinische Forschung: enzymatische und pharmakokinetische Prozesse. IX, 196 Seiten, 1981.

Band 33: Therapiestudien. 26. Jahrestagung der GMDS, Gießen, September 1981. Herausgegeben von N. Victor, J. Dudeck und E. P. Broszio. VII, 600 Seiten. 1981.

Medizinische Informatik und Statistik

Herausgeber: S. Koller, P. L. Reichertz und K. Überla

46

Kurt Heidenberger

Strategische Analyse der sekundären Hypertonieprävention

Entwurf mathematisch-medizinökonomischer Modelle auf empirischer Basis

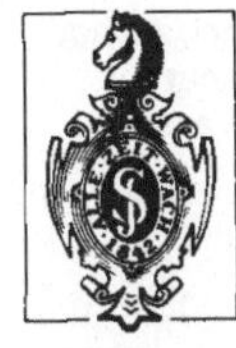

Springer-Verlag Berlin Heidelberg GmbH

Autor

Kurt Heidenberger
Universität Erlangen-Nürnberg
Lehrstuhl für Betriebswirtschaftslehre und Operations Research
Lange Gasse 20, 8500 Nürnberg 1

„n 2"

ISBN 978-3-540-12714-7 ISBN 978-3-662-10088-2 (eBook)
DOI 10.1007/978-3-662-10088-2

Ursprünglich erschienen bei Springer-Verlag Berlin Heidelberg New York 1983.

2145/3140 – 5 4 3 2 1 0

VORWORT

Diese Arbeit entstand während meiner Tätigkeit als wissenschaftlicher Mitarbeiter am Lehrstuhl für Betriebswirtschaftslehre und Operations Research der Universität Erlangen-Nürnberg. Der Lehrstuhlinhaber, Prof. Dr. Manfred Meyer, lenkte mein Interesse auf das in der Bundesrepublik noch wenig beachtete Gebiet der Ökonomie der Prävention. Ich danke ihm für Anregungen und hilfreiche Kommentare.

Die Hypertonie (Bluthochdruck) wurde aus drei Gründen als ökonomisches Forschungsobjekt ausgewählt: Erstens ist sie weitverbreitet (eine "Volkskrankheit"), zweitens läßt sie sich mit langfristigem Erfolg behandeln, und drittens gibt es eine Reihe von Diagnose- und Therapiealternativen, die sich in Kosten und Wirksamkeit unterscheiden.
Seit Mitte der siebziger Jahre sind vor allem in den U.S.A. und in Israel einige Ansätze bekannt geworden, diese Alternativen mit Hilfe mathematischer Modelle zu strukturieren. Die vorliegende Arbeit knüpft an diese Vorarbeiten an, entwickelt neue Modelle und stellt bislang nicht erörterte Strategien der Hypertonieprävention zur Diskussion.

Für die spezielle Fragestellung war es notwendig, mit dem Sozialmediziner Prof. Dr. Egbert Nüssel, Heidelberg, sowie seinen Mitarbeitern Bernd Bausch und Wolfgang Morgenstern zusammenzuarbeiten; dies betrifft insbesondere die Zusammenstellung und Überlassung von in dieser Form bisher unveröffentlichtem epidemiologischem Material. Hierfür möchte ich mich bedanken. Ebenfalls zu Dank verpflichtet bin ich den Nephrologen Prof. Dr. Klaus Dietrich Bock und Prof. Dr. Manfred Anlauf, Essen, sowie dem Kardiologen Privatdozent Dr. Walter Niederer, Erlangen, für kritische Diskussionen und wertvolle Hinweise.

Mein Dank gilt auch den Diplomanden und Studienarbeitern unseres Lehrstuhls, die zur empirischen Anreicherung der neuen Modelle beigetragen haben, Herrn Rainer Breinbauer für die Anfertigung der Endfassung der Abbildungen und Tabellen, Frau Gertraud Schminder für die Reinschrift des Manuskripts sowie meiner Frau Jutta Heidenberger.

Erlangen-Nürnberg, im Mai 1983 Kurt Heidenberger

INHALTSVERZEICHNIS

Seite

Seite

1. Einführung

Das wissenschaftliche Institut der Ortskrankenkassen (WIdO) befragte im Sommer 1981 Experten zum Thema "Leistungssteigerungen im Gesundheitswesen bei Nullwachstum". In einer zusammenfassenden Dokumentation dieser Befragung (WidO 1981a) wird u.a. die Bedeutung der Gesundheitsvorsorge bzw. gewisser Früherkennungsaktivitäten betont. Jahn fordert (a.a.O.: 66): "Wichtigstes Feld einer Erweiterung der Früherkennung-Bemühungen sollte der Bluthochdruck sein ... Bluthochdruck erfüllt alle Lehrbuch-Voraussetzungen für Früherkennungsprogramme: Er ist (von etwa dem 50. Lebensjahr an) sehr häufig, ist leicht und zweifelsfrei zu erkennen, ohne daß die Untersuchten belastet werden, kann in etwa 90 v.H. aller aufgedeckten Fälle mit besten Erfolgsaussichten behandelt werden, ohne daß dafür besondere Einrichtungen benötigt werden, und auch die Behandlungskosten bleiben erträglich - zumindest gemessen an den Kosten der Folgekrankheiten. Gleichwohl sind Früherkennungsaktivitäten in der Bundesrepublik bisher nicht aufgenommen worden...".

Siegrist schreibt im gleichen Bericht (a.a.O.: 26): "Prävention und Früherkennung haben im gegenwärtigen System der gesundheitlichen Sicherung noch immer einen vergleichsweise peripheren Platz. Ohne einer weiteren 'Medikalisierung' das Wort zu reden, halte ich es doch für erwiesen, daß zumindest gezielte Prävention bei Risikogruppen zu deutlichen Erfolgen (im Sinne der Senkung von Krankheitsinzidenz und Mortalität) führt. Als Beispiel seien die Befunde des Hypertension Detection and Treatment Program aus den U.S.A. herangezogen...". Holland (a.a.O.: 92) vertritt eine ähnliche Meinung. Auch Schaefer (1979: 178 ff.) zählt den Bluthochdruck zu den wenigen Indikatoren einer zukünftigen Erkrankung, die frühzeitig zu erkennen und leicht zu modifizieren sind: "Es ist bis auf den Blutdruck derzeit bei keinem Meßwert geglückt, ihn mit dem Erfolg einer Lebensverlängerung zu verändern" (a.a.O.). Schaefer (a.a.O.) und die anderen, in der angeführten WidO-Studie befragten Experten weisen auf ein weites, erfolgversprechendes Feld hin: die gesellschaftliche Prävention. Sie kann u.a. auch den Bluthochdruck beeinflussen, z.B. über eine Lärmreduktion (WidO 1981a: 19).

Ohne diese "ökologische Perspektive" (Badura in WidO 1981a: 125) auszuklammern, befaßt sich die vorliegende Arbeit vor allem mit der strategischen Analyse gezielter Hypertoniefrüherkennung bei Risikogruppen. Im Mittelpunkt der Überlegungen steht das von Trifon und Gafni (Israel) 1979 erstmals zur Diskussion gestellte Problem der gruppenspezifischen Auswahl von Diagnosestrategien bei beschränktem Budget im Rahmen eines Hypertoniefrüherkennungsprogramms. Daß diese Thematik auch für die Bundesrepublik relevant ist, legt das Resümee der angeführten Expertenbefragung nahe, das u.a. feststellt: "Allgemein wird beklagt, daß Effektivitäts- (Wirksamkeits-) und Effizienz- (Wirtschaftlichkeits-) Analysen nach wie vor Fremdworte im deutschen Gesundheitswesen sind..." (WidO 1981a: 20). Auch hiesige Ärzte beachten zunehmend die in Zeiten größeren finanziellen Spielraums vernachlässigte Möglichkeit einer effizient abgestuften Hypertoniediagnostik. Dies belegt z.B. ein vertiefender Aufsatz der Kliniker Anlauf und Bock (1981). Einleitend heißt es dort: "Bei häufigen Krankheiten wie dem Hochdruck, ist es möglich und notwendig, einen weitgehenden Konsens über das diagnostische Vorgehen zu erreichen, der allerdings auch die besonderen Bedingungen eines Gesundheitssystems berücksichtigen sollte. Notwendige Beurteilungsgrundlagen wären Effektivitäts- und Effizienzanalysen des ärztlichen Handelns, die für den Hochdruck jedoch noch nicht in einer umsetzbaren Form vorliegen."

Die angeführten Ausschnitte aus Stellungnahmen von Experten weisen auf eine beträchtliche gesamtgesellschaftliche Bedeutung der Bluthochdruckbekämpfung hin, inbesondere auch im Hinblick auf die u.U. erforderliche Umschichtung des Einsatzes knapper

Ressourcen. Der Bereich der Hypertoniefrüherkennung bindet diese Ressourcen in erheblichem Umfang. Daher ist es u.U. hilfreich, Verhandlungen über die Allokation dieser Mittel mit Hilfe mathematisch-medizinökonomischer Modelle gezielter zu führen. Genauer: Derartige Modelle ermöglichen es, den Verhandlungsgegenstand zu präzisieren, wenn nicht gar erst denk-bar zu machen, vor allem aber auch, die logischen Konsequenzen gewisser Ansätze zu verfolgen. Dies ist mit "strategischer Analyse" gemeint.

Beschäftigt man sich mit dem durch ein konkretes mathematisches Modell vorgegebenen und vorstrukturierten Problem, vergißt man zum einen leicht weitere medizinische und soziale Determinanten der Prävention. Zum anderen geraten die ökonomische Dimension der Prävention, sowie die Prämissen der Evaluationskonzepte evtl. aus dem Blickfeld. Deshalb werden diese relativierenden Perspektiven den konkreten Modellbetrachtungen in den ersten beiden Hauptkapiteln vorangestellt. Sie bilden den für eine modellgestützte Diskussion unverzichtbaren Kontext. So wendet sich Kapitel 2, als Prolog, vor allem an solche Leser, die mit dem Fragenkreis der Prävention nur wenig vertraut sind - z.B. an Ökonomen. Aus Platzgründen können diese beiden Kapitel jedoch die meisten Fragen nur andiskutieren. Die jeweils angegebenen Literaturstellen erlauben es aber, die skizzierten Gedanken fortzuführen und zu vertiefen.

Vor diesem Hintergrund (Kap. 2. und Kap. 3.) entwirft das zentrale Kapitel 4 als Diskussionsrahmen mathematische Modelle für eine budget- und risikogruppenorientierte Hypertoniefrüherkennung, die die Möglichkeit einer abgestuften Diagnostik vorsieht. Diese Modelle vereinigen sonst meist isoliert betrachtete, klinische und epidemiologische Perspektiven des Bluthochdrucks.

Den Ausgangspunkt dieses Kapitels bildet die Zusammenstellung unterschiedlicher Facetten der Hypertonieprävention. Es folgt eine selektive, für eine synoptische Betrachtung notwendige Bestandsaufnahme der Anwendung quantitativ-orientierter Methoden und Modelle zur strategischen Analyse von Partialproblemen der Hypertoniebekämpfung. Eine methodische Kritik an dem von Trifon und Gafni (1979) in Israel vorgeschlagenen Modell zur gruppenspezifischen Auswahl von Diagnosestrategien schließt sich an. Aus dieser Kritik heraus werden anschließend erweiterte Lösungsansätze erarbeitet, die sich der Modellierungstechnik der Linearen Programmierung bedienen. Dabei wird zum einen nicht nur die von Trifon und Gafni etwas oberflächlich wiedergegebene Problemdefinition verschärft und ein entsprechendes mathematisches Modell erstellt, sondern gleichzeitig Problemerweiterungen und mathematische Modelle für diese Erweiterungen angegeben. Darüberhinaus berichtet das vierte Kapitel aber auch über erste Implementierungsversuche und die dabei gewonnenen Erfahrungen. Im Mittelpunkt stehen hier Fragen der Datenbeschaffung und Konzepte einer EDV-mäßigen Einbindung der Modelle.

2. Ausgewählte medizinische und soziologische Perspektiven der Prävention

2.1. Einige grundlegende Definitionen

"Prävention", abgeleitet vom lateinischen "praevenire" (zuvorkommen) ist gemäß dem klinischen Wörterbuch von Pschyrembel (1972) "vorbeugende Gesundheitspflege". Diese Definition stellt zum einen auf die Verhütung von Krankheit ab, wie aus dem Adjektiv "vorbeugend" zu ersehen ist, zum anderen stützt sie sich auf den Begriff "Gesundheit". Gesundheit wird nur in einer sehr eng angelegten Definition als das Fehlen von Krankheit beschrieben. Dies zeigt die weiter gefaßte WHO Formulierung: "Health is a state of complete physical, mental and social well-being and not merely the absence of disease or infirmity" (WHO 1976). Im Sinne dieser Definition ist auch die von Knowles und Barnes (1974) angegebene Beschreibung von Gesundheit: "Good health is necesarry to the individual's ability to reach his full potential and to enjoy a life pleasing for its quality". Die Abhängigkeit des Gesundheits- und Krankheitsbegriffs von gesellschaftlichen Normen und Wertvorstellungen spricht explizit z.B. Parsons (1972) an. Er gibt folgende Definition von Gesundheit: "Health may be defined as the optimum capacity of an individual for the effective performance of the roles and tasks for which he has been socialized" (a.a.O.: 117). Ein klassifizierender Überblick über Konzeptionalisierungen des Begriffs "Gesundheit" findet sich bei Sintonen (1981: 53-80).

Es ist international üblich, drei Arten von Prävention zu unterscheiden: die primäre, die sekundäre und die tertiäre Prävention.

Die primäre Prävention umfaßt Maßnahmen, die der Förderung der Gesundheit dienen (im angelsächsischen Sprachraum: "Health Promotion") oder die ergriffen werden, um der Entstehung von Krankheiten oder Verletzungen zuvorzukommen. Zu diesen Maßnahmen zählen z.B. Impfungen, die Fluoridierung des Trinkwassers,

Geschwindigkeitsbegrenzungen im Straßenverkehr, die Pflicht zum Anlegen des Sicherheitsgurts, Schadstoffemissionskontrollen, die Einschränkung des Verkaufs von Handfeuerwaffen (in den U.S.A.) oder von Alkohol, das Verbot der Zigarettenwerbung, ebenso wie Aufklärungskampagnen über die gesundheitsschädigende Wirkung des Zigarettenkonsums (vgl. Nightingale et al. 1978: 21).

Unter sekundärer Prävention versteht man Maßnahmen zur Entdeckung von Krankheiten, die sich erst in einem sehr frühen (asymptomatischen) Stadium befinden. In der gleichen Bedeutung wird der Begriff "Krankheitsfrüherkennung" gebraucht (vgl. a. Thienhaus-Grothjahn 1979). Zweck der sekundären Prävention ist es, Vorstufen einer Krankheit möglichst frühzeitig zu erkennen und zu behandeln, um den natürlichen Verlauf dieser Krankheit hinsichtlich Schwere und Dauer günstig zu beeinflussen. Als Beispiel seien Filteruntersuchungen (Screening) zum Auffinden präkanzeröser Zellveränderungen des Gebärmutterhalses, eines beginnenden Bluthochdruckleidens (Hypertonie) oder der Phenylketonurie (einer Stoffwechselanomalie) bei Neugeborenen genannt (vgl. Nightingale 1978: 21).

Der Begriff "Gesundheitsvorsorge" wird uneinheitlich gebraucht. Er dient zum einen als Synonym für primäre Prävention. Andererseits werden Maßnahmen der primären und sekundären Prävention unter diesem Begriff zusammengefaßt (vgl. a. Robra 1979: 87-88).

Die tertiäre Prävention überschneidet sich stark mit Maßnahmen der klassischen klinischen Medizin. Sie umfaßt das medizinische Eingreifen nach dem Ausbruch einer klinisch manifesten Krankheit, um diese zu heilen, ihre Entwicklung anzuhalten oder hinauszuzögern und rehabilitative Maßnahmen, die einer chronischen Behinderung als Folge der Krankheit entgegenwirken (vgl. Nightingale et al. 1978 und Thienhaus-Grothjahn 1979).

Im folgenden wird nur über Maßnahmen der primären und sekundären Prävention diskutiert und vereinfachend von "Prävention" gesprochen. Als Synonym für diese beiden Präventionsarten wird der Begriff Prophylaxe benutzt. Nicht berücksichtigt werden

Maßnahmen zur Eindämmung des <u>technologischen Risikos</u> (das z.B. von Kernkraftwerken oder Dämmen ausgeht). Sie müßten streng genommen auch dem Bereich der primären Prävention zugerechnet werden. Üblicherweise werden sie aber gesondert behandelt. Bezüglich Definition, Charakterisierung und Evaluation dieser Art von Gesundheitsgefährdung wird auf die Arbeiten z.B. von Rowe (1977), Wiggins (1980), Griffiths (1981)und Keeney (1982) verwiesen. Rowe (1973) definiert <u>Risiko</u> nicht nur technologiebezogen sondern allgemein: "Risk is the potential for realization of unwanted, negative consequences of an event" (a.a.O.: 24).

Schließlich sei an die Definitionen einiger epidemiologischer Begriffe erinnert:
"Üblicherweise spricht man in der medizinischen Umgangssprache von der Krankheitshäufigkeit oder Morbidität. Für die Epidemiologie sind diese Begriffe zu unpräzise... . Unter <u>Inzidenz</u> (= Neuerkrankungsziffer) versteht man die Häufigkeit des Neuauftretens einer Krankheit in einer bestimmten Zeiteinheit... . Unter <u>Prävalenz</u> (Bestand) versteht man die Häufigkeit einer Krankheit zu einem bestimmten Zeitpunkt (point prevalence) oder in einer bestimmten Zeitperiode (period prevalence)... " (Pflanz 1973: 53-55).

<u>Mortalität</u> ist die Sterbewahrscheinlichkeit bezogen auf einen bestimmten Zeitraum und die statistisch erfaßten gesunden und erkrankten Personen (vgl. Walter 1975: 36; Elandt-Johnson und Johnson 1980: 9 ff.).

Für den Begriff <u>Risikofaktor</u> gibt Robra (1979: 77-78) folgende Definition: "Ein Risikofaktor ist ein Charakteristikum (z.B. Zigarettenrauchen) einer Person oder Bevölkerungsgruppe, dessen Vorhandensein die Wahrscheinlichkeit, in einem bestimmten Zeitraum von einer bestimmten Krankheit befallen zu werden, gegenüber einer Person oder Bevölkerungsgruppe ohne dieses Charakteristikum signifikant erhöht" (vgl. a. allg. Pflanz 1973: 13, Robra 1979, Elandt-Johnson und Johnson 1980: 35 ff, Abholz et al. 1982).

2.2. Charakterisierung von Präventionsmaßnahmen

Dieser Abschnitt stellt einige Faktoren zusammen, die als wesentliche Determinanten von Präventionsmaßnahmen gelten. Einem knappen historischen Abriß folgen Aussagen zur Prävention als anerkanntem Ziel hiesiger Gesundheitspolitik, zum Präventionspotential und zu gesellschaftlichen und medizinischen Ansatzpunkten der Prophylaxe.

Zunächst kurz zur Geschichte (vgl. Gilderdale und Holland 1977): Frühe Kulturen betrachteten Krankheit als eine Strafe, die von den Göttern verhängt wurde. Aus dieser Anschauung heraus ergab sich jahrhundertelang kein Ansatzpunkt für präventive Maßnahmen. Hippokrates trennte als erster die Heilkunde von Religion und Philosophie. Eine ausgesprochene Präventivmedizin gab es zu seiner Zeit nicht, wohl aber wurde auf eine Lebensführung Wert gelegt, die dem olympischen Ideal eines "gesunden Geistes in einem gesunden Körper" entsprach. In der Römerzeit wurde ferner ein umfangreiches System der öffentlichen Hygiene eingeführt, das im arabischen Reich übernommen und ausgebaut wurde. Als weiterer Meilenstein in der Entwicklung von Vorsorge- und Früherkennungsmaßnahmen sei die auf 1662 datierte Veröffentlichung von John Graunts "Natural and Political Observations mentioned in a Following Index and made up on the Bills of Mortality" genannt. Man sieht sie als den Beginn der modernen Bevölkerungs- und Gesundheitsstatistik an. Ferner sei auf die Überlegungen von William Petty (einem Arzt, Politiker und Ökonom) hingewiesen, der die Notwendigkeit erkannte, die Bevölkerung, ihre Krankheiten und andere Größen von gesamtstaatlicher Bedeutung zahlenmäßig zu erfassen. Seine Erfassung nannte Petty "politische Arithmetik". Die Pest gab im 17. Jahrhundert in England den Anstoß zur Idee der Quarantäne, die französische Revolution brachte die Forderung nach der Verantwortung des Staates für die Gesundheit, Johann Peter Frank entwarf im 18. Jahrhundert in Deutschland das "System einer vollständigen medizinischen Polizey". Im 19. Jahrhundert entfaltete sich die Idee der Prävention in Europa und Amerika und brachte entscheidende Fortschritte. Z.B. wurden Pocken, Cholera und Typhus untersucht und wirksame Präventivmaßnahmen entwickelt (vgl. Gsell 1972). Am Beginn des 20. Jahrhunderts schließlich ergab sich aus der Synthese dreier Faktoren die Idee der modernen Sozialmedizin:

- Faktor eins war der Fortschritt in der Kenntnis der Krankheitsursachen,
- Faktor zwei die Überzeugung, daß jedem das Recht zusteht, seine körperlichen, geistigen und seelischen Fähigkeiten zu entfalten, und daß die Verbesserung der Gesundheit eine wesentliche Voraussetzung hierfür ist.
- Faktor drei schließlich rührte daher, daß man bestrebt war, aus verwendeten Ressourcen den größtmöglichen Nutzen zu ziehen. Es war also eine Aufteilung der verfügbaren Mittel nötig.

Methodisch wurden epidemiologische Studien und bevölkerungsstatistische Erhebungen als Basis für neue Konzepte und Maßnahmen immer bedeutender (vgl. Gilderdale und Holland 1977).

Daß heute die Verhinderung von Krankheit und die Förderung von Gesundheit ein Anliegen vieler gesellschaftlicher Gruppierungen ist, mögen exemplarisch und stellvertretend die Aussagen einiger Parteien und Verbände belegen (alphabetisch):

Das Gesundheitsprogramm der CDU von 1978 hebt hervor: "Die vorbeugende Medizin ist Schwerpunkt der Gesundheitspolitik der CDU. Die Förderung gesunder Lebensbedingungen in allen Lebensbereichen, der Schutz vor vermeidbaren Umweltschädigungen, die Gesundheitsvorsorge und die Früherkennung von Krankheiten gewinnen zunehmend an Bedeutung aus humanen und ökonomischen Gründen." In den weiteren Ausführungen wird hier der ursächliche Einfluß der Lebens- und Arbeitsbedingungen auf ein für eine hochentwickelte Industriegesellschaft "typisches Gefährdungs- und Krankheitspanorama" betont. Ebenso wird auf die "bewußt übernommene Selbstverantwortung jedes einzelnen für seine Gesundheit" hingewiesen. Es wird daher eine kontinuierliche, personengruppenbezogene und altersspezifische Gesundheitserziehung gefordert. "Auf die Bedeutung der Früherkennung von Krankheiten und die Beratung im Rahmen von Vorsorgeunter-

suchungen, wobei die Krankenkassen eine besondere Einwirkungsmöglichkeit haben", ist "gezielt und kontinuierlich" hinzuweisen. Darüber hinaus sei es erforderlich, "ein Erinnerungs- und Bestellsystem durch die behandelnden Ärzte zu entwickeln und einzusetzen". Auch konkrete Aussagen, welche Krankheiten für Früherkennungsmaßnahmen geeignet sind, finden sich im o.a. CDU-Programm:
"Der Katalog von Früherkennungsmaßnahmen ist um Krankheiten, die
- häufig sind,
- im Frühstadium erkannt werden könnten,
- bei frühzeitiger Behandlung gute Heilungsaussichten haben,

durch gezielte Forschungsförderung nach wissenschaftlicher Begründung und modellhafter Erprobung zu erweitern. Hierzu gehören bestimmte Krebsformen, Erkrankungen des Herz-Kreislauf-Systems, Stoffwechselerkrankungen wie die Zuckerkrankheit, rheumatische Erkrankungen und die chronische Bronchitis" (o.V. 1980, S. VI).

Der DGB fordert auf seinem Bundeskongreß 1978 u.a.:
"Eine wesentliche Verbesserung des Gesundheitszustands der Bevölkerung kann deshalb nur erreicht werden, wenn die Gesundheitspolitik verstärkte Anstrengungen unternimmt, um die Entstehungsursachen von Krankheiten zu erforschen und zu bekämpfen. Sie muß schwergewichtig Maßnahmen fördern, die der umfassenden Vorsorge dienen und die Ursachen der Krankheiten dort abbauen, wo sie entstehen - vor allem in der Arbeitswelt und in der sozialen Umwelt der Bürger...". Es folgen konkrete Ansatzpunkte im Zusammenhang mit Vollbeschäftigung, Arbeitssicherheitsgesetz, Arbeitszeitordnung, Berufskrankheiten, Lebens- und Arzneimittelkontrolle und Umweltpolitik. Ferner wird verstärkte Selbstverwaltung der Betroffenen zur Stärkung der Selbstverantwortung gefordert (o.V. 1980, S. V).

Explizit auf den Gesundheitsbegriff der WHO geht nur eine der im Bundestag vertretenen Parteien - die F.D.P. - ein, indem sie sich als ein Ziel der Gesundheitspolitik setzt, das "physische, psychische und soziale Wohlbefinden des Menschen als Grundvoraussetzung menschlicher Freiheit sicherzustellen". Die anderen Parteien beschränken sich darauf, die Mittel die zur Erreichung dieses Zustandes nötig sind, zu beschreiben, ohne "Gesundheit" ausdrücklich zu definieren, und dies obwohl "diesem Begriff auch erhebliche politische Bedeutung zukommt" (Metze 1982: 8).

Eine Stellungnahme von seiten der Krankenkassen ist dem Protokoll der BdO-Vertreterversammlung zu entnehmen: "... Wir hoffen, daß ein breit angelegter Einstieg in die Gesundheitsvorsorge beginnen wird, nicht zuletzt um damit langfristig die Krankenversicherung von ihren überproportional steigenden kurativen und rehabilitativen Ausgaben zu entlasten." (o.V. 1980, S. VI).

Die SPD betont in ihrem 10 Punkte Programm von 1975:
"Die Verantwortung des einzelnen für seine Gesundheit darf nicht gemindert, sie muß vielmehr verstärkt werden... . Dies setzt wesentlich bessere Information des Bürgers über seine soziale und gesundheitliche Situation und über Möglichkeiten der Mitwirkung an seiner Gesunderhaltung voraus". Desweiteren wird die Bedeutung der Umwelt, der Arbeits- und Berufskrankheiten, der Senkung der Mütter- und Säuglingssterblichkeit, der Bekämpfung der fortschreitenden Frühinvalidität, der Reform des öffentlichen Gesundheitsdienstes und der Stärkung des Einflusses der gesetzlichen Krankenversicherung als "Schwerpunkt für den Ausbau des Gesundheitswesens" hervorgehoben (o.V. 1980, S. V; vgl. a. o.V. 1978).

Nach diesem kurzgefaßten, synoptischen Einblick in das politische Klima zur Bewertung von Präventionsmaßnahmen wird im folgenden angedeutet und exemplarisch anhand von Mortalitätsdaten belegt, welches Präventionspotential in der Bundesrepublik zu erwarten ist. Diese Daten vermitteln einen Eindruck, in welchem Umfang Präventionsmaßnahmen zur Verbesserung der Gesundheit und zur Verlängerung des Lebens beitragen könnten, vorausgesetzt sie existierten und wären voll wirksam. Die angegebenen Zahlen erfassen jedoch nur die Spitze eines Eisbergs, da sie Dauer und Schwere der dem Todesfall vorausgehenden Beeinträchtigung der Lebensqualität nicht berücksichtigen und nicht-tödlich verlaufende Erkrankungen vernachlässigen.

Tabelle 1 zeigt für einige ausgewählte Todesursachen - bezogen auf die Bundesrepublik im Jahre 1975 - die absolute Zahl der Sterbefälle, ferner Durchschnitt und Gesamtzahl der "unmittelbar" und zusätzlich "mittelbar" verlorenen Lebensjahre. "Unmittelbar" bezieht sich auf die durch die tatsächliche Todesursache verlorenen Lebensjahre. "Wäre ein Sterbefall nicht im Lebensalter X eingetreten, wäre der Verstorbene mit einer bestimmten Wahrscheinlichkeit in einem Folgejahr an einer anderen (oder derselben) Krankheit verstorben (potentieller Sterbefall). ... Will man den gesamten Verlust an Lebensjahren erfassen, muß man auch den Verlust durch diese - noch verdeckten - potentiellen Sterbefälle (mittelbar verlorene Lebensjahre) erfassen" (Geißler 1980: 101). Der Berechnung der ebenfalls in Tabelle 1 aufgeführten "unmittelbar" verlorenen Lebensjahre pro Sterbefall liegt der natürliche Bevölkerungsaufbau zugrunde (Geißler 1980: 92).
Empirische Evidenz dafür, daß und in welcher Weise das Präventionspotential möglicherweise ausgeschöpft werden kann, liefern die Ergebnisse von Belloc (1973) und Breslow (1981), denen zufolge beispielsweise eine 45jährige Frau in Abhängigkeit von der Anzahl der ausgeübten "health practices" durchschnittlich bis zu 7 und ein gleichaltriger Mann durchschnittlich bis zu 11 Jahre länger lebt, als ohne diese gesundheitsorientierte Lebensführung. Als wesentlichster einzelner Einflußfaktor wurde das Zigarettenrauchen identifiziert.
Ein umfassender systematischer Überblick über Präventionsmaßnahmen in den U.S.A. wurde von Nightingale et al. (1978) erarbeitet. Folgt man der dort vorgenommenen Einteilung und Charakterisierung von Präventivmaßnahmen, so ergeben sich im wesentlichen drei Ansatzpunkte:

- die physische und gesellschaftliche Umwelt
- das individuelle Verhalten
- das System der medizinischen Versorgung.

Ausgewählte Todesursachen	Zahl der Sterbefälle	Gesamtzahl der verlorenen Lebensjahre (Tsd.)		Durchschnitt der verlorenen Lebensjahre		"Unmittelbar" verlorene Lebensjahre pro Sterbefall
		"unmittelbar"	"unmittelbar" und "mittelbar"	"unmittelbar"	"unmittelbar" und "mittelbar"	
Krankheiten des Kreislaufsystems	346.304	3.066	5.749	3,90	7,74	8,37
Darunter ischaemische Herzkrankheiten (Herzinfarkt)	133.158	1.279	2.289	1,63	3,06	9,06
Neubildungen (Krebs) der Atmungsorgane	25.874	305	495	0,39	0,65	12,34
Diabetes mellitus	21.919	223	367	0,27	0,46	9,82
Leberzirrhose	17.279	284	378	0,35	0,47	16,08
Perinatale Mortalität	6.628	470	474	0,77	0,78	71,55
Kfz-Unfälle	14.544	511	562	0,57	0,63	33,63
Selbstmord	12.899	342	391	0,39	0,45	25,46

Tabelle 1: Zahl der Sterbefälle, "unmittelbar " und "mittelbar " verlorene Lebensjahre, BRD, 1975;

Quelle: Geißler (1980), modifiziert

Zur Umwelt:

Es mehren sich die empirischen Belege dafür, daß Umwelteinflüsse bei der Entstehungsgeschichte der heute vorherrschenden Krankheiten und der durch sie bedingten Mortalität eine wichtige Rolle spielen. Im folgenden werden einige dieser pathogenen Komponenten der physischen Umwelt, der sozioökonomischen Umwelt und der Familie als Umwelt, herausgegriffen. Interagierend schaffen diese Faktoren ein Klima, das die Entstehung von Krankheit fördert. Sie liegen weitgehend außerhalb der Kontrolle des einzelnen. Aus der Tatsache, daß eine Vielzahl von gesundheitsgefährdenden Verunreinigungen in die physikalische Umwelt geleitet wird, ergeben sich komplexe Probleme der Prävention. Hervorzuheben sind die Langzeitgefahren der Umweltverschmutzung, zu denen die Krebsentstehung, die Änderung des Erbguts und der Einfluß auf die Entwicklung des ungeborenen Kindes zählen. Einer wirksamen Kontrolle stehen oft unkoordinierte und ineffektive Maßnahmen der damit betrauten Institutionen gegenüber, ferner unzureichende epidemiologische Daten zu expositionsspezifischen Erkrankungsraten sowie mangelhafte Information über die Art und Zusammensetzung der chemischen Substanzen, denen die Bevölkerung direkt (z.B. am Arbeitsplatz) oder indirekt ausgesetzt ist. Schließlich ist der hemmende Einfluß der Lobby der Industriezweige, die den Emissionsschutzbestimmungen unterliegen, zu nennen (vgl. Nightingale et al. 1978: 3, 26-36).

Sozioökonomische und demographische Variable wie Einkommen, Beruf und Ausbildung, korrelieren mit Kindersterblichkeit, schlechter Ernährung und der Häufigkeit infektiöser Kinderkrankheiten, sie beeinflussen gesundheitsgerechtes Verhalten und den Zugang zur medizinischen Versorgung (Nightingale et al. 1978: 4). Arbeitsbedingungen und Wohnverhältnisse spielen eine bedeutende Rolle bei der Krankheitsentstehung (Eichner 1979: 8-9).

Zu den Arbeitsbedingungen seien hier zwei Beispiele angeführt: zum einen die Nacht- und Schichtarbeit; sie ist "nach weitgehend gesicherten medizinischen Erkenntnissen immer ein pathogener Vorgang" (Eichner 1979: 11). Zum anderen die Bedingungen des Arbeitsmarktes: Arbeitlosigkeit, Entlohnung sowie die Entwertung bestimmter Berufe beeinflussen die physische und psychische Gesundheit (vgl. Eichner 1979: 15).

Gewisse Determinanten der Wohnverhältnisse sind krankheitsrelevant: z.B. die soziale Infrastruktur (u.a. Ausstattung und Erreichbarkeit von medizinischen Einrichtungen); hohe Siedlungsdichte und unhygienische Wohnverhältnisse erhöhen das Risiko der Ausbreitung von Infektionskrankheiten; bei hoher Bevölkerungsdichte bzw. Wohnungen mit hoher Belegungsdichte zeigen sich Zusammenhänge mit koronaren Erkrankungen, chronischer Bronchitis, Darmkrebs und psycho-somatischen Störungen (vgl. Eichner 1979: 17).

In den letzten Jahren vollzogen sich viele Änderungen in Struktur und Funktionsweise der Familie, z.B. stieg die Zahl der Familien, in denen beide Elternteile berufstätig sind, erhöhte sich der Anteil alleinerziehender Väter oder Mütter und der Personen, die alleine leben. Diese Veränderungen blieben nicht ohne Auswirkungen auf die physische, psychische und "soziale" Gesundheit (Nightingale et al. 1978: 4). Veränderungen im Familienstand durch Scheidung, Trennung oder Tod des Ehepartners werden mit erhöhter Mortalität und dem Auftreten von chronischen Erkrankungen in Verbindung gebracht (vgl. Grossarth-Maticek 1979, Badura 1981).

Zum individuellen Verhalten:

Da das Verhalten des einzelnen durch die soziokulturelle Umgebung und die freie Willensentscheidung determiniert wird, ergeben sich auch entsprechende Präventionsstrategien. Die gesellschaftlichen Faktoren wurden bereits diskutiert, deshalb sind noch die individuellen Komponenten zu umreißen. Ernährung, körperliche Aktivität, Unfälle, Zigaretten-, Alkohol- und

Drogenkonsum beeinflussen die Gesundheit ebenso wie psychosozialer Streß. Untersuchungen über Art und Umfang konkreter, sowohl krankheitsverursachender als auch präventiver Einflußvariablen wurden durchgeführt (Weiss 1976, Der Bundesminister für Forschung und Technologie 1978, U.S. Department of Health, Education and Welfare 1979, Bauer 1980). Zentraler Begriff in der Diskussion ist der "Lebensstil". Obwohl dieser Begriff nicht eindeutig definiert ist, gibt es doch einige Attribute, die ihm zugeschrieben werden: Rauch- und Eßverhalten sowie die Gleichgültigkeit einer erkannten Hypertonie gegenüber zählen ebenso dazu wie mangelhafte Konfliktbewältigungsstrategien. Die Grundannahme ist, daß diese Verhaltensweisen, wenn sie nur lange genug aufrechterhalten werden, die Wahrscheinlichkeit für das Auftreten chronischer Gesundheitsschäden erhöhen. Gesundheitliche Aufklärung und Gesundheitserziehung können dieses Verhalten beeinflussen. Wirksame Maßnahmen in diesen Bereichen müssen multifaktoriell angelegt sein und "auf spezifische Situationen und Lebenslagen, auf individuelle Erfahrungen und Motivationen, auf Wissensstand und Wertvorstellungen, auf Gebräuche und Sitten, auf gruppenspezifische Anschauungen und Gewohnheiten" eingehen (Eichner 1979: 63). Motivierend wirkt z.B. das in der Bundesrepublik noch nicht, in den U.S.A. und Kanada jedoch mit Erfolg angewendete "Health Risk Appraisal" (auch "Health Hazard Appraisal"). Dieser Ansatz berechnet ein fiktives momentanes Lebensalter in Abhängigkeit von individuellen Eingabeparametern auf der Basis statistischer Daten. Es liegt je nach Gesundheitszustand über oder unter dem aktuellen Lebensalter des Probanden (vgl. allg. z.B. Bauer 1980, Laszlo 1982). Bei der Bekanntgabe dieses fiktiven Lebensalters werden detailliert konkrete Interventionsstrategien vorgeschlagen.

Zum System der medizinischen Versorgung:

Der Beitrag des medizinischen Systems zur primären und sekundären Prävention ist krankheits-, alters- und geschlechtsspezifisch.

Zunächst eine Bemerkung zu den iatrogenen (d.h. durch das Gesundheitssystem verursachten) Erkrankungen. Gesundheitsschäden, die durch Medikamente induziert werden, machen im Hinblick auf Krankheitsspektrum und Häufigkeit den Hauptteil dieser Krankheitsgruppe aus. Andere Probleme entstehen aufgrund unnötiger Operationen, der Überdiagnostik (genauere Diagnostik erhöht u.U. die Gefahr eines Diagnosezwischenfalls) und voreiliger Präventionskampagnen, die zwar gut gemeint, jedoch ohne ausreichende Evidenz der Schadlosigkeit zu rasch implementiert werden. Die wirksamste Vorsorge gegen iatrogene Krankheiten besteht darin, die Nachwuchsmediziner in ihrer Ausbildung verstärkt auf die potentielle Gefahr jedes Medikaments und jeder Verrichtung hinzuweisen (vgl. Nightingale et al. 1978: 142-144). Die ärztliche Qualitätskontrolle (evtl. durch Standesorganisationen ausgeübt) bietet einen weiteren Ansatzpunkt (vgl. allg. Zschokke 1981, Selbmann und Überla 1982, insbesondere Donabedian 1982).

Genetische Erkrankungen, manifestieren sich durch Störungen in den chemischen Abläufen in Physiologie und Funktion des Körpers. Sie sind bei Kindern, die unter einem Jahr alt sind, die Hauptursache für Tod und Behinderung. Primärprävention ist hier die Verhinderung einer Schwangerschaft. Sekundärmaßnahmen sind in der Klinik oder vom niedergelassenen Arzt durchzuführende Filteruntersuchungen. Sie ziehen je nach Indikation Schwangerschaftsabbruch oder Diagnose und Behandlung für Un- und Neugeborene nach sich (vgl. Nightingale et al. 1978: 11-12, 145-156).

Die durch Infektionskrankheiten bedingte Morbidität und Mortalität ist seit Beginn des Jahrhunderts in großem Umfang vermindert worden, und zwar durch Verbesserung der sanitären Verhältnisse, durch Impfungen und den Einsatz von Antibiotika. Dennoch sind vor allem die vier Krankheitsbereiche Virusinfektionen (z.B. Grippe), Geschlechtskrankheiten, parasitäre Erkrankungen und Hospitalismus noch unzureichend präventiv kontrolliert. Einer permanenten Eindämmung der u.a. durch Impfungen im Kindesalter bereits zurückgedrängten Krankheiten, wirkt die nachlassende Aufmerksamkeit der Bevölkerung entgegen. Gefordert wird: verstärkter und gezielter Einsatz der bereits verfügbaren medizinischen Präventivmaßnahmen (z.B. Grippeschutzimpfungen), Qualitätserhaltung und -verbesserung der physikalischen Umwelt (z.B. des Trinkwassers) und eine effektivere Gesundheitserziehung (vgl. Nightingale et al. 1978: 12, 158-170). Institutionell sind hier schwerpunktmäßig die niedergelassenen Ärzte und die Gesundheitsämter beteiligt.

Chronisch-degenerative Erkrankungen treten mit der Abnahme der Infektionskrankheiten und der allgemeinen Lebensverlängerung stärker in den Vordergrund (vgl. Blohmke et al. 1977). Zu den Ursachen dieser Krankheitsgruppe werden genetische Faktoren gezählt, ebenso Umwelteinflüsse und das individuelle Verhalten. Einige dieser Komponenten sind präventiven Bemühungen zugänglich: Änderungen im Lebensstil, wie z.B. Einstellen des Zigarettenrauchens, Gewichtsreduzierung, Einhalten einer kochsalzarmen Diät und körperliche Aktivität können das Risiko einer Herz- Kreislauf-Erkrankung senken, ebenso periodisch durchgeführte Blutdruckkontrollen. Diese Maßnahmen fordern jedoch von einem symptomlosen Betroffenen eine langfristige Umstellung der seiner Lebensgewohnheiten. Krebs ist in vielen Ländern der westlichen Welt die zweithäufigste Todesursache. Neben Maßnahmen der Primärprävention - u.a. Umstellung der Ernährungsgewohnheiten, des Rauchverhaltens und Reduktion der Umweltbelastung - spielen hier die sekundärpräventiven periodischen körperlichen Untersuchungen (einschließlich der Selbstuntersuchung) eine bedeutende Rolle. Besondere Beachtung wird dabei den Vorstadien einer Krebserkrankung geschenkt (vgl. Nightingale et al. 1978: 13, 171-178). Sowohl niedergelassene Ärzte als auch Krankenhäuser können tätig werden: Prinzipiell steht jeder, auch primär nicht auf Prävention ausgerichtete Kontakt einer Person mit dem System der medizinischen Versorgung als Ansatz- und Einstiegspunkt für umfassende Präventivbemühungen zur Verfügung. In Krankenhäusern beispielsweise könnte ein Informationsprogramm über eine gesunde Lebensführung angeboten werden. Zusätzlich ließen sich dort Risikofaktoren und asymptomatische Frühphasen einer chronischen Erkrankung auf freiwilliger Basis erfassen (vgl. a. Kunze 1980).

Psychische Erkrankungen kommen mit hoher Wahrscheinlichkeit durch mehrere Einflußfaktoren zustande. Genetische Komponenten, Stoffwechselstörungen und gewisse intrafamiliäre Beziehungs- und Kommunikationsmuster sind vermutlich an der Entstehung beteiligt, ebenso ungünstige Sozialfaktorenkonstellationen und lebensverändernde, auslösende Ereignisse (vgl. Lauter 1977). An präventivmedizinischen Maßnahmen - sie befinden sich in den U.S.A. zur Zeit in der Entwicklung - werden die genetische Beratung, ferner die Erkennung gefährdeter Individuen und gefährdender Situationen diskutiert (vgl. Nightingale 1978: 13-14, 179-190).

Als letzte große Krankheitsgruppe seien die Krankheiten im Mundbereich aufgeführt. Zahn- und Zahnfleischerkrankungen sowie Kiefermißbildungen stellen den Hauptanteil; in diesem Bereich sind hochwirksame Vorsorgemaßnahmen bekannt, mit der prinzipiellen Möglichkeit, die Zähne bis zum Tod des Individuums zu erhalten. Präventionsmaßnahmen umfassen neben der Fluoridierung des Trinkwassers und der Ernährungsumstellung die lokale Verwendung von Fluorverbindungen, die Entfernung des Zahnbelags und die Versiegelung beschädigter Zahnpartien (vgl. Nightingale 1978: 14, 191-196).

Nach diesem Überblick über präventivmedizinische Interventionsmöglichkeiten in einzelnen Krankheitsbereichen wird nachfolgend kurz auf das von Breslow und Somers (1977) vorgeschlagene "Lifetime Health Monitoring Program" (LHMP) eingegangen. Dieser in den U.S.A. vielbeachtete Ansatz zeigt auf, wie die o.a. Präventionsmaßnahmen als Programm alters- und geschlechtsspezifisch in das bestehende medizinische System gemeindenah stufenweise integriert werden können. Gravierende Veränderungen der bestehenden Institutionen und ihrer Finanzierung ergeben sich hierdurch nicht. Die Betonung dieses Ansatzes liegt auf der primären Prävention. Er wird verstanden als "a call for a philosophical reorientation in personal health care: more emohasis on prevention, including health education or patient counseling" (a.a.O.: 607).

Das Programm teilt das Leben eines Menschen, in Abhängigkeit von sich altersabhängig wandelnden Lebensstilen, Gesundheitsbedürfnissen und -problemen, in 10 Abschnitte ein: "pregnancy and perinatal period; infancy (first year of life); preschool child (first to five years); school child (six to 11); adolescence (12-17), young adulthood (18-24); young middle age (25-39); older middle age (40-59); elderly (60-74); and old age (75 and over)" (a.a.O.: 602).
Für jede dieser 10 Perioden wird eine knappe Zusammenstellung der übergeordneten gesundheitlichen Ziele (health goals) formuliert. Anschließend identifiziert das Programm professionelle Dienstleistungen auf zwei Konkretisierungsebenen zur Erreichung dieser Ziele. Für 40-59jährige sind z.B. Arztbesuche in 5jährigen Abständen angesetzt. Sie umfassen neben einer gründlichen körperlichen Untersuchung und der Anamnese auch eine Beratung. Ab dem 50. Lebensjahr sieht das Programm u.a. jährliche Blutdruckkontrollen vor.

Acht Kriterien müssen als Voraussetzung für die Anwendung von Verfahren erfüllt sein, die zur spezifischen operationalen Umsetzung der LHMP-Ziele ausgewählt wurden (sie sind im folgenden ungekürzt wiedergegeben):

- Das Verfahren ist im Hinblick auf die gesundheitlichen Ziele der jeweiligen Altersgruppe angemessen und für die betreffende Population akzeptierbar.
- Das Verfahren ist auf Primär- oder Sekundärprävention einer klar gekennzeichneten Krankheit oder pathogenen Störung ausgerichtet, die eine genau bestimmbare Wirkung auf Lebenserwartung oder -qualität hat.
- Der natürliche Verlauf einer oder mehrerer Krankheiten, die durch die Störung mitbedingt sind, wird hinreichend verstanden. Dies ist notwendig, um das Verfahren im Hinblick auf mögliche schädliche Nebenwirkungen der Intervention rechtfertigen zu können.
- Krankheiten oder Störungen, die mit Hilfe von Früherkennungsmaßnahmen erfaßt werden sollen, haben eine asymptomatische Entwicklungsstufe; wird die Störung in diesem Stadium entdeckt und behandelt; so müssen die zu erwartende Morbidität oder Mortalität (oder beide Größen) wesentlich reduzierbar sein.

- Annehmbare Methoden zur wirksamen Behandlung der entdeckten Störung sind verfügbar.
- Die Verbreitung und Schwere der Krankheit oder Störung rechtfertigen die Kosten der Intervention.
- Das Verfahren ist leicht zu handhaben, zu gesellschaftlich tragbaren Kosten verfügbar und vorzugsweise vom medizinischen Hilfspersonal durchzuführen; die Anleitung des Personals und die Auswertung der Ergebnisse übernehmen dabei die Ärzte.
- Ressourcen für diagnostisches und therapeutisches Weiterverfolgen des erfaßten Patienten sind allgemein verfügbar.

Die letzten drei Kriterien betreffen - und darauf sei an dieser Stelle ausdrücklich hingewiesen - den Kernbereich medizinökonomischer Fragestellungen. Die damit verbundene Problematik wird jedoch erst in Kapitel 3. diskutiert. Breslow und Somers (a.a.O.) heben hervor: Das LHMP versucht zwei verschiedene, bislang getrennte Strömungen der Präventionsaktivitäten, eine mehr epidemiologisch orientierte und eine klinisch ausgerichtete, zu vereinigen, indem es wesentliche gemeinsame Elemente beider Richtungen betont und aufgenommen hat:

- die Ausrichtung auf individuelle, in das medizinische Versorgungssystem integrierte, gemeindenahe Maßnahmen, die bevorzugt eine anhaltende Arzt-Patienten-Beziehung nutzen;
- die altersspezifische Auswahl von Präventivaktivitäten, im Gegensatz zur Forderung nach einem vage umrissenen "Check-up";
- die Forderung nach variierbaren Vorsorgeintervallen, anstatt eines jährlichen, zeitlich starren "Rituals";
- die grundsätzliche Orientierung an der wissenschaftlich gesicherten Wirksamkeit der empfohlenen Maßnahmen; in den Fällen, in denen ein unangreifbarer Beweis noch aussteht, wird die verfügbare Evidenz zu potentiellem Nutzen, zu Kosten und Gefahren herangezogen;
- die Einbeziehung sowohl von Gesundheitserziehungs- und Beratungsmaßnahmen, die das individuelle Gesundheitsverhalten beeinflussen, als auch von speziellen Testverfahren, die zur Früherkennung von Krankheiten dienen oder der Aufdeckung gewisser Risikofaktoren, die mit der Entwicklung der Krankheit in Verbindung gebracht werden.

Auch an dieser Stelle ein kurzer Vorgriff: Die gruppenspezifische Auswahl von Vorsorgeaktivitäten, ihre zeitliche Anordnung und Abfolge und die Auswertung "weicher"[1] empirischer

---

1 Vgl. z.B. Abschnitt 4.4.5.1.

Daten - es sind dies innerhalb der obigen fünf Punkte angedeutete Problemkreise - werfen Fragen auf, die u.a. mit Hilfe mathematischer Modelle diskutiert und z.T. beantwortet werden können (vgl. die folgenden Kapitel, insbesondere Kapitel 4.).

Das obige Prophylaxeprogramm (LHMP) kann z.B. mit Hilfe einer von Giglio et al. (1979, 1981) ausgearbeiteten Checkliste, die beim jeweiligen Arzt aufbewahrt wird, operationalisiert und umgesetzt werden. Ein auf Kleinrechner gestütztes Informationssystem in der Arztpraxis erleichtert darüber hinaus, hochgefährdete Personen zu erkennen, einzubestellen und zu überwachen (Hattwick 1980). Garfield (1979) schlägt zusätzlich den schwerpunktmäßigen Einsatz von paramedizinischem Personal und halbautomatisierten Testverfahren vor, um die Gesunden gesund zu erhalten und die asymptomatisch und chronisch Kranken (z.B. Hypertoniepatienten) routinemäßig zu überwachen und zu betreuen; die ärztliche Tätigkeit bleibt in diesem Bereich im Hintergrund und konzentriert sich stattdessen auf Diagnostik und Therapie bei Akutfällen oder bei Patienten, bei denen eine chronische Erkrankung erstmals auftritt. Der letzte Ansatz basiert auf der Idee, den "hochelastischen" Bedarf der von den Gesunden, den Verunsicherten und den asymptomatischen Kranken aufgrund von Präventionskampagnen an das medizinische Versorgungssystem herangetragen wird, im Vorfeld der ärztlichen Tätigkeit abzufangen. "Elastisch" bezieht sich hierbei auf proportionale Bedarfsänderungen in bezug auf proportionale Änderungen der Preise für medizinische Leistungen (vgl. Garfield 1979: 181, vgl. a. Scheuch 1982).

Eine kritisch analysierende Bestandsaufnahme erfolgreicher und erfolgloser gesellschaftlicher und medizinischer Präventionsmaßnahmen findet sich überblickmäßig bei Fielding (1978), Holtzman (1979) und für die Bundesrepublik bei Eichner (1979).

2.3. Einordnung der Prävention in das Gesamtsystem des Gesundheitswesens

In diesem Abschnitt werden Präventivmaßnahmen innerhalb des größeren Rahmens des gesamten Gesundheitswesens betrachtet und aus dieser Perspektive Wechselbeziehungen zu anderen Teilen dieses Systems diskutiert.

Aus Abbildung 1 ist zum einen ersichtlich, daß das Gesundheitswesen im wesentlichen auf drei voneinander abhängige Einflußgrößen reagiert und sich an ihnen orientiert; es sind dies

- sozioökonomische Bedingungen,
- der Gesundheitszustand der Bevölkerung,
- allgemeine Empfehlungen und Beschränkungen (z.B. durch den Gesetzgeber).

Zum anderen erkennt man, daß das Gesundheitssystem auf den Gesundheitszustand der Bevölkerung einwirkt und dadurch mittelbar seinerseits die sozioökonomischen Bedingungen beeinflußt (vgl. a. Kap. 3. und Venedictov 1975).

Bezogen auf die Prophylaxe wurden die soziokulturellen Determinanten des Gesundheitszustands und Interventionsansätze bereits in Abschnitt 2.2. skizziert. Auch Abbildung 1 weist auf diesen Zusammenhang implizit hin.

<u>Innerhalb</u> des Gesundheitswesens ergeben sich vor allem Verzahnungen mit dem kurativen Bereich und hier wiederum ergänzende und konkurrierende:

- Therapeutische Bemühungen schließen sich bei Früherkennungsuntersuchungen notwendig und ergänzend an die Erfassungs- und Diagnoseaktivitäten an.
- Auf der anderen Seite jedoch konkurrieren präventive und kurative Aktivitäten teilweise um dieselben knappen Ressourcen (z.B. um das für die professionelle Versorgung zur Verfügung stehende Personal).
- Je effektiver die für eine manifeste Erkrankung zur Verfügung stehenden tertiären Maßnahmen (vgl. 2.1.), desto eher potentiell substituierbar sind Präventivaktivitäten durch kurativ-rehabilitative Bemühungen.

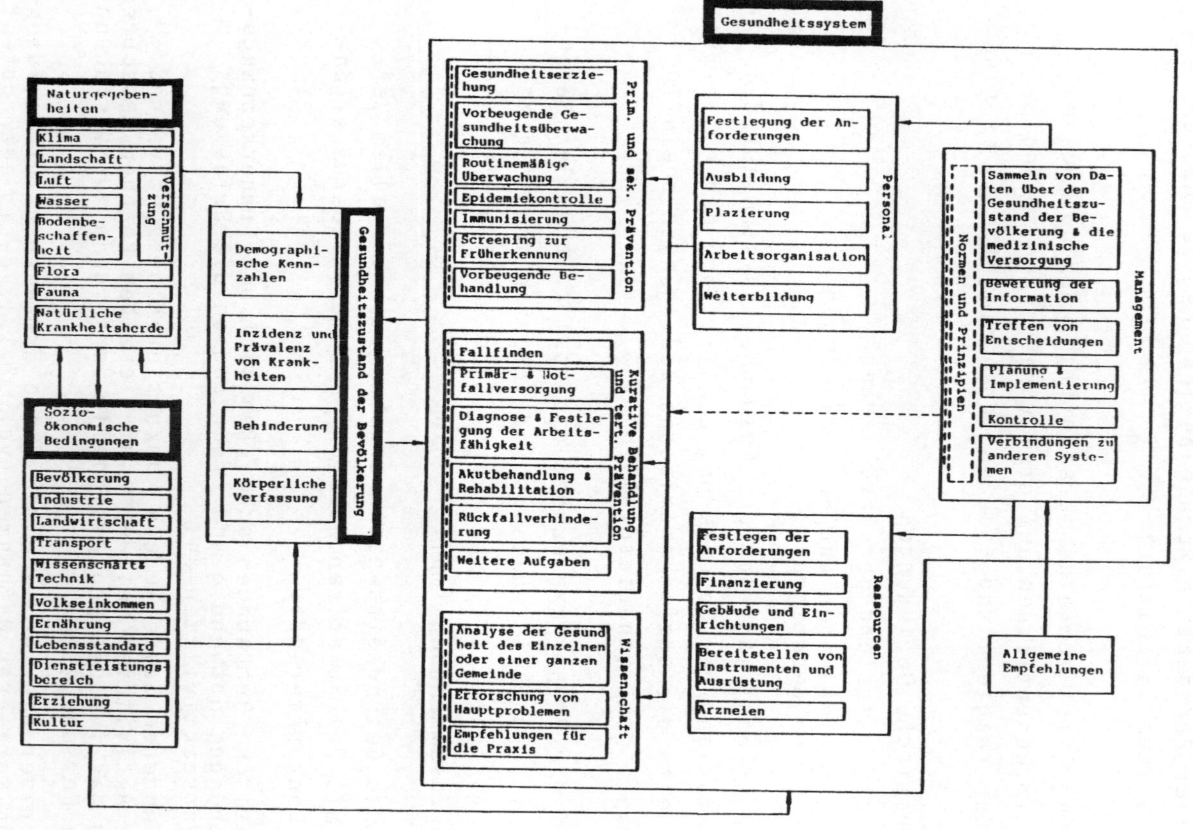

Abbildung 1: Funktionsdiagramm eines öffentlichen Gesundheitssystems
Quelle: Venedictov (1976:109), zit. in Shigan et al. (1979:4), (modifiziert)

Ökonomische Überlegungen schließen sich hier an. Sie haben u.a. auch die monetär kaum quantifizierbaren Kosten des physischen und psychischen Leids einzubeziehen, das einem von einer verhütbaren Krankheit Betroffenen und seiner Familie entsteht. Dabei ist zu bedenken, daß auch Präventivmaßnahmen für die Bevölkerung nicht nur ent- sondern auch belastend wirken können (vgl. 2.4. und Kapitel 3.).

Es stellt sich nun die Frage, ob und wieweit die Gesamtorientierung des Gesundheitswesens und seine Organisation (allg. z.B. Ludwig Sievers Stiftung et al. 1982, Kieser und Kubicek 1977, Hage 1980) tendenziell präventive Bemühungen eher fördert oder behindert und welche Wechselbeziehungen bestehen.

Die im folgenden in Auszügen referierten Arbeiten von Davies (1979), Kunze (1980), Dahm und Schorr (1980), Behrens et al. (1981), Badura (1981), Ferber (1981), Kochen und Zeleney (1981), Labisch (1981) und Metze (1982) gehen z.T. indirekt, z.T. ansatzweise auf dieses Problem ein und ermöglichen einen Einblick in den umfangreichen Fragenkomplex.

Das in der Bundesrepublik gewachsene Gesundheitswesen ist sowohl krankheits- als auch krankenhausorientiert. In der Bundesrepublik ist "seit Jahrzehnten die stationäre Versorgung ständig intensiviert worden. Der ÖGD (Öffentliche Gesundheitsdienst, d. Verf.) hat demgegenüber einen ständigen Verlust an Funktionen und Personal, insbesondere an Ärzten hinnehmen müssen. Die ambulanten häuslichen Pflegedienste haben ebenfalls ständig Einbußen erlitten und leben erst seit wenigen Jahren unter dem Konzept der Sozialstationen wieder auf " (Labisch 1981: 502). Weitere präventionsrelevante Charakteristika unseres Gesundheitswesens: Eine formale Koordinierung der verschiedenen Dienste der zur Gesundheitssicherung zur Verfügung stehenden Institutionen auf lokaler Ebene fehlt, ebensowenig hat die Gemeinde formalen Einfluß auf die Planung der ambulanten medizinischen Versorgung; "allgemein anerkannte und angewandte Evaluationsverfahren gibt es nicht" (Labisch a.a.O.). Ferber (1981) weist in diesem Zusammenhang auf zwei Organisationsgrenzen hin: der Grenze zwischen "mittelbarer" und "unmittelbarer" Krankenversorgung; sie "trennt die Dienstleistungen für den

Patienten von der Aufbringung und Verwaltung der Finanzmittel ...". Sie verlangt ferner "den über den Einsatz der Mittel entscheidenden Ärzten keine Überlegungen hinsichtlich der Effizienz ihres Vorgehens ab, während sie die Beamten der Sozialleistungsträger der Überlegungen enthebt, die Effektivität der von ihnen finanzierten Leistungen abzuwägen... In der Sache unterstellt die Trennungslinie die Bewirtschaftung der Ressourcen einem Regime organisierter Nichtverantwortlichkeit" (Ferber 1981: 105).
Die andere Grenze verläuft zwischen den medizinischen und sozialen Dienstleistungen.
Die Trennung medizinischer und sozialer Zuständigkeiten fördert unter den gegebenen Kräfteverhältnissen bestehende Tendenzen zur Medikalisierung von Situationen, die zur Intervention geeignet sind, z.B. in der Prävention. Andererseits "werden die Pflege- und Sozialdienste in ihrer Funktion abgewertet." Diese Trennung führt im Ergebnis zur Verkümmerung der sozialen Dienste und hemmt den Ausbau einer umfassenden Prävention (vgl. Ferber 1981: 105, 106).

Metze (1982) diskutiert alternative Steuerungsmechanismen des Gesundheitswesens. Dabei spricht er auch die Prävention an, betrachtet jedoch im Gegensatz zu Ferber ausschließlich ärztliche Leistungen. Er argumentiert, in einem marktwirtschaftlich ausgerichteten Gegenentwurf zum bestehenden "Versorgungskonzept", dem "Wettbewerbskonzept", hätten die Ärzte ein Eigeninteresse an prophylaktischen Maßnahmen, soweit diese sich kostensenkend auswirken, denn: im Rahmen dieses Wettbewerbssystems "handeln die ambulanten Ärzte in ihrer Gesamtheit mit den Kassen einen Betrag je Versicherten aus, für den sie die gesundheitliche (auch die stationäre, d. Verf.) Versorgung in dem zur Diskussion stehenden Zeitraum ... ex ante garantieren" (Metze 1982: 121). "Gesundheitsaufklärung wird nicht, wie gegenwärtig, durch globale Werbekampagnen, sondern durch unmittelbare Ansprache des Patienten erreicht. Der Patient wird in die Verantwortung für seine Gesundheit einbezogen" (a.a.O.).

Die positiven Auswirkungen eines leistungsfähigen Selbsthilfesystems (vgl. z.B. allg. Henri und Robinson 1979) auf die Prävention streifen - bezogen auf die Vereinigten Staaten - Kochen und Zeleny (1981). Bereits erfolgreichen Selbsthilfeeinrichtungen im Bereich der sekundären und tertiären Prävention (z.B. Komaprophylaxe bei Diabetes durch einen 24-Stunden Nordienst), wird das Potential noch unerschlossener apparativer und personeller Unterstützung zur Selbsthilfe im Bereich der primären und sekundären Prävention gegenübergestellt. Eine wesentliche Rolle spielen hier vor allem: unkompliziert zu bedienende und leicht erreichbare Geräte (z.B. Münzblutdruckmessapparate), die Verbreitung gesundheitsrelevanter Information und die Unterstützung durch nichtärztliches Personal.

Davies (1979) verfolgt für Großbritannien die historische Entwicklung eines krankenhauszentrierten Gesundheitswesens. Als Charakteristika zählt sie u.a. auf: kurative statt präventive Orientierung (vgl. Murcott 1979), eine auf die Behandlung des einzelnen gerichtete Betrachtungsweise statt einer auf die Veränderung der Umwelt oder der Bevölkerung zielende, ein technologiebezogener Ansatz und die Abwertung persönlicher Fähigkeiten, die Konzentration auf akute und kurzfristig heilbare statt auf chronische Krankheiten, spezialisierte und organbezogene statt ganzheitliche Therapie. Zu den geschichtlichen Wurzeln dieses Gesundheitssystems gehört das Hineindrängen der Ärzte in die als soziale Auffanginstanzen konzipierten Hospitale und die durch ihre Macht und ihr Interesse für "interessante Fälle" geformte Schwerpunktverlagerung auf spezielle Krankheitsbilder. Der Weiterbestand eines krankenhauszentrierten Gesundheitswesens wird durch die Art der Ausbildung der Nachwuchsmediziner gesichert: Eines der ersten Krankheitsmodelle, das dem Medizinstudent begegnet, ist ein mechanistisches. Angesichts des selektierten Patientenguts in der Klinik ist das Modell so offensichtlich erfolgreich, daß jeder Anreiz, über Alternativmodelle zu diskutieren, entfällt. Das Krankenhaus, als soziale Institution, produziert und reproduziert die Techniken, die sein Überleben sichern (Davis 1979: 71, vgl. a. Atkinson 1979).

Badura (1981: 8-10) weist in diesem Zusammenhang darauf hin, daß "Politiker, die Öffentlichkeit und Angehörige der medizinischen Profession" dazu tendieren, "mit großer Hartnäckigkeit" die Gesundheitsrelevanz biomedizinischer Forschung und ihre Anwendung in der ambulanten und stationären Versorgung zu überschätzen; "sie neigen ebenso hartnäckig zu einer erheblichen Unterschätzung der Bedeutung, die der gesellschaftlichen Umwelt und dem Handeln potentieller oder aktueller Konsumenten medizinischer Dienste bei Gesundheitserhaltung und Krankheitsbewältigung zukommt". Er betont den entscheidenden Beitrag informeller Unterstützungsleistungen vor allem im Bereich der Prävention. Hinderlich hierbei "ist die der Bevölkerung innerhalb der bisherigen Gesundheitsversorgung zugewiesene Rolle vereinzelter Patienten... Sie trägt zur Passivierung der Betroffenen und zur Individualisierung ihrer Problemsicht bei und verstärkt damit Tendenzen, die sich angesichts des gewandelten Krankheitspanoramas als kontraproduktiv erweisen." Die von Badura vorgeschlagene gesundheitspolitische Konzeption bedingt

- ein Modell der Krankheitsentstehung und -bewältigung, das psychosoziale Belastungen und informelle Hilfe und Unterstützungsleistungen einbezieht und dadurch die Grenzen medizinischer Konzepte und Dienste überschreitet,
- einen an der Gestaltung der Gesundheitssicherung aktiv mitwirkenden Bürger,
- die ..."Betonung sozialwissenschaftlicher Fragestellungen, Konzepte, Methoden und Befunde bei der Betrachtung von Krankheit und Gesundheit, bei der Analyse medizinischer Dienste, bei der Erfassung gesundheitsrelevanter gesellschaftlicher Belastungen und Ressourcen und bei der Vorbereitung und Durchführung gesundheitspolitischer Maßnahmen" (a.a.O.: 10).

Als konkreter erster Schritt in Richtung der von Badura angestrebten Ziele kann der WHO-Entwurf der "gemeinschaftlichen Gesundheitssicherung" (primary health care) gelten, in der von einer EG-Arbeitsgruppe (Brüssel) vorgelegten europaspezifischen Ausprägung. Als Arbeitsdefinition einigte sich die Gruppe auf: "die Versorgung von Individuum und Familie, die auf einer nichtstationären ambulanten oder häuslichen Basis erbracht wird" (zit. in Labisch 1981: 502).

Kennzeichnend für diesen Ansatz ist

- die Verlagerung des Schwerpunkts von kurativen auf präventive Maßnahmen, die den sozialen Bereich und die Umweltsanierung einschließen,
- die Laienmedizin, die medizinische Selbsthilfe, und die Verbesserung des Gesundheitsbewußtseins,
- die Gemeindeorientierung: Die Gemeinde bestimmt die Gesundheitssicherung mit, jeweils nach den lokalen Erfordernissen, in Planung, Organisation, Durchführung und Kontrolle,
- die sowohl horizontale als auch vertikale Kooperation und Integration aller mit der Gesundheitssicherung befaßten Teilbereiche des Gesundheitswesens;
  horizontal: "die Koordination der medizinischen und sozialen Dienste",
  vertikal: "ein Kontinuum primärer, sekundärer und tertiärer Versorgungsebenen" (Labisch 1981: 501),
- die Entlastung und der gezielte Einsatz der Fachärzte, Krankenhäuser und der medizinischen Spitzentechnologie, nicht deren Ersetzung (vgl. Labisch 1981: 501).

In seiner Grundtendenz ist der "Primary Health Care"-Ansatz jedoch noch immer dem Behandlungs- und Betreuungskonzept verhaftet. Den Schwerpunkt auf die Kräftigung der Laienbewegung legt im Gegensatz hierzu das von der WHO in die Diskussion gebrachte Clearing House Modell für Selbsthilfegruppen (Ferber 1981: 171).

Kunze, Behrens et al. sowie Dahm und Schorr erörtern den Einfluß, den die Verstärkung von Präventivmaßnahmen innerhalb des Systems der <u>medizinischen</u> Versorgung ausübt:

Kunze (1980) geht für Österreich von einer kurz- bis mittelfristigen Zusatzbelastung des Krankenhauswesens aufgrund von Früherkennungsmaßnahmen aus. Er sieht aber potentielle, langfristige Entlastungseffekte aufgrund verstärkter Präventivbemühungen und der resultierenden Reduktion von Gesundheitsstörungen. Kompensatorisch wirkt hier allerdings die nunmehr erhöhte Lebenserwartung. Dieselbe Arbeit weist auf die Mitwirkungsmöglichkeit des Krankenhauses bei Präventionsprogrammen in einem "integrierten Gesundheitssystem" hin: Ein beträchtlicher Teil der stationär betreuten Patienten könnte als eine Zielgruppe angesehen werden, die an gesundheitlichen Fragen interessiert ist; dieser Gruppe könnten Aufklärungs- und Informationsprogramme angeboten werden. Darüber hinaus wäre es möglich, stationäre Krankenhausaufenthalte zum Anbieten geeigneter Früherkennungsmaßnahmen, unabhängig vom eigentlichen Grund der Hospitalisierung, zu nutzen (a.a.O.: 26).

Behrens et al. (1981) geben einen kritischen Überblick über derartige, in den U.S.A. bereits angelaufene, in den Krankenhausbetrieb integrierte Präventionsprogramme. Sie weisen auf die Aufgeschlossenheit aller Beteiligten gegenüber qualitativ-hochwertigen Programmen hin, sind aber im Hinblick auf die Wirtschaftlichkeit dieser Maßnahmen skeptisch. Dahm und Schorr (1980) diskutieren für die DDR die "Auswirkungen eines hohen Niveaus der Prophylaxe auf die ambulante medizinische Betreuung". Die Autoren differenzieren nach zwei Krankheitsarten, den heilbaren und den unheilbaren. Werden alle Präventionsmaßnahmen realisiert, dann verbessert sich die gesundheitliche Situation der Bevölkerung; heilbare Krankheiten werden weitgehend zurückgedrängt, und die Lebenserwartung erhöht sich. Jedoch erfordert es auch weiterhin "einen nicht geringen Aufwand", diesen Zustand aufrechtzuerhalten. "Die Altersstrukturierung der Bevölkerung ist verbunden mit einer charakteristischen Morbiditätssituation, die durch zunehmende Dominanz chronischer, nicht heilbarer oder nur zum Teil heilbarer Krankheiten, sowie dadurch gekennzeichnet ist, daß viele dieser Krankheiten bei demselben Individuum gleichzeitig vorhanden sind. Die Situation erfordert in viel stärkerem Maße eine ... Dauerbetreuung großer Bevölkerungsteile durch das ambulante Gesundheitswesen. - Die medizinische Wissenschaft entwickelt zunehmend für nicht vermeidbare Krankheiten Konzeptionen und Verfahren zur Früherkennung und Frühbehandlung mit dem Ziel, das Fortschreiten des Krankheitsprozesses zu stoppen oder bedeutend zu verlangsamen." Sie erweitert dadurch - unter der Annahme einer gleichbleibenden altersspezifischen Krankheitshäufigkeit - den Kreis der behandlungsbedürftigen Personen erheblich (a.a.O.: 1141-1142).

Schließlich sei noch darauf hingewiesen, daß ein hoher Ausbaugrad der Gesundheits- und Bevölkerungsstatistik und ihr Informationspotential gezielte Präventionsmaßnahmen positiv beeinflußt. Z.B. sind regionale oder zeitliche Veränderungen im Gesundheitszustand der Bevölkerung erkennbar. Krankheitsspezifische Atlanten (z.B. Frentzel-Beyme et al. 1979) zeigen Häufungsgebiete von Erkrankungen auf und ermöglichen eine gezielte Suche nach den Ursachen (vgl. a. Acheson et al. 1976, U.S. Department of Health and Human Services 1981a, Borgers et al. 1981, Stimson et al. 1981).

2.4. Zu den Schattenseiten der Prävention

Vereinzelt wird angemerkt, präventive Maßnahmen, vor allem medizinische, würden eine Reihe potentieller Gefahren in sich bergen. Einige dieser Argumente seien im folgenden vorgestellt.

Eisenberg (1977) warnt vor einer einseitig medizinisch ausgerichteten Prävention. Denn hierdurch wird zum einen - in den U.S.A. - evtl. bisher Erreichtes und weiter Erreichbares im Bereich der kurativen Versorgung der Bevölkerung durch Spekulation auf durchschlagende Prophylaxerfolge preisgegeben. Zum anderen wird der Blick auf die gesellschaftliche Prävention verstellt. In diesem Zusammenhang weist er auf das zwiespältige und inkonsistente Verhältnis der Regierung zur Prävention hin. Sie unterstützt z.B. einerseits den Tabakanbau und erlaubt, Kosten für Zigarettenwerbung von der Steuer abzusetzen. Andererseits appelliert sie an den einzelnen nicht zu rauchen, bzw. macht ihn für die Folgen verantwortlich (vgl. a. Thompson und Forbes 1981, Forbes und Thompson 1981a,b). Leicht wird über der Fixierung auf individuell ausgerichtete und medizinische Aktionen übersehen, daß der Einfluß von Staats- und Landesaktivitäten einen Hauptbeitrag zur Prävention leisten kann. Diese Aktivitäten betreffen Umweltverschmutzungen, Verunreinigung von Nahrungsmitteln und Trinkwasser sowie Gefahren am Arbeitsplatz. Die Gefahr liegt in der Vernachlässigung umfassender Präventionsansätze aufgrund oberflächlicher Vorsorgekampagnen.

Auch Will (1980) betrachtet die schwerpunktmäßige Ausrichtung von gesundheitsfördernden Aktivitäten am System der medizinischen Versorgung als hinderlich für eine wesentliche Verbesserung des Gesundheitszustands der Bevölkerung. Er legt, im Gegensatz zu Eisenberg, die Betonung auf die Eigenverantwortlichkeit des einzelnen und seiner Familie. Will weist darauf hin, das Krankenversicherungswesen solle institutionalisierte Anreize geben, mit der eigenen Gesundheit vorsichtig umzugehen. Stattdessen bürdet es die Kosten unverantwortlichen Verhaltens einzelner, den Vorsichtigen und Fahrlässigen gleichermaßen auf. Als zugrundeliegende Fehlhaltung, sowohl der Bevölkerung als auch der politisch Verantwortlichen, macht er den Gedanken des Rechts auf eine risikofreie Gesellschaft aus. Damit verbunden ist der Anspruch auf eine hochtechnisierte medizinische Versorgung, die alle auftauchenden Gesundheitsprobleme beseitigt. Es wurde angenommen, die Erfolge der Polio-Impfung seien typisch dafür, daß große Fortschritte im Gesundheitsbereich von neuen medizinischen Technologien herrühren. Eigenverantwortung für die Erhaltung der Gesundheit wurden abgelehnt (a.a.O.: 44-45). Metze (1982) spricht in diesem Zusammenhang von "Cargo-Kult" als "Warten auf die vom Staat verschaffte Glückseligkeit auf Erden". Aus diesem Anspruchsdenken heraus und einer Ausdehnung des Krankheitsbegriffs ergeben sich durch prophylaktische Maßnahmen Zusatzbelastungen des Krankenversicherungssystems, insbesondere, wenn den Krankenkassen die Kosten von Gesundheitsaufklärung und Vorsorgeuntersuchungen übertragen werden, die den Charakter von Gemeinschaftsaufgaben haben (a.a.O.: 8).

Schupeta (1979) und Baier (1982) schreiben Präventionsmaßnahmen, - unter weitgehender Ausklammerung von Umweltaspekten -, Herrschafts- und Entmündigungscharakter zu. Baier weist auf den "Paradigmenwechsel von der klassischen, naturwissenschaftlichen Medizin... zur sozialen Medizin (hin), die mit massenstatistischen Gesetzlichkeiten in die Lebenslagen von Kollektiven interveniert". Zur Eindämmung der durch das "Recht auf Gesundheit" ausgelösten und wachsenden Anspruchswellen, "wird soziale Kontrolle durch Laien oder Experten oder Ämter nötig. In den westlichen Systemen der sozialen Sicherung werden zunehmend die Professionellen der Kassenmedizin, d.h. die Krankenkassen und Kassenärzte, körperschaftlich eingebunden in die mittelbare Staatsverwaltung, mit den Aufgaben einer Steuerung des Gesundheits- und Krankheitsverhaltens beauftragt. Die Gesundheitserziehung ist der Vorbote, der Zwang zur 'gesunden Lebensführung'... die Folge. Das 'Recht auf Gesundheit' verkehrt sich zur öffentlich sanktionierten 'Pflicht zur Gesundheit'. Es liegt ... in der Raison des Sozialstaates sich in einem ersten Schritt die Loyalität seiner Bürger durch verläßliche Daseinsvorsorge zu verschaffen. ... Der nächste Zug ist die schleichende Entmündigung der Bürger im Status der Sozialversicherten: Wer die Entscheidung über seine Lebenssicherung an den Staat und seine Sozialexperten abgibt, über den wird gerade in kritischen Phasen seines Lebens - in Jugend und Alter, bei Krankheit und Arbeitslosigkeit entschieden, vielleicht wohltätig im Überfluß, gewiß schmerzlich bei Knappheit. Die Sozial- und Gesundheitsverwaltung entwickelt ein bald feines, bald grobes Instrumentarium der sozialen Kontrolle, also von lernfesten Belohnungen und Bestrafungen von Prämien und Bußen zur Steuerung der gewünschten Lebensführung ihrer sozialen Klientel. Die präventive Medizin ist für solche Kontrollaufgaben eines der wirksamsten Hilfsmittel... (sie) enthüllt damit vollends das Gesicht des modernen Sozialstaates: Herrschaft durch 'kollektive Daseinsvorsorge'." Soweit Baier.

Schupeta (1979) analysiert ein Gutachten der Gesellschaft für Sozialen Fortschritt zur "Rolle der Krankenversicherung in der präventiven Gesundheitspolitik". Er weist auf die Gefahr hin, die von der Annahme ausgeht, man komme "um die Hilfe von Sozialarbeitern und Kontaktpersonen der Krankenkassen nicht herum" und sieht in einer "aufspürenden Sozialhilfe" eine Entwicklung zur "Sozialpolizei". Auch Selbsthilfegruppen stellen, soweit sie von Experten (Sozialarbeitern, Ärzten, Lehrern) beraten werden, ein Multiplikatorpotential für Expertenmeinung und Bedürfnissteuerung dar.

Als letztes sei auf die Studie von Lairson und Swint (1979) hingewiesen. Sie stellt fest: Höhere Sozialschichten nehmen präventive Leistungen einer "Gesundheitsorganisation" (Health Maintenance Organisation, HMO) verstärkt in Anspruch. Präventivmaßnahmen öffnen also unter Umständen die Schere Arm - Reich noch weiter (vgl. a. Holtzmann 1979, Moody und Gray 1972).

3. Zur Ökonomie der Prävention: Ein selektiver Einblick in Ansätze und Probleme

3.1. Problem- und Methodenaufriß

Dieser Abschnitt diskutiert wesentliche Elemente einer ökonomischen Bewertung von Präventionsmaßnahmen. Präventionsbezogene Fragestellungen werden hierbei innerhalb des größeren Rahmens der Bewertung von Aktivitäten des Gesundheitswesens betrachtet.

3.1.1. Prävention aus ökonomischer Sicht: Einführung

Viele Ökonomen tendieren dazu, Prävention in Analogie zu einer Investition zu betrachten. Mushkin (1962) hat mit ihrer Arbeit "Health as an Investment" schon früh zu dieser Blickrichtung beigetragen. Der einzelne wünscht sich gesund zu sein und zu bleiben; medizinische Dienstleistungen, aber auch gesundheitsfördernde Veränderungen der Umwelt im weiteren Sinn und individuelle Verhaltensänderungen, sind Mittel zum Zweck der Gesunderhaltung und Lebensverlängerung (vgl. Kap. 2). Diese gesundheitsbezogenen Maßnahmen können als Investitionen in die Gesundheit gesehen werden. Prophylaktisch wirkende Aktivitäten verbessern zum einen tendenziell die Gesundheit der jeweiligen Zielpopulation, zum anderen aber können sie die künftigen Ausgaben für gewisse Krankheiten senken. Kristein (1977) schätzt, daß in den U.S.A. mehr als die Hälfte aller Krankheitskosten Störungen betrifft, die einer Prävention zugänglich sind. Zu diesen Gesundheitsstörungen zählen Herz-Kreislauf-Erkrankungen, Erkrankungen des Verdauungssystems einschließlich der Zahnerkrankungen, Unfälle, Neubildungen und Geisteskrankheiten. Beide Aspekte werden herangezogen, um präventive Ausgaben zu rechtfertigen. In jüngster Zeit stehen jedoch potentielle Kosteneinsparungen im Vordergrund der Argumentation (z.B. Bircher o.D.: 33). Es sollte aber nicht übersehen werden, daß Präventivmaßnahmen sich evtl. auch dann "lohnen", wenn sie die gegenwärtigen Ausgaben im Gesundheitsbereich steigern, falls sie eine "entsprechende" Verbesserung des Gesundheitszustands der betreffenden Population herbeiführen (vgl. Scheffler und Paringer 1980). Welche Aufgaben als "lohnend" und welche Verbesserungen des Gesundheitszustands als "entsprechend" angesehen werden, sind politisch zu beantwortende Fragen. Ökonomische Analysen können in diesem Fragenkomplex nur Transparenz und eine breitere Diskussionsgrundlage schaffen.

"Gesundheit ist eines unserer höchsten Güter, man kann nie genug tun, um Gesundheit zu erreichen": Diese Aussage dürfte in der Bevölkerung breite Zustimmung finden (vgl. Gäfgen 1981: 3). "Leider ist es die Aufgabe des Ökonomen, gerade Gegenteiliges herauszustellen, nämlich:'Auch Gesundheit hat ihren Preis, und wir sind nicht bereit, für sie einen beliebig hohen Preis zu zahlen!'" (Gäfgen 1981: 3). In der Bundesrepublik <u>konkurriert</u> das Gesundheitswesen mit anderen gesellschaftlichen Bereichen um die <u>knappen wirtschaftlichen Mittel</u> (vgl. Gäfgen 1981: 3). Ursachen der heute zu beobachtenden Kostenexpansion sind vor allem die "riesige und immer schneller wachsende Palette an Diagnose- und Heilverfahren", die "zunächst zu einer Explosion des medizinisch Machbaren und damit des 'Bedarfs'" geführt hat (Krämer 1980: 3). Hierzu folgendes Gedankenexperiment: Es gebe ein Prophylaktikum gegen Krebs, das 50.000 DM pro jährlicher Impfung je Person kostet und es werden zwei Strategien zur Wahl gestellt:

a) die Gesamtbevölkerung wird jedes Jahr geimpft, der durchschnittliche Krankenkassenbeitrag steigt auf 90 Prozent des individuellen Einkommens und die Lebenserwartung erhöht sich um ein halbes Jahr oder
b) niemand wird geimpft und die Gefahr eines frühzeitigen Krebstodes bleibt unverändert.

Nehmen wir an, in dieser Situation entscheide sich eine Bevölkerungsmehrheit für Strategie b) und ziehe "das Krebsrisiko zusammen mit einem ansonsten angenehmen Leben vor" (vgl. Krämer a.a.O.). Dann zeigt dieses Beispiel, daß implizit "Gesundheit" gegen das "Führen eines angenehmen Lebens" abgewogen wird. Ein Ausgangspunkt ökonomischer Überlegungen zu Gesundheitsfragen (vgl. für die folgenden Ausführungen Gäfgen 1981 und Sintonen

1981) ist die Charakterisierung von Gesundheit als "wirtschaftlichem Gut", das der einzelne in unterschiedlichem Maß besitzen kann. Gesundheit, als Bestandteil unseres Humankapitals (allg. z.B. Mushkin 1962; Schultz 1972, 1981), wird aus zwei Gründen nachgefragt: Erstens ist Gesundheit ein Konsumgut, das den Nutzen des Wohlbefindens stiftet und hierdurch unmittelbar in die Nutzenfunktion des einzelnen eingeht; zweitens ist Gesundheit oder in Gesundheit verbrachte Zeit ein Produktionsfaktor. Er liefert indirekten Nutzen aus dem produktiven Einsatz bei der Arbeit und ermöglicht hierdurch die Herstellung oder den Erwerb von Gütern und Dienstleistungen. Diese können nun ihrerseits eingesetzt werden, um unmittelbaren Nutzen zu stiften. Gesundheit ist aber auch für viele "unproduktive" Aktivitäten z.B. im Bereich Freizeit und Sport eine Voraussetzung.

Der einzelne erbt einen Anfangsbestand an Gesundheit, der im Lauf der Zeit einer Abschreibung unterliegt. Falls die Abschreibung hoch genug ist, ist er schließlich aufgebraucht; dies hat den Tod zur Folge. Als Kapitalgut kann der Bestand an Gesundheit durch Investitionen in der Regel erhöht werden. Solche Investitionen umfassen u.a. medizinische Leistungen, Ernährung, Wohnbedingungen und gewisse Umweltfaktoren, wie beispielsweise Versorgung mit Leistungen des öffentlichen Gesundheitswesens und die Erziehung. Das Bildungsniveau des einzelnen spielt hierbei als Katalysator für Umsetzung und Zusammenspiel der anderen Faktoren eine zentrale Rolle.

Ein individualistisches Paradigma sieht nun Gesundheit als persönliches Kapitalgut an. Es wird in ein Portfolio von Aktivitäten eingebracht, die wiederum als Bündel einen "Lebensstil" ausmachen. Jede Aktivität und jeder Lebensstil besitzen einen erwarteten Nutzen in dem zu betrachtenden Zeitraum und beeinflussen den Ressourcenbestand am Ende der Periode (z.B. Muurinen 1982). Die Individuen besitzen verschiedene Beträge an Ressourcen, ziehen aus den jeweiligen Aktivitäten verschiedene Nutzen und haben verschiedene Einstellungen zur Ungewißheit über die gesundheitlichen Konsequenzen dieses Lebensstils. Deshalb unterscheidet sich ihr Lebensstil und ebenso ihr Gesundheitszustand.

Phelps (1978) entwickelt aus dieser Perspektive eine Theorie der Inanspruchnahme präventiver Leistungen. Diesem Paradigma zufolge ist z.B. schlechte Gesundheit selbstverschuldet, falls sich jemand wissentlich potentiell gesundheitsschädigend verhält, beispielsweise exzessiv raucht, trinkt und ißt, in selbstgefährdender Weise Auto fährt oder einer gesundheitsgefährdenden Arbeit nachgeht. Es geht auch nicht auf die unterschiedliche Verteilung von Gesundheit zwischen den sozialen Schichten ein. Dem individualistischen Ansatz liegt als Idee das Modell eines freien Marktes zugrunde. Gewichtige Gründe sprechen gegen einige der hierin getroffenen Annahmen. Die Unabhängigkeit der individuellen Nutzenfunktionen voneinander ist eine solche Annahme. Sie ignoriert, daß gesundheitsbezogene Externalitäten vorliegen: Z.B. kann man unmittelbar um die Gesundheit eines anderen besorgt sein, außerdem gibt es Formen des Konsums, die nicht nur rein privater Natur sind, sondern auch andere betreffen - man denke an verkehrsgefährdendes Fahrverhalten und Rauchen -, und schließlich sind gewisse äußere Gesundheitseinflüsse (z.B. übertragbare Krankheiten) zu erwähnen. Die Annahme, daß sich einzelne freiwillig in gefahrenträchtige Situationen begeben, übersieht, daß subjektiv diese Gefahren evtl. nicht wahrgenommen oder unterschätzt werden. Es liegt also u.U. ein Informationsdefizit vor. Ferner kann der Nutzen der Gesundheit vor und nach dem Auftreten eines schädigenden Ereignisses verschieden empfunden werden oder der Nutzen zukünftiger Gesundheit wird zu gering angesetzt. Die theoretische Annahme der "Marktgerechtigkeit" in bezug auf Zugang zu den Primärgütern (z.B. Gesundheit) und ihre Verteilung - auch sie ein Bestandteil des "freien-Markt"-Modells - wird z.B. dadurch in Frage gestellt, daß in praxi keine echte Chancengleichheit besteht (vgl. Sintonen: S. 54 ff.).

Diese Überlegungen legen es u.a. nahe, zum einen, Gesundheit nicht nur als rein persönliches Gut, sondern auch als öffentliches Kapitalgut zu sehen. Ein öffentliches Kapitalgut läßt sich folgendermaßen charakterisieren: Es ist, sobald es einer einzigen Person zur Verfügung steht, auch allen anderen zugänglich, und der Konsum durch eine Person beeinträchtigt den Konsum durch andere nicht (vgl. Dasgupta und Pearce 1972: 130-131).

Zum anderen kann man fordern, mehr Ressourcen und Bemühungen für die Produktion von Gesundheit aufzubringen, als die einzelnen durch individuelle Anstrengungen und Fähigkeiten vermögen; für die operationale Umsetzung seien hier für den präventiven Bereich die Stichworte Gesundheitserziehung und soziales Marketing (z.B. Homans und Houston o.D., Auchowski-Boisvert 1979, Quelch 1980) genannt, ebenso aber auch der Umweltschutz im weitesten Sinn (vgl. Kap. 2.). Sintonen (1981: 67 ff.) weist in diesem Zusammenhang darauf hin, daß i.a. Umwelt und Gesundheit als freie Güter betrachtet werden, die negative Externalitäten von Produktion und Konsum aufnehmen. Diese Externalitäten entstehen durch "Marktversagen", vor allem dadurch, daß Marktpreise und Eigentumsrechte für die o.a. Güter fehlen. In der Tendenz sind die gesellschaftlich am meisten Benachteiligten von diesen gesundheitsbezogenen Kosten am meisten betroffen. Vor allem zwei Faktoren hemmen hier verstärkte, umfassende präventive Bemühungen:

- mächtige Interessengruppen (z.B. Unternehmen) haben nicht nur die Möglichkeit, dem einzelnen gesundheitliche Risiken aufzubürden, sondern auch die Möglichkeit, sich erfolgreich wirksamen Kontrollen und Einschränkungen zu entziehen;
- Wirtschaftswachstum und Abbau der Arbeitslosigkeit konkurrieren u.U. mit dem Ziel eines raschen Abbaus von Gesundheitsrisiken; diese können durch langfristige Maßnahmen zurückgedrängt werden, die Beschäftigung und Wachstum nicht gefährden, z.B. durch Anreize zur Entwicklung emissionsarmer Technologien, sicherer Maschinen und besserer Zigarettenfilter bzw. durch Steuererhöhungen und Einschränkung der Werbung für gesundheitsgefährdende Produkte (vgl. Sintonen 1981: 67-68, 74; Dasgupta und Pearce 1972: 122-123).

Gesundheit kann auf makroökonomischer Ebene als eine gesamtgesellschaftliche, abhängige Variable gesehen werden, die mit Hilfe eines "geeigneten" Indikators, z.B. altersstrukturbereinigter gesund verbrachter Zeit pro Kalenderjahr, gemessen wird. Welche Indikatoren als "geeignet" angesehen werden, ist dabei politisch zu beantworten; die Indikatorenforschung stellt für die hierbei notwendige Diskussion Argumente bereit (vgl. 3.1.2.3.) Dieser Bestand an (Gesundheits-)Kapital wird durch den Einsatz von medizinischen Ressourcen, von Ressourcen aus dem Bereich der Sozialdienste und durch die Arbeits- und Lebensbedingungen der

Bevölkerung hervorgebracht. Gesamtwirtschaftliche Produktionsfunktionen setzen diese Größen miteinander in Beziehung. Hypothesen, z.B. über den Einfluß präventivmedizinischer und sozialer Bemühungen bzw. die negativen Auswirkungen gewisser Konsumgewohnheiten auf den Gesundheitszustand der Bevölkerung sind mit Hilfe statistischer Ansätze, insbesondere mit Hilfe ökonometrischer Modelle (allg. z.B. Schneeweiß 1971), überprüfbar (vgl. Gäfgen 1981: 10-11). Auch und gerade im Bereich der Prävention sind neben der Frage des gesundheitlichen "Gesamtniveaus" Fragen, die die Verteilung von Gesundheitsleistungen auf einzelne Teile der Bevölkerung betreffen, von Bedeutung, insbesondere unter Ressourcenrestriktionen. Daß gewisse Präventivmaßnahmen u.U. gerade die sozial Schwächsten nicht erreichen, wurde bereits erwähnt (vgl. a. Kap. 2).

Die ökonomischen Rückwirkungen, die Präventivmaßnahmen schließlich auf den Ablauf der Gesamtwirtschaft ausüben können, sind vielfältig: Ein verbessertes Gesundheitskapital führt möglicherweise zu größerer Arbeitsintensität, zu geringeren Ausfallzeiten und zu größerer Ausdauer und hebt damit die Arbeitsproduktivität, schafft hierdurch die Grundlage für vermehrten materiellen Wohlstand und erleichtert die Finanzierung zusätzlicher gesundheitspolitischer Maßnahmen. Andererseits erhöht sich eventuell die Arbeitslosigkeit, oder es ändert sich möglicherweise das Konsumverhalten, das Fertilitätsverhalten und die Altersstruktur der Bevölkerung. Hierzu zwei Beispiele: Makroökonomische Überlegungen für Entwicklungsländer (Barlow 1967) deuteten langfristig auf ein Sinken des realen Sozialprodukts pro Kopf im Gefolge von Malariabekämpfungsprogrammen aufgrund des Ansteigens der Geburtenhäufigkeit hin (vgl. Gäfgen 1981: 11-12). Gori und Richter (1978) untersuchten für die U.S.A. anhand des ökonomischen Modells von Wharton die ökonomischen Konsequenzen der Prävention von fünf vermeidbaren Haupttodesursachen. Ein als "realitätsnah" angesehenes Szenario nimmt eine nur allmähliche Realisierung von Präventionsmaßnahmen an, die 1975 einsetzen und deren Wirkung nach Art einer kumulativen Normalverteilung bis zum Jahr 2000 einem Sättigungsniveau zustrebt. Unter dieser Annahme wird sich die Lebenserwartung allgemein erhöhen, am stärksten jedoch in den Altersgruppen zwischen 40 und 80 Jahren. Zunächst wird der ökonomische Sektor die Tatsache, daß Leben in den produktiven Jahren gerettet wurden, mit der Zunahme des Bruttosozialprodukts und anderer Wachstumsindikatoren beantworten. Jedoch wird der wachsende Anteil von im Ruhestand lebenden Personen ökonomische Probleme aufwerfen. Renten und andere Sozialversicherungsleistungen werden für einen - im Vergleich zum bisher Vorhergesagten - größeren Teil der Bevölkerung nötig. Hierdurch erhöhen sich die Abgaben (Steuern und Sozialversicherungsbeiträge) von durchschnittlich 11,81 % bei Fortschreibung des Status quo auf 13,41 % bei Einführung der Prophylaxe. Auch im Bereich der Beschäftigung ergeben sich Probleme: Ohne die Einführung einer Zwangspensionierung mit 65 Jahren in das Szenario, ergäbe sich ein massiver Anstieg der Arbeitslosigkeit mit den entsprechenden Versicherungsleistungen. Aufgrund dieser Maßnahmen sinkt zwar die Arbeitslosigkeit, die Einkommen der Älteren gehen aber ebenfalls zurück; als Folge sagt das Modell eine rezessive ökonomische Tendenz voraus. Die Autoren der Studie weisen auf die beschränkte Aussagekraft der Ergebnisse hin:

- Das Modell orientiert sich an den heutigen sozialen, politischen und gesetzlichen Rahmenbedingungen.
- Das Modell behandelt den Gesundheitsbereich nicht als separaten Sektor. Es bezieht also auch die Veränderungen im Bereich der Ausgaben für Krankheiten oder in der Zusammensetzung der Bevölkerung (nach anderen als Alterskriterien) nicht ein, ebensowenig wie die Kosten von Präventivstrategien.
- Auch die Auswirkungen auf die Morbidität, den Bedarf an Erholung und Bildung und die relative Bedeutung von verschiedenen Wirtschaftsbereichen (z.B. dem Verarbeitungs- und dem Dienstleistungsbereich) werden nicht erfaßt.
- Das Zurückdrängen einer Haupttodesursache aufgrund einer erfolgreichen Präventionsstrategie kann sich auf das Gesundheitssystem in mehrfacher Hinsicht auswirken: Erstens wird die Bevölkerung älter, die Älteren aber suchen häufiger Ärzte auf und haben längere Krankenhausaufenthalte; zweitens schafft freiwerdende Kapazität evtl. neuen Bedarf und schließlich treten evtl. aufgrund der Eliminierung einer Krankheit andere Gesundheitsstörungen auf, wenn auch in höherem Alter (vgl. hierzu auch Geißler (1980) und die dort skizzierte Idee des "mehrfachen Todes").

Gori und Richter bezweifeln, daß zum gegenwärtigen Zeitpunkt all diese Faktoren in ein dynamisches "Gesamtmodell" eingebracht werden können.

Falls nun konkrete Präventionsprogramme zur Wahl stehen, ihre Planung und Evaluierung diskutiert werden, tritt der normative Aspekt der Ökonomie der Prävention stärker hervor. Es stellt sich die Frage: "Wieviel sollte eine Gesellschaft überhaupt für Zwecke der Gesunderhaltung in Abwägung mit anderen sozialen Zwecken aufwenden? Wie sollten diese Mittel auf verschiedene gesundheitliche Aktivitäten, wie Prävention, medizinische Forschung, Ausbau der kurativen Medizin aufgeteilt werden?" (Gäfgen 1981: 23). Und: Welche Präventionsprogramme sollten in welcher Intensität verwirklicht werden? In welcher Weise ökonomische Bewertungen in den Entscheidungsprozeß eingehen und welche Bewertungsverfahren im wesentlichen zur Verfügung stehen, wird im folgenden diskutiert.

3.1.2. Methodik einer ökonomischen Bewertung von Präventivprogrammen

Drummond (1980) hat mit seiner Arbeit "Principles of Economic Appraisal in Health Care" für die Planung und Evaluierung populationsbezogener Gesundheitsaktivitäten einen Leitfaden geliefert (Abb. 2), an dem sich die folgenden Überlegungen orientieren. Als wesentliche Ergänzung wird der von Sintonen (1981) vorgeschlagene Ansatz diskutiert.

Abb. 2 (vgl. Drummond 1980: 6-7) zeigt zum einen die Stellung der ökonomischen Bewertung im Rahmen des Entscheidungsprozesses als eine von mehreren die Entscheidung beeinflussenden Komponenten und die bestehenden Wechselwirkungen auf; zum anderen veranschaulicht sie im Überblick die einzelnen Schritte innerhalb einer ökonomischen Bewertung.

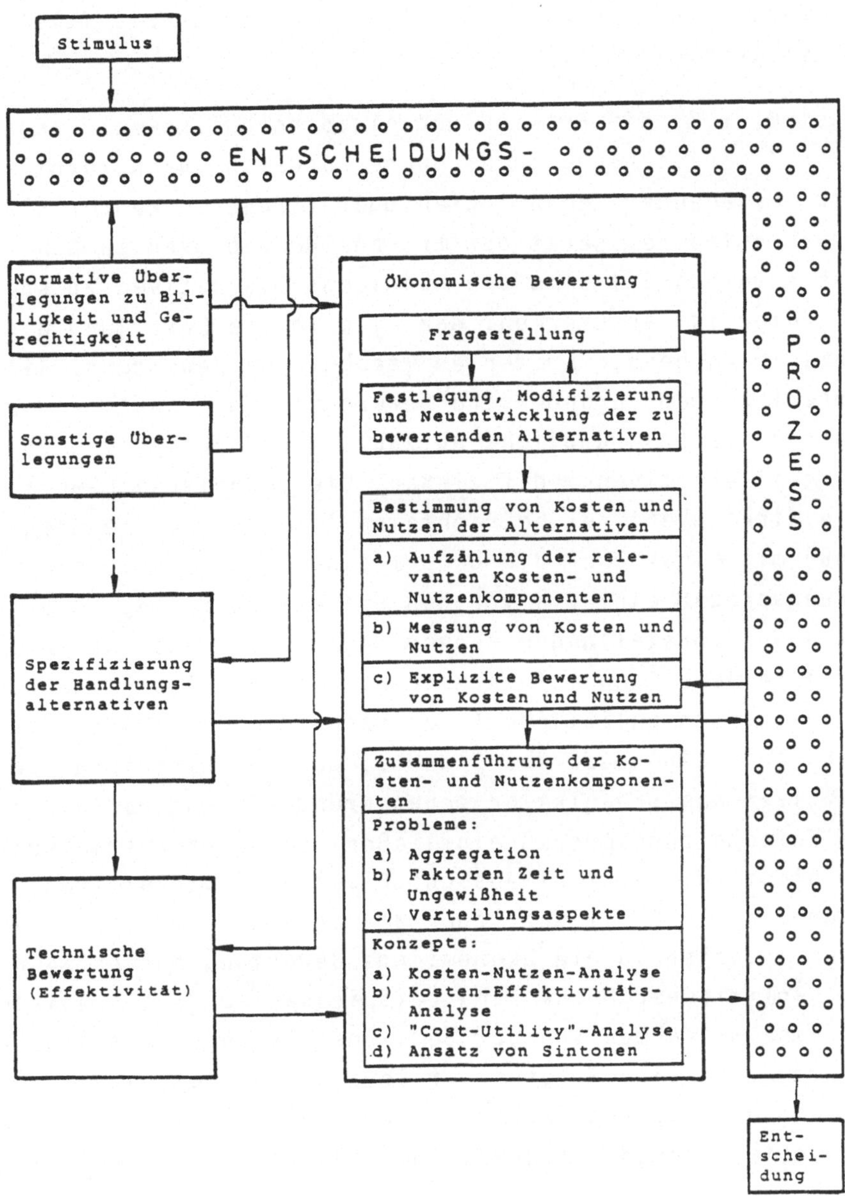

Abbildung 2: Die ökonomische Bewertung im Entscheidungsprozeß

Im einzelnen sind die dargestellten Beziehungen wie folgt zu interpretieren:

Ein Anstoß, z.B. die Entwicklung eines hochwirksamen Präparats, eine von Interessengruppen erhobene Forderung nach forciertem Einsatz bestehender Technologien oder flächendeckender Bluthochdruckkontrolle, setzt den Entscheidungsprozeß in Gang. In einem ersten Schritt sind die Handlungsalternativen zu spezifizieren. Hier ist anzumerken, daß alle in die Bewertung dieser Maßnahmen eingehenden Kriterien (technische Bewertung, Billigkeitsüberlegungen, ökonomische Bewertung und "sonstige Überlegungen") die ursprüngliche Aufzählung und Festlegung von Handlungsalternativen modifizieren. Die technische Bewertung, die die Wirksamkeit der betrachteten Alternativen festlegt, geht nur mittelbar über die ökonomische Bewertung in den Entscheidungsprozeß ein. Die von den Entscheidungsträgern eingebrachten Wertvorstellungen können dagegen unmittelbar in die ökonomische Bewertung aufgenommen werden. Als "sonstige Überlegungen" können politische Interessen (die Machtkonstellationen widerspiegeln) oder der Gedanke, daß die Umsetzung gewisser Alternativen aus organisatorischen Gründen nicht möglich ist, in den Entscheidungsprozeß einfließen. Diese Argumente sollten jedoch nicht zum A-priori-Ausschluß solcher Alternativen führen, sondern als Effizienz- oder Billigheits- bzw. Gerechtigkeitsüberlegungen in die ökonomische Bewertung aufgenommen werden. Politischer Druck kann beispielsweise daraus entstehen, daß gewisse Maßnahmen von der Gemeinde als ungerecht angesehen werden oder einzelne Gruppen der Bevölkerung nur unzureichend informiert oder befragt wurden. Die Informations- und Konsultationskosten können der jeweiligen Alternative zugeschlagen werden.

Die ökonomische Bewertung kann in verschiedene Stadien gegliedert werden. Ein erster Schritt ist die Festlegung der Fragestellung und damit verbunden die Aufzählung und Beschreibung der zu beurteilenden Alternativen. Die Beschränkung auf das technisch Mögliche setzt hier Grenzen, die zu beachten sind.

Die technische Bewertung ist eine wesentliche Grundlage einer ökonomischen Bewertung. Die Analytiker, die die Informationen der technischen Bewertung benötigen, können hierbei durchaus über die Entscheidungsträger Einfluß auf die Art der Effektivitätsmessung nehmen. Die ökonomische Bewertung zählt zunächst Kosten und Nutzen der Alternativen auf, diskutiert die Messung von Kosten und Nutzen, führt sie soweit wie möglich durch und holt eventuell explizite Werturteile der Entscheidungsträger ein. Zu beachten ist hierbei, daß auch bei der Aufzählung von Kosten und Nutzen und bei der Frage nach den Maßeinheiten bereits Werturteile implizit einfließen (vgl. 3.1.2.4.). Die Faktoren Zeit und Ungewißheit können ebenso wie Verteilungsaspekte berücksichtigt werden. Ein besonderes Problem stellt die interpersonelle Kosten- bzw. Nutzenaggregation dar (vgl. allg. z.B. Möller 1981). Die Informationen aus den ökonomischen Bewertungen gehen den Entscheidungsträgern entweder unmittelbar oder aggregiert in Form eines Entscheidungskriteriums zu. In jedem Fall dienen die aus der ökonomischen Analyse sich ergebenden Informationen als Entscheidungshilfe. Sie sind jedoch kein Ersatz oder die alleinige Grundlage für eine von den jeweils politisch Verantwortlichen zu treffende Entscheidung.

Im folgenden werden die in Abb. 2 nur überblicksmäßig dargestellten Stufen einer ökonomischen Bewertung von gesundheitsfördernden Maßnahmen genauer diskutiert.

3.1.2.1. Festlegung der Fragestellung

Zentrale Fragen sind (vgl. Drummond 1980: 17 ff.):

- Welche Kosten entstehen wem durch die Präventivmaßnahme?
- Welchen Nutzen stiftet die Präventivmaßnahme für wen?
- Welche Präventivmaßnahme erreicht ein bestimmtes Ziel am effizientesten?
- Ist es die Präventivmaßnahme wert, durchgeführt zu werden?

Die ersten beiden Fragen sind für eine ökonomische Bewertung nur dann sinnvoll, falls sie nicht isoliert, sondern zusammen gestellt und beantwortet werden.
Die letzten beiden Fragestellungen sind sich auf den ersten Blick sehr ähnlich, weisen aber bei näherer Betrachtung einen grundlegenden Unterschied auf. Die Frage nach der effizientesten Zielerreichung setzt voraus, daß eine Maßnahme durchgeführt werden soll, d.h. es wird als wünschenswert angesehen, das gesteckte Ziel zu erreichen. Die Beantwortung der Frage, ob es eine Präventivmaßnahme wert ist, durchgeführt zu werden, kann sich zunächst an keinem explizit vorgegebenen Ziel orientieren. Da jede Präventivmaßnahme knappe Ressourcen benötigt, die in alternativer Verwendung ebenfalls Nutzen gestiftet hätten, sind diese alternativen Verwendungsarten mit zu berücksichtigen. Die alternative Verwendung der Mittel kann sich auf verschiedene, miteinander um diese Mittel konkurrierende, prophylaktische Maßnahmen, z.B. Krebs- und Hypertoniefrüherkennungsaktionen, beziehen, aber auch auf das Verhältnis von Prävention zu kurativer Medizin oder noch weiter auf die Gesundheitsausgaben im Verhältnis zu anderen öffentlichen und privaten Ausgaben, z.B. für die Erziehung. Für diese Fragestellung sind erstens alle Alternativen mit der Alternative nichts zu tun, zu vergleichen. Zweitens wird üblicherweise eine einheitliche Einheit benötigt, die Kosten und Nutzen quantifiziert. Daß diese Einheit nicht notwendigerweise Geld ist, zeigen die Ansätze von Brüngger (1974) und Sintonen (1981). Drittens schließt sich auch hier die Frage nach der Verteilung von Kosten und Nutzen der Präventivmaßnahme an, da z.B. eventuell die Nutznießer der Aktion nicht mit denen, die die Kosten zu tragen haben, übereinstimmen. Die Fragenvariante "wieviel Prävention ist durchzuführen?" führt zum Problem von marginalen Kosten und marginalem Nutzen. Nicht die Gesamtkosten bzw. der Gesamtnutzen sind hier primär von Interesse, sondern die Auswirkungen, die Änderungen im Programmumfang mit sich bringen.

Bei der Aufzählung der zu vergleichenden Alternativen ist vor allem zu beachten, daß die Alternativen möglichst vollständig sein sollten. Wesentliche Alternativen sollten nicht übersehen werden, insbesondere nicht die Alternative "nichts zu tun" (in Abhängigkeit von der Fragestellung). Methodisch spielen im Rahmen der Entwicklung und Aufzählung von Alternativen Beschreibungshilfsmittel eine Rolle, die u.a. die Disziplinen Statistik, Operations Research, Management Science und Systemforschung (allg. z.B. Meyer 1983) zur Verfügung stellen (vgl. 3.2.2.).

3.1.2.2. Relevante Kosten- und Nutzenkomponenten

Drummond (1980: 27 ff.) klassifiziert Kosten- und Nutzenkomponenten nach den durch sie bewirkten

- Veränderungen in der Inanspruchnahme von Ressourcen, sowohl der Gemeinde als auch der Gesundheitsdienste,
- Veränderungen an produktivem "Output", sowie
- Veränderungen an Gesundheit.

Sintonen (1981) berücksichtigt neben Gesundheit weitere soziale Primärgüter, z.B. Macht, Einkommen, Wohlhabenheit und Selbstachtung. Auch Brüngger (1974) bezieht zusätzlich zu Gesundheit als soziales Primärgut noch das individuelle Einkommen ein.

Zu den zu berücksichtigenden Ressourcen gehören die Ressourcen der Gesundheitsdienste (z.B. Land, Gebäude und Personal) und der Sozialdienste (z.B. auch ehrenamtliche Helfer) aber auch die vom potentiellen Patienten und seiner Familie unmittelbar aufzubringenden Ressourcen Zeit und Diagnosekosten, die insbesondere bei der medizinischen Prävention vielfach nicht von der Krankenkasse übernommen werden, sowie Kosten für Transport und eine spezielle Diät.

Veränderungen an produktivem "Output" werden deshalb als wichtig angesehen, da die Produktion als "Hauptbestandteil Wohlstand schöpfender Aktivitäten" gilt (Drummond 1980: 30).

Solche Veränderungen entstehen z.B., falls krankheitsbedingte Beeinträchtigungen eines Individuums vermieden werden (Brüngger 1974: 16), oder falls Präventionsmaßnahmen den Absentismus erhöhen. Es sind also sowohl "output erhöhende" als auch "output senkende" Auswirkungen denkbar.

Als essentieller Bestandteil einer ökonomischen Bewertung sind die Veränderungen an Gesundheit und die Bewertung durch den Betroffenen, seine Familie und seine näheren Bekannten zu berücksichtigen. Dieser Bestandteil wurde in der Vergangenheit in vielen Analysen vernachlässigt, findet aber - in konzeptionell zwar unterschiedlichen Ansätzen - zunehmende Beachtung (z.B. Packer 1968, Torrance et al. 1972, Brüngger 1974, Sintonen 1981, Forbes und Thompson 1981a,b, Williams 1981, Dinkel und Schulze-Röbbecke 1982). Beschränkt man sich bei der Evaluation von Gesundheitsmaßnahmen auf die produktiven Erträge, so ist diese Evaluation nicht nur unvollständig, sondern abzulehnen, da nur ein Teilaspekt berücksichtigt wird, der erstens nur für den produktiven Teil der Bevölkerung relevant ist und zweitens, selbst dort die sozial Schwächsten weiter diskriminiert (vgl. Brüngger 1974: 28). Packer (1968: 229) meint hierzu: "A measure that weights the effectiveness of health programs so heavily in terms of current earnings that programs directed towards the control of children's disease are neglected is worse than useless".

Die Frage nach der durch <u>Präventiv</u>maßnahmen verursachten <u>Umverteilung</u> von <u>"Wohlfahrt"</u> wurde nach Ansicht des Verfassers bislang in nur wenigen empirischen Untersuchungen gestellt; Sintonen (1981) veröffentlichte einen Ansatz, der, allerdings mit erheblichem Aufwand, gerade die empirisch umsetzbare quantitative Einbeziehung dieses Aspekts ermöglicht; Einkommensverschiebungen dienen hierbei als Indikator für alle nicht unmittelbar die Gesundheit betreffenden Wohlfahrtsänderungen (vgl. 3.1.). Individuelle, auf Änderungen des Familieneinkommens basierende (vgl. Sintonen 1981) Einkommensveränderungen müßten für diesen Aspekt also ebenfalls in die Aufzählung von Kosten und Nutzen aufgenommen werden.

An dieser Stelle ist zu wiederholen und festzuhalten, daß bereits bei der Entscheidung darüber, welche Kosten- und Nutzenkomponenten in die Analyse eingehen, Werturteile beteiligt sind.

3.1.2.3. Messung von Kosten und Nutzen

Nach der Aufzählung der Kosten- und Nutzenkomponenten werden diese Komponenten, soweit wie möglich, mengenmäßig quantifiziert. Änderungen im Verbrauch personeller Ressourcen können z.B. in "Schwesternstunden", "Arztstunden" oder "entgangenen Freizeitstunden" gemessen werden oder durch die Anzahl geleisteter medizinischer oder sozialer Verrichtungen (z.B. Blutdruckkontrollen, Krebstests). Falls eine Ressource von mehreren gesundheitsbezogenen Maßnahmen gleichzeitig beansprucht wird, tritt das Problem der Zurechnung des Ressourcenverbrauchs auf die einzelnen Aktivitäten auf. In diesem Fall wird das Marginalitätsprinzip empfohlen. D.h. es ist zu untersuchen, welche zusätzlichen Ressourcen dadurch, daß eine bestimmte Maßnahme durchgeführt wird, beansprucht, bzw. durch den Wegfall dieser Maßnahme freigesetzt würden (vgl. Drummond 1980: 35). Die Veränderungen an <u>produktivem</u> "Output" (zu dem auch die Hausfrauenarbeit zählt) wären daran zu messen, wovon wieviel ohne die präventionsbedingte Veränderung mehr oder auch weniger produziert worden wäre. In der Praxis sind diese mengenmäßigen Outputänderungen jedoch nicht unmittelbar in physischen Grössen meßbar. Hierfür wäre die Kenntnis der Produktionsfunktionen aller Produktionsprozesse, die die Arbeitszeit des jeweiligen Individuums als Argument beinhalten, die Voraussetzung.

Als Ersatzgröße wird, aufgrund dieses Informationsdefizits, die ausgefallene Arbeitszeit herangezogen. Wesentliche Annahmen sind in diesem Ansatz die Prämisse einer fixierten Arbeitszeit (die die Substitution bezahlter Mehrarbeit durch andere Arbeiter ausschließt) und die Voraussetzung der Vollbeschäftigung (Bründgger 1974: 16 ff.).

Die Quantifizierung <u>konsumptiver</u> Aspekte der Prävention - wie oben erwähnt, ein essentieller Bestandteil der Evaluierung von Gesundheitsmaßnahmen - läßt sich in die <u>Messung</u> von <u>Gesundheit</u> und in die <u>Messung individueller Einkommensveränderungen</u> als Aggregat und grobes Substitut für soziale Primärgüter wie Macht,

Einkommen und Reichtum und in gewissem Maß Selbstachtung (zur genaueren Argumentation vgl. Sintonen 1981: 209-212) einteilen. Zunächst zur Quantifizierung von Gesundheit.

Die Messung von präventionsbedingten Veränderungen der Gesundheit der jeweiligen Individuen oder einer Gruppe von Individuen sollte auf der Basis prospektiver, randomisierter Langzeitstudien erfolgen (vgl. Cochrane 1971). Wo dies nicht möglich ist, werden die isolierten Ergebnisse einzelner Untersuchungen - eventuell mit Hilfe mathematischer Modelle (vgl. 3.2.2.) - zusammengesetzt. Welches konkrete Maß für die Veränderung der Gesundheit herangezogen wird, beinhaltet wiederum ein implizites Werturteil. Die zentrale Frage lautet: Was soll wie gemessen werden? Das Interesse des Ökonomen richtet sich auf die Operationalisierung des Begriffs Gesundheit, deren Veränderung das betroffene Individuum oder die Personen seiner näheren Umgebung beurteilen. Hieraus ergibt sich die Forderung, den Ökonomen neben dem Statistiker bereits in die Planungsphase von Studien zur technischen Evaluierung von Präventivmaßnahmen miteinzubeziehen (vgl. Abb. 2). Festzuhalten ist also: Obwohl die technische Bewertung weitgehend unabhängig von der ökonomischen Bewertung durchgeführt wird, ist bei der Festlegung der zu beobachtenden Merkmale den Anforderungen des Ökonomen in Abstimmung mit den Anforderungen der am Entscheidungsprozeß Beteiligten Rechnung zu tragen.

Ein "klassischer" medizinischer Indikator für den Gesundheitszustand einer Bevölkerung ist die Sterblichkeit. Als Maßzahlen dienen hier die rohe Mortalitätsrate, die altersbereinigte Mortalitätsrate, alters- und krankheitsspezifische Mortalitätsraten (die auch die Kinder- und Säuglingssterblichkeit umfassen) und die Lebenserwartung (allg. z.B. Pflanz 1973, Elandt-Johnson und Johnson 1980, Geißler 1980). Altersspezifische Mortalitätsraten z.B. geben Aufschluß über die Mortalitätsentwicklungen in den einzelnen Altersgruppen. Sie spiegeln jedoch die Entwicklung der Gesamtmortalität nur ungenügend wider: Z.B. kann ein Anstieg der Mortalitätsrate in einer Altersgruppe durch ein

Fallen dieser Rate in einer anderen Altersgruppe kompensiert werden.

Zwei andere seit langem verwendete medizinische Indikatoren sind die Prävalenz und die Inzidenz von Krankheiten (vgl. Abschnitt 2.1.).

Ein weiteres Maß für die Wirksamkeit einer Behandlung im weitesten Sinn (also auch von Präventivmaßnahmen) ist die Komplikationsrate (allg. z.B. Mattig 1976). Sie erfaßt die Zahl der einer Behandlung folgenden (im konkreten Fall näher zu spezifizierenden) Komplikationen innerhalb eines jeweils festzulegenden Zeitraums. Stehen für ein Gesundheitsproblem zwei Behandlungsarten zur Verfügung, so kann der Vergleich der jeweiligen Komplikationsraten als Anhaltspunkt für die technische Effizienz der Behandlungen herangezogen werden. Im Fall der Bluthochdruckprävention besteht eine "Behandlungsmöglichkeit" darin, nichts zu tun. Vergleicht man nun die bluthochdruckbedingten Herz-Kreislauf-Komplikationen (z.B. Schlaganfall), die auch nach einer konkreten Präventionsmaßnahme noch folgen können, mit denen, die ohne diese Maßnahme zu erwarten gewesen wären, so erhält man einen Indikator für die technische Effizienz dieser Präventionsmaßnahme.

All diese medizinischen Indikatoren sind auch aus der Sicht des Ökonomen von Bedeutung, denn sie betreffen die Kosten und den Nutzen von Präventionsmaßnahmen (und unterlassenen Präventionsmaßnahmen) in bezug auf die Dimension Gesundheit. Je nach Art der Fragestellung und des zu untersuchenden Gesundheitsproblems reichen diese Parameter aus oder erweisen sich als ungenügend.

Ein fiktives Beispiel möge dies verdeutlichen:
Angenommen, es gäbe ein wirksames Prophylaktikum gegen Erkrankungen des rheumatischen Formenkreises (allg. z.B. WIdO 1981b), so könnte der vorbeugend "behandelten" Bevölkerung ein großes Maß an Leid erspart bleiben. Beschränkt man sich nun generell auf Mortalitätsindikatoren, so würde sich der Erfolg mit Hilfe dieses Maßes nicht erfassen lassen, da rheumatische

Erkrankungen nur unwesentlich zur Sterblichkeit beitragen.

Angenommen, dieses hypothetische Prophylaktikum würde die Verbreitung der rheumatischen Erkrankungen erheblich senken, jedoch (aus welchen Gründen auch immer) zu Depressionen führen. Nimmt man nun die Rheumaprävalenz als Indikator für die Gesundheitsverbesserung, so wird die Präventionsmaßnahme als medizinisch erfolgreich zu bezeichnen sein. Die medizinische Beurteilung wird jedoch schwieriger, falls man die hypothetische Begleiterscheinung der Präventionsmaßnahme berücksichtigt.

Als Problem läßt sich zusammenfassen:
Erstens ist eine "Behandlung" möglicherweise einer anderen nicht bzgl. aller als relevant angesehenen klassischen Indikatoren überlegen. Zweitens ist die Art des Lebens, die ein "Patient" nach Durchführung einer Präventivmaßnahme führt, nach Abstimmung mit den Normen und Wertvorstellungen der Evaluatoren für die medizinische Bewertung von Bedeutung. Drittens schließlich sind die gesundheitsverändernden Konsequenzen von Präventivmaßnahmen, die <u>unterschiedliche</u> Gesundheitsprobleme betreffen, auf einen <u>gemeinsamen Nenner</u> zu bringen.

Aus solchen oder ähnlichen Überlegungen heraus (vgl. Wilson 1981) entstand die Forderung, Gesundheitsindikatoren zu entwickeln, die zum einen sensibler auf Gesundheitsveränderungen reagieren, zum anderen verschiedenen "Dimensionen" von Gesundheit Rechnung tragen und schließlich krankheitsübergreifend angewandt werden können. Die speziell aufgrund dieser Forderung entwickelten Gesundheitsindikatoren werden in der Literatur üblicherweise als Gesundheitsindices bezeichnet (allg. z.B. van Eimeren 1978, Kriedel 1980, Culyer 1976).

Einen vergleichenden Überblick über die Vielzahl dieser Gesundheitsindices, die seit Anfang der 60er Jahre interdisziplinär erarbeitet wurden, geben z.B. Chen und Bush (1979) und Torrance (1976c). Exemplarisch seien hier die folgenden Arbeiten aufgeführt: Torrance et al. 1972; Torrance 1976a, b, c, d; Torrance et al. 1982, Sacket und Torrance 1978; Miller 1970;

Fanshel und Bush 1970; Bush et al. 1971, 1972; Whitmore 1973, 1976; Martini und McDowell 1976; Kaplan et al. 1976; Chiang 1976; Chambers et al. 1976; Berg et al. 1976; Brüngger 1974.

Ein Beispiel eines über die klassischen Indikatoren hinausgehenden Gesundheitsmaßes ist die "qualitätsbereinigte Lebenserwartung" (z.B. Brüngger 1974). Sie ergibt sich im wesentlichen folgendermaßen: Jedes noch zu erwartende Lebensjahr wird separat jeweils mit einem bzgl. Gesundheitsänderungen sensiblen Qualitätsfaktor, der Werte zwischen 0 und 1 annimmt, gewichtet. Diese gewichteten Lebensjahre werden dann aufsummiert. Eine detaillierte, mehr technische Diskussion dieses speziellen Gesundheitsindikators findet sich z.B. bei Sintonen (1980) und Brüngger (1974).

Rosser und Watts (1978) vergleichen, basierend auf den Ergebnissen einer empirischen Studie, Lebenserwartung und qualitätsbereinigte Lebenserwartung auf Landesebene. Sie resümieren, die Aufnahme der Morbidität in den Gesundheitsindikator über den Vorgang der Qualitätsbereinigung würde die Aussagekraft des Indikators nur geringfügig verändern. Konkreter: Die Eliminierung der gesamten Morbidität hätte den gleichen Effekt, wie die Steigerung der Lebenserwartung um ein Jahr, bezogen auf die Zielfunktion"qualitätsbereinigte Lebensjahre" (a.a.O.: 539).

Bemerkenswert ist, daß diese Gedanken zur Weiterentwicklung und Ergänzung der klassischen Indikatoren schon früh im Bereich der Prävention Eingang und Anwendung fanden. Breslow (1972), einer der führenden U.S.-amerikanischen Protagonisten einer umfassenden, gemeindeorientierten Prävention, operationalisierte den Gesundheitsbegriff der WHO entlang der Dimensionen physischer, psychischer und sozialer Gesundheit. Er benutzt dieses dreidimensionale Morbiditätsmaß zur Quantifizierung präventionsbedingter Gesundheitsverbesserungen in einem abgegrenzten geographischen Gebiet (Alameda County, Kalifornien).

Neben präventionsbedingten Veränderungen an Gesundheit können zusätzlich und nicht substitutiv die Veränderungen am individuellen Bestand an weiteren sozialen Primärgütern, die durch die Präventionsmaßnahmen bedingt sind, berücksichtigt werden. Sintonen (1981: 216 ff.) zieht hierfür als groben Indikator das individuelle Einkommen heran. Dieses individuelle Einkommen ermittelt Sintonen, indem das Familieneinkommen gleichmäßig auf alle Familienmitglieder verteilt wird. Auch Kindern wird also gemäß diesem Vorschlag ein fiktives Einkommen zugerechnet. Einkommen ergibt sich in der von Sintonen verwendeten Definition als "Geld oder Güterstrom zu einem Individuum oder einer Gruppe von Individuen" (a.a.O.). Sintonen (a.a.O.) zählt zu diesem "Realeinkommen" erstens das monetäre, auch Transferzahlungen umfassende Einkommen. Zweitens nimmt er Güter und Dienstleistungen, die im sozialen Bereich zur Verfügung stehen (z.B. Kindergartenplätze) hinzu.

3.1.2.4. Bewertung von Kosten und Nutzen

Werturteile fließen implizit in alle Phasen eines Entscheidungsprozesses ein. Dies beginnt bei der erstmaligen Festlegung der Fragestellungen und setzt sich fort bei der Auswahl der für eine Fragestellung zur Diskussion zu stellenden Alternativen, bei der Art der zu berücksichtigenden Kosten und des resultierenden Nutzens und bei der Art, wie diese Größen zu erfassen und darzustellen sind, z.B. "nur" qualitativ oder auch quantitativ. Werturteile sind insbesondere dann beteiligt, wenn Kosten- oder Nutzenkomponenten untereinander abzuwägen sind. Von Bedeutung ist hier, wessen Werturteile Berücksichtigung finden. Der vorstehende Abschnitt befaßt sich mit einigen Aspekten der Bewertung von Kosten und Nutzen von Gesundheitsprogrammen, besonders im Hinblick auf die Gegenüberstellung dieser Größen.

Folgt man Drummond (1980: 36 ff.), so sieht der herkömmliche ökonomische Ansatz die Gemeinde ausschließlich als eine Menge von Individuen. Die relevanten Bewertungen sind von den Individuen abzugeben, auf deren Wohlfahrt sich die Gesundheitsprogramme auswirken. Die Bewertungen dieser Individuen spiegeln sich in dem wider, was sie dafür zu zahlen bereit sind, um in den Genuß von individuellen Vorteilen zu kommen oder um individuelle Kosten zu vermeiden. Diesem Ansatz liegen Werturteile zugrunde. Zunächst wird angenommen, daß die Betroffenen selber am besten beurteilen können, was für sie "gut" ist. Zweitens wird der Status quo der Einkommens- oder Wohlfahrtsverteilung akzeptiert. Dies ist insofern von Bedeutung, als die Zahlungsbereitschaft von der Zahlungsfähigkeit abhängt. Problematisch ist es, gute Schätzungen für die Zahlungsbereitschaft zu erhalten, insbesondere für die Verbesserung des Gesundheitszustands. Zwei Gruppen von Bewertungsarten sind üblich:

- solche, die sich auf einen Markt stützen und
- solche, die auf andere Art und Weise die Präferenzen der Betroffenen zu erfassen trachten.

Zunächst zur ersten Gruppe:
Falls für die Güter des Gesundheitssystems ein <u>Markt</u> existierte, wären Daten über die Zahlungsbereitschaft verfügbar. Sie könnten z.B. als Basis für die Bewertung der durch Präventivmaßnahmen erzielten Erfolge dienen. Selbst wenn sich ein einheitlicher hypothetischer Marktpreis für ein Gut auf dem Gesundheitsmarkt durchsetzte, würde dieser Preis für einige Konsumenten unterhalb ihrer wahren Zahlungsbereitschaft liegen.
Betrachtet man den <u>Ressourcenverbrauch</u>, so existieren für diesen Kostenanteil zum großen Teil Märkte und sehr häufig werden zur Bewertung dieser Kosten Marktpreise herangezogen. Der Wert einer "Schwesternstunde" wird üblicherweise mit dem Stundenlohn (inklusive der anfallenden Nebenkosten) angesetzt, der Wert von Arzneimitteln mit dem zu zahlenden Preis.

Die Verwendung von Marktpreisen setzt die vollkommene Voraussicht des Konsumenten über die Konsequenzen seines Handelns voraus; ferner die Abwesenheit monopolistischer Elemente und Preise, die nicht durch Steuern und Subventionen verfälscht sind, und schließlich die "Abwesenheit außermarktlicher Interdependenzen" (Gäfgen 1974: 458), die z.B. im Falle von Impfungen gegen übertragbare Krankheiten auftreten. Des weiteren wird i.a. vorausgesetzt, daß diese Preise von den zu bewertenden Gesundheitsprogrammen unbeeinflußt bleiben (vgl. Brüngger 1974: 24).

Neben "reinen" Marktpreisen finden "berichtigte" Marktpreise Verwendung. Sie sind evtl. dann angebracht, wenn der Preis stark durch nicht marktgesteuerte Komponenten beeinflußt ist, z.B. durch den Steueranteil bei Treibstoffpreisen (vgl. Drummond 1980: 38).

Für viele Kosten und Nutzenkomponenten existieren keine Preise. In diesem Fall werden teilweise an Marktpreisen orientierte Bewertungen verwendet. Für die entgangene Freizeit gibt es z.B. Versuche, diese durch Vergleich mit "erkauften" Zeitersparungen (z.B. aufgrund der Wahl teuerer, aber schnellerer Verkehrsmittel) in monetären Einheiten zu bewerten (vgl. Drummond 1980: 39). Der Analytiker kann sich nur solange an Marktpreisen orientieren, wie für die in Frage stehenden Güter Marktpreise oder Referenzsituationen, die Marktpreise benutzen, existieren, aus denen sich Bewertungen ableiten lassen. Insbesondere <u>Gesundheitsgüter</u> sind jedoch nicht marktfähig, und zwar vor allem aus drei Gründen: Erstens kennt der einzelne seine "effektive" Nachfrage nach Gesundheitsleistungen (z.B. ärztlichem Rat, Operationen, Medikamente) nicht. Zweitens kann er die Qualität der angebotenen Produkte nicht beurteilen. Die Konsumentensouveränität des Patienten ist also eingeschränkt. Drittens legt in der Praxis der Anbieter die Nachfrage fest (Kriedel 1980: 6). Neben den eben genannten Gründen, die <u>alle</u> Gesundheitsleistungen betreffen, führen vor allem einige <u>spezielle</u> Gesundheitsleistungen zu Marktversagen, z.B. der Impfschutz, die Parasitenausrottung, allgemeine Hygienemaßnahmen sowie die Forschung. Ursache hierfür sind positive Externalitäten (Kriedel 1980: 7-8).

Im folgenden werden Bewertungsansätze, die sich nicht auf einen Markt stützen, vorgestellt. Drei Gruppen von Personen, deren explizites Werturteil Verwendung findet, zeichnen sich sich ab: die Betroffenen, die Entscheidungsträger und die Experten verschiedener Fachrichtungen (vgl. Drummond 1980: 40 ff.):

Der Ansatz, die Betroffenen nach der monetären Bewertung, insbesondere von Verbesserungen ihrer Gesundheit, in einem hypothetischen Krankheitsfall zu befragen, geht im Gesundheitsbereich auf Schelling (1968) zurück. Er ist als "Willigness to Pay"-Konzept bekannt. Methodische Probleme ergeben sich gerade durch den hypothetischen Charakter der Fragestellung. Als Beispiel für eine der wenigen praktischen Anwendungen dieses Ansatzes sei auf die Studien von Acton (1973, 1975) und Kriedel (1980) verwiesen (vgl. a. Abschnitt 3.1.2.5.).

Die Ansichten der Entscheidungsträger sind - so läßt sich argumentieren - eine weitere legitime Quelle von Werturteilen, falls sich die Präferenzen der Klienten nicht ermitteln lassen, insbesondere, wenn diese Entscheidungsträger den Betroffenen politisch verantwortlich sind. Man kann auch so argumentieren: Entscheidungsträger können besser als die Betroffenen beurteilen, was für deren Wohlergehen von Vorteil ist, da sie evtl. über komplexe Zusammenhänge besser unterrichtet sind.
Die Bewertungen der Entscheidungsträger lassen sich entweder unmittelbar aus ihren Aussagen oder mittelbar aus ihren Handlungen entnehmen, z.B. daraus, welche Mittel zur Beseitigung einer unfallträchtigen Stelle aufgewandt werden. Problematisch ist diese implizite Ableitung von Werten deshalb, weil diese oft einer spontanen Entscheidung, nicht jedoch einer gründlichen Reflexion entspringen.

Als dritte Quelle von Werturteilen erscheint die Gruppe der Experten. Der Literatur entsprechend sind dies vor allem Ärzte, Ökonomen und Richter. Als Gründe für die Benutzung dieser Quelle werden aufgeführt: Gelegentlich liegen Situationen vor, in denen der Patient sich über das, was seinem Wohlergehen am meisten nützt, im Unklaren ist. Ferner wird argumentiert, daß manche so generierten Werte unabhängiger von der vorherrschenden Einkommensverteilung sind. Und schließlich spielen auch praktische Überlegungen eine Rolle. Werturteile von Experten sind z.B. teilweise durch das Studium der einschlägigen Literatur erschließbar (vgl. Drummond 1980: 40-41).

Drummond (1980: 41) weist auf folgendes hin: Immer wieder wird in die Diskussion eingebracht es gebe "einfach Auswirkungen von Gesundheitsprogrammen, die sich einer Bewertung entziehen". Solche Auswirkungen sind insbesondere die Lebensverlängerung oder die Beseitigung von Leid und Behinderung. Als Folge würde dies eine Handlungsunfähigkeit der Gemeinde (im weitesten Sinn) oder einzelner Individuen bezüglich der Aufteilung der Ressourcen auf die in Frage stehenden Aktivitäten nach sich ziehen. Da die Verantwortlichen die entsprechenden Entscheidungen jedoch treffen, sind diese Auswirkungen - allerdings implizit - in der Tat bewertet worden. Williams (1981: 279) schreibt hierzu: "The question at issue is whether any of the resource costs should influence priorities in the health sector. If it is held that they should not, then it will be impossible to guarantee the maximization of health benefits for any given level of resource use. If it is held that they should, then all elements of resource use will exercise an influence..." In diesem Zusammenhang resümiert Drummond (1980: 42), eigentlicher Kern der Diskussion sei nicht die Frage, ob diese Auswirkungen bewertet werden sollten oder nicht. Das Problem sei vielmehr die Quelle der Bewertungen und ob diese Bewertungen explizit gemacht werden sollten oder nicht.

Angenommen, alle Leben wären gleich bewertet, die durch Gesundheitsprogramme im weitesten Sinn (also auch durch Unfallverhütung) gerettet werden. Dann wäre es effizient, die Ressourcen so zu verteilen, daß die Grenzkosten für die Rettung eines zusätzlichen Lebens für jedes Gesundheitsprogramm gleich wären. In einer Situation in der dies nicht der Fall ist, können die Gesamtressourcen in einer geänderten Allokation insgesamt mehr Leben retten. Unterschiedliche Bewertungen ergeben sich in praxi jedoch z.B. aus der unterschiedlichen Wahrnehmung der Lebensbedrohung und der zu erwartenden Lebensqualität (vgl. z.B. Mooney 1977, und die obige Diskussion zu den Gesundheitsindikatoren). In diesem Fall wird die unter der Gleichbewertungsprämisse mögliche Reallokation der Ressourcen zur Rettung weiterer Leben jedoch vermutlich auch nicht angestrebt.

3.1.2.5. Zusammenführung der einzelnen Kosten- und Nutzenkomponenten

Zwei grundsätzlich verschiedene Perspektiven sind bei einer synoptischen Darstellung von Kosten und Nutzen üblich. Die eine sieht die Dichotomie "Kosten" als "schlechte" Veränderungen und "Nutzen" als "gute" Veränderungen im Brennpunkt des Interesses. Die andere jedoch konzentriert sich auf die Dichotomie Veränderungen an Ressourcen ("gute" und "schlechte") und Veränderungen an Gesundheit (ebenfalls "gute" und "schlechte") (vgl. Williams 1981: 272-273). Ehe auf einzelne konkrete in der Literatur verwendete Ansätze eingegangen wird, seien kurz die beiden Perspektiven gemeinsamen Probleme betrachtet, wie sie notwendigerweise bei der Aggregation dieser Größen entstehen: zum einen das Problem der interpersonellen Kosten- und Nutzenvergleiche und zum andern die Einbeziehung des Faktors Zeit.

In welchen Einheiten die Kosten- und Nutzenkomponenten auch gemessen werden, es stellt sich, falls mehr als eine Person von einer Aktion im Gesundheitsbereich betroffen ist, die Frage, in welcher Weise die für die Individuen ermittelten

Kosten- und Nutzenkomponenten über die einzelnen Individuen hinweg zu <u>aggregieren</u> sind. Zur Veranschaulichung diene die Dimension "Einkommen". Sie erfaßt einen Teil der Auswirkungen von Präventivmaßnahmen. Es wird nun angenommen, diese Maßnahmen hätten identische individuelle Einkommensdifferenzen zur Folge. Dann besitzen diese Einkommensunterschiede für einen Armen und einen Wohlhabenden eine unterschiedliche Bedeutung. Als zweites Beispiel sei eine Frage angeführt, die Auswirkungen von Präventivmaßnahmen auf die Dimension "Gesundheit" betrifft: Ist einem in Armut Lebenden und dessen näherem Bekanntenkreis ein in vollkommener Gesundheit verbrachtes zusätzliches Lebensjahr genausoviel wert wie einem Wohlhabenden und dessen persönlicher Umgebung?

Gäfgen (1974: 414) schlägt als formalen theoretischen Rahmen ein zweistufiges Verfahren vor:

Schritt 1: Jedes der n dem Kollektiv angehörenden Individuen stellt sein Urteil über jede der m Alternativen A_i durch einen evtl. ordinalen Individualnutzenindex N_{ij} dar (möglicherweise als Nutzenunterschied bezüglich einer Referenzalternative).

Schritt 2: Zusammenfassung der durch Schritt 1 festgelegten N_{ij} zu einem Sozialnutzenindex

$$S\,(N_{i1},\ldots,N_{in});\; i = 1,\ldots,m.$$

Falls die individuellen Nutzenfunktionen z.B. kardinal meßbar und interpersonal additiv verknüpfbar angenommen werden, ergibt sich

$$S(N_{i1},\ldots,N_{in}) = \sum_{j=1}^{n} N_{ij}$$

Die obige allgemeine Formulierung läßt zu, daß ein Individuum Kosten- und Nutzenkomponenten, die <u>andere</u> Individuen des Kollektivs betreffen, beurteilt. Dies gilt also auch für die Beurteilung von Verteilungskonsequenzen (vgl. allg. a. Möller 1981).

Beurteilt man Kosten- und Nutzenaspekte von Präventionsmaßnahmen zusammen, dann ist auch der Einflußfaktor Zeit zu berücksichtigen. Mindestens drei Komponenten sind zu bedenken: Planungshorizont, Diskontierung und Ungewißheit. Das grundsätzliche Problem besteht darin, daß sich Präventionsprogramme über einen größeren Zeitraum auswirken. Während dieses Zeitverlaufs ändert sich die Umgebung, die Rahmenbedingungen und evtl. das Wertsystem desjenigen, der über die Durchführung dieser Aktionen zu entscheiden hat (vgl. Gäfgen 1974: 297).

Eine typische Frage ist beispielsweise, ob nur die Belange derjenigen zu berücksichtigen sind, die zu dem Zeitpunkt leben, an dem eine Entscheidung über eine Maßnahme getroffen wird, oder auch die der noch Ungeborenen und - falls die Frage bejaht wird - bis zu welchem Zeitpunkt in der Zukunft (vgl. Sintonen 1981: 242).

Die Festlegung eines Zeithorizonts enthält ein Werturteil; er ist im Diskussionsprozeß mit den Entscheidungsträgern zu bestimmen. Ist der Zeithorizont fixiert, kann eine Entscheidung auf verschiedene Weisen dynamisiert werden. Dies gilt insbesondere dann, wenn das gesamte Zeitintervall in Perioden eingeteilt wird (z.B. Gäfgen 1974: 300 ff.).

Zunächst gibt es die Möglichkeit, einen zeitpunkt- bzw. periodenspezifischen Wertmaßstab an die Alternativen anzulegen und einen "absoluten" Periodennutzen zu ermitteln. Ferner ist es möglich, die Daten bezüglich des Beginns des Planungszeitraums durch einen Diskontfaktor zu bewerten. Er gibt an, um wieviel der "Wert des absoluten Periodennutzens... zum Planungszeitpunkt 0 anders wahrgenommen wird, als wenn das Subjekt bereits am Beginn der betreffenden Periode... stände" (Gäfgen 1974: 318). Bei der Festlegung eines Diskontfaktors im Gesundheitsbereich sind die Einflußfaktoren reine Zeitpräferenz, soziale Opportunitätskosten und Ungewißheit beteiligt. Zur reinen Zeitpräferenz schreibt der Moralphilosoph Rawls (1975: 327-329): "Bei Einzelmenschen gehört das Fehlen einer reinen Zeitpräferenz zum Vernünftigsein. Nach Sidgwick gehört zur Vernunft eine gleichmäßige Beachtung aller Teile unseres Lebens. Bloße verschiedene Stellung in der Zeit, bloßes Früher- oder Spätersein ist an sich kein vernünftiger Grund für stärkere oder schwächere Beachtung. Freilich kann einem gegenwärtigen oder nahe bevorstehenden Vorteil wegen seiner größeren Sicherheit oder Wahrscheinlichkeit mehr Gewicht gegeben werden und man muß berücksichtigen, wie sich unsere Verhältnisse und unsere Fähigkeiten zu bestimmten Genüssen ändern könnten. Doch nichts rechtfertigt die Bevorzugung eines geringeren gegenwärtigen Gutes gegenüber einem größeren zukünftigen Gut bloß wegen seiner größeren zeitlichen Nähe ... Wie bei der vernünftigen Vorsorge ist die Verwerfung der reinen Zeitpräferenz nicht damit unverträglich, daß Ungewißheit und Änderung der Verhältnisse in Betracht gezogen werden; sie schließt auch einen Zinssatz... zur Steuerung knapper Investitionsmittel nicht aus. Die Einschränkung besteht vielmehr darin, daß die ersten Gerechtigkeitsgrundsätze die Generationen nicht allein wegen ihrer früheren oder späteren Existenz verschieden behandeln dürfen... Im Falle des Einzelmenschen ist die reine Zeitpräferenz unvernünftig: Sie bedeutet, daß nicht alle Zeitpunkte gleichermaßen als zu einem Leben gehörig gesehen werden. Im Falle der Gesellschaft ist die reine Zeitpräferenz ungerecht: Sie bedeutet (in dem gewöhnlicheren Fall), daß die Zukunft diskontiert wird), daß die jetzt Lebenden aus ihrer Stellung in der Zeit einen Vorteil ziehen".

Hier ist anzunehmen, daß gerade im Gesundheitsbereich "Ungewißheit und Änderung der Verhältnisse", in Bezug auf das Gut Gesundheit, besonders zu beachten sind. Sintonen (1981: 250) weist in diesem Zusammenhang auf folgendes hin: Gewichtet man zukünftige Gesundheitszustände und Einkommensveränderungen mit den individuellen Überlebenswahrscheinlichkeiten, dann läßt sich dies als eine Art Diskontierung interpretieren.

Die soziale Diskontrate wird darüber hinaus vor allem von den sozialen Opportunitätskosten beeinflußt. Diese entstehen, falls in ein Gesundheitsprogramm investiert wird. Die hierzu benötigten Mittel werden dem privaten Konsum und privaten Investitionen entzogen und senken die hieraus resultierende Wohlfahrt. Die soziale Diskontrate sollte sowohl diese Opportunitätskosten als auch evtl. die Ungewißheit berücksichtigen, die bei der Durchführung des Gesundheitsprogramms besteht (vgl. Baumol 1968, Recktenwald 1971, Sintonen 1981).

Weitere Möglichkeiten, Ungewißheit bei Entscheidungen zu berücksichtigen, diskutiert Gäfgen (1974: 325-413).

Nach dieser einführenden Erörterung der für die Zusammenführung von Kosten- und Nutzenkomponenten relevanten Probleme der interpersonellen (Kosten- und) Nutzenvergleiche und der Erörterung des Faktors "Zeit" werden vier Grundtypen der zur Zeit im Gesundheitswesen international diskutierten Evaluierungsinstrumente überblicksmäßig vorgestellt:

- die "Kosten-Nutzen-Analyse" (cost-benefit analysis),
- die "Kosten-Effektivitäts-Analyse"(cost-effectiveness analysis),
- die "Cost-Utility Analysis",
- der Ansatz von Sintonen.

Zur Kosten-Nutzen-Analyse

In allen ökonomischen Bewertungsansätzen wird versucht, Kosten und Nutzen öffentlicher Projekte zu erfassen und in von Ansatz zu Ansatz verschiedener Weise in die dem Entscheidungsprozeß vorangehende Diskussion einbringen. Die unter dem Begriff "Kosten-Nutzen-Analyse " (z.B. Prest und Turvey 1965, Recktenwald 1970, 1971) bekannte Vorgehensweise ist ein solch spezieller Ansatz. Eines ihrer wesentlichsten Kennzeichen ist die Monetarisierung von Kosten und Nutzen. Für den Bereich der Prävention wird als Nutzen N (benefit) eines Gesundheitsprogramms z.B.

$$N = (\Delta D + \Delta P_L + \Delta P_M)$$

angesetzt (Kristein 1977: 253 ff.). Dabei symbolisiert

ΔD (der "direkte" Nutzen) die Reduzierung der dem Kollektiv entstehenden medizinischen Kosten, die auf eine Reduzierung der Inzidenz der betrachteten Krankheit zurückgeht;

ΔP_L den aufgrund einer erhöhten Lebenserwartung zu erwartenden kollektiven Produktionszuwachs;

ΔP_M den auf eine Verringerung der Morbidität zurückzuführenden erwarteten kollektiven Produktionszuwachs.

ΔP_l und ΔP_M sind hier die Komponenten des "indirekten" Nutzens. Diese Art den indirekten Nutzen anzusetzen ist als "human capital approach" bekannt. Er findet insbesondere bei der statistischen Erfassung und Projektion von Krankheitskosten Verwendung (z.B. zentral bei Cooper und Rice 1976, sowie bei Mushkin 1978 und eher am Rand bei Szameitat und Wuchter 1970) und konzentriert sich auf eine summarische Betrachtung der für das betrachtete Kollektiv zu erwartenden Einkommensveränderungen. Die Prämisse der interpersonellen Nutzengleichheit der Einkommensänderungen beseitigt hierbei das Aggregationsproblem (Nutzen hier im Sinne von "utility"); folglich ist es auch nicht von Bedeutung, ob sich der Wert des zusätzlichen Outputs in der Zunahme von Lohneinkommen, oder in der Erhöhung der Gewinne zeigt (vgl. Brüngger 1974: 16). Als ein Haupteinwand gegen diese Art, indirekte Nutzenveränderungen zu quantifizieren, kann vorgebracht werden: Die Bereitschaft einer Gemeinschaft, für die Durchführung eines gesundheitsfördernden Projekts einen gewissen Betrag zu zahlen, wird nur unbefriedigend und verschwommen reflektiert (vgl. Acton 1973: 65, Mushkin und Dunlop 1979: 5-6). Ein Programm zur Förderung der Gesundheit von Kindern oder Rentnern, das keine Reduzierung der medizinischen Kosten bringt, würde gemäß dem "Human-Capital"-Ansatz einen Nutzen N von Null erbringen. Implizit tendiert dieser Ansatz also dazu, Programme zur Förderung der Gesundheit produktiver Mitglieder der Gemeinschaft zu bevorzugen. Der Einwand läßt sich weiter konkretisieren: Wird verbesserte Gesundheit in ihrem Charakter sowohl als produktives Gut als auch als konsumptives Gut (vgl. 3.1.2.2.) gesehen, so erfaßt der "Human-Capital"-Ansatz nur den produktiven Aspekt. Er vernachlässigt jedoch vollständig die konsumptive Komponente und Externalitäten. Vor allem diesem Aspekt innerhalb des Rahmens einer Kosten-Nutzen-Analyse von Gesundheitsmaßnahmen ebenfalls Rechnung zu tragen, ermöglicht die Bewertung des indirekten Nutzens nach dem "Willingness to Pay" - Konzept von Schelling (1968). Die Grundidee dieses Ansatzes läßt sich an folgendem einfachen Modell der individuellen Wahlsituation demonstrieren (Acton 1973: 68-69): Zur vollständigen Charakterisierung des Modells mögen Gesundheitszustand (tot, T oder lebendig, L) und Vermögen (V) genügen. In einer gegebenen Zeitperiode hat das Individuum eine gewisse Wahrscheinlichkeit P zu sterben und kann sich eine Veränderung d dieser Wahrscheinlichkeit kaufen. Welchen Maximalbetrag x ist nun das Individuum bereit, für eine Abnahme dieser Todeswahrscheinlichkeit zu zahlen? Das Modell nimmt an, x ist der Betrag, für den das Individuum keine der beiden von Neumann-Morgenstern Lotterien (allg. z.B. Raiffa 1968) in Abb. 3 präferiert, also unentschieden (indifferent) ist.

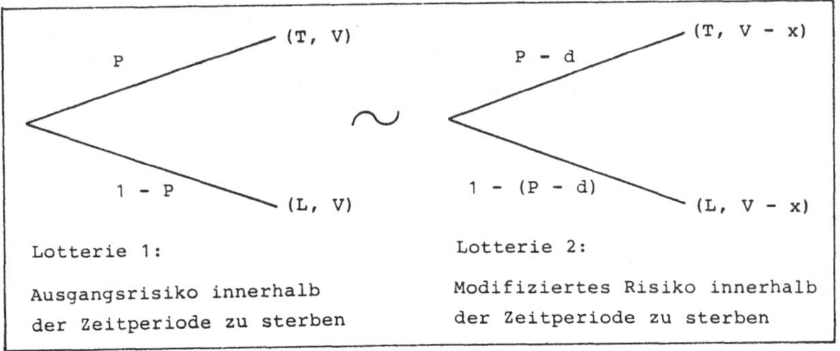

Abb. 3: Lotterien, die die Bereitschaft veranschaulichen, den Betrag x zu zahlen, um die Todeswahrscheinlichkeit um den Betrag d zu verringern.
Quelle: Acton (1973: 68)

Allgemein beeinflussen die Größen P, d, V und die Zahl der dem jeweiligen Individuum gegenüber Unterhaltsberechtigten den Betrag x. Externalitäten können in der Form berücksichtigt werden, daß die Bereitschaft anderer, für die Risikoreduktion bekannter oder anonymer Individuen zu zahlen, zusätzlich zu deren eigener Zahlungsbereitschaft eingeht (vgl. Acton 1973: 69). Ein bereits erwähnter Hauptkritikpunkt (vgl. 3.1.2.4.): Die Bereitschaft zu zahlen, hängt von der Fähigkeit zu zahlen ab (für eine ausführlichere Diskussion der Quantifizierung der indirekten Nutzen vgl. z.B. Zeckhauser 1975, Zeckhauser und Shepard 1976, Mooney 1977, Eastaugh 1982).

Den direkten und indirekten Nutzenänderungen N stehen die "direkten" Kosten (C) eines Gesundheitsprogramms gegenüber, idealerweise als soziale Opportunitätskosten verstanden (z.B. Dasgupta und Pearce 1972: 48-50).

Werden diese Kosten- und Nutzenkomponenten nach Festlegung eines Zeithorizonts T für jedes Jahr t (t = 1,...,T) innerhalb dieses Horizonts ermittelt, so lassen sich die aus der Betriebswirtschaftslehre übernommenen klassischen Effizienzkriterien der Investitionsrechnung (z.B. Wöhe 1976: 512 ff.) zur Bewertung der allokativen Effizienz des Gesundheitsprogramms verwenden.

Die <u>Kapitalwertmethode</u> zieht die Differenz zwischen den diskontierten jährlichen Nutzen N_t und Kosten K_t als Auswahlkriterium heran: Falls der Barwert

$$\sum_{t=0}^{T} \frac{N_t - C_t}{(1+i)^t} > 0 \qquad \text{(i: soziale Diskontrate),}$$

ist, gilt das Projekt als effizient. Alternative Projekte werden nach der Größe der Barwerte beurteilt. Die Berücksichtigung von Ungewißheit und Nebenbedingungen, z.B. Kapazitäts- oder

Finanzierungsrestriktionen, führt zu komplexeren Ansätzen, deren Lösungsverfahren dem Bereich des Operations Research zuzuordnen sind (z.B. Blohm und Lüder 1978: 230 ff.).

Die Annuitätenmethode befürwortet ein Programm, falls die durchschnittlichen Jahresnutzen die durchschnittlichen Jahreskosten übersteigen.

Die Verhältnismethode ordnet die Projekte nach dem Nutzen-Kosten-Verhältnis. Als effizient gelten Programme, für die der Quotient aus Nutzen- und Kostenbarwert größer als 1 ist. Alternative Projekte werden anhand dieser Quotienten beurteilt. Eine Variante ergibt sich, wenn man die Nutzenwerte durch Nettonutzenwerte ersetzt. Da durch die Division die Information über die absoluten Werte der Kosten und Nutzen verlorengeht, ist die Anwendung dieses Kriteriums erheblich eingeschränkt (Recktenwald 1971: 15).

Ein weiteres Kriterium ergibt sich aus dem Vergleich des internen Zinsfußes mit der sozialen Diskontrate i. Der interne Zinsfuß p ist definiert durch die Gleichung

$$\sum_{t=0}^{T} \frac{N_t - C_t}{(1 + p)^t} = 0$$

Falls p größer ist als i, wird ein Programm als effizient angesehen, unter der Prämisse, daß Überschüsse zu $p \cdot 100$ % angelegt werden. Analog wird dieses Kriterium zur Auswahl eines Programms aus einer Menge von Alternativen verwendet (vgl. Recktenwald 1971: 14-15, Drummond: 61). Die Definitionsgleichung kann umformuliert werden zu

$$\sum_{t=0}^{T} (N_t - C_t)\, x^t = 0, \text{ wobei}$$

$$x = (1 + p)^{-1} \text{ ist.}$$

Falls (N_o - C_o) und (N_T - C_T) verschiedene Vorzeichen besitzen und $p > -1$ ist, hat dieses Polynom mindestens eine Nullstelle (vgl. Hax und Laux 1977: 212-213). Ein Nachteil des Kriteriums ist also seine potentielle Mehrdeutigkeit. Ferner ist die Anwendung dieses Kriteriums auch dadurch eingeschränkt, daß genau wie bei der Verhältnismethode die Information über die absoluten Werte der Kosten und Nutzen verlorengeht.

Die Kosten-Nutzen-Analyse steht also zum einen als Instrument zur Beurteilung der Wirtschaftlichkeit zur Verfügung, d.h. zur Beantwortung der Frage, ob aus ökonomischer Sicht die Durchführung eines Programms empfehlenswert ist. Zum anderen kann sie zur Auswahl von Alternativen herangezogen werden. Dies wird dadurch erreicht, daß alle beteiligten Kosten- und Nutzenkomponenten durch den Bewertungsvorgang auf eine programmunabhängige Vergleichseinheit (das Geld) reduziert werden.

Einige Anmerkungen seien an das Ende der Skizzierung der Kosten-Nutzen-Analyse gestellt.

Viele Projekte ergeben für einige Individuen einen Nettonutzen und für andere einen Nettoverlust, d.h. in der Regel wird es mindestens eine Person geben, die die nach einem Kriterium der Kosten-Nutzen-Analyse ausgewählte Projektalternative ablehnt. Nach Pareto jedoch sollte ein Projekt nur dann realisiert werden, wenn alle Individuen das Projekt nicht ablehnen und es mindestens von einem Individuum bevorzugt wird. Wie läßt sich die Pareto'sche Optimalitätsregel mit der Sichtweise der Kosten-Nutzen-Analyse vereinbaren? Der berühmteste Versuch, das Problem der Uneinigkeit zuzulassen und trotzdem die Pareto'sche Sichtweise beizubehalten, ist das auf Kaldor und Hicks zurückgehende "Kompensationsprinzip" (z.B. Dasgupta und Pearce 1972). Es zieht einen Gesellschaftszustand A einem existierenden Gesellschaftszustand B unter folgender Bedingung sozial vor: Diejenigen, die aus der Veränderung zu A einen Vorteil ziehen, können die durch diese Veränderung Benachteiligten hypothetisch vollkommen entschädigen und behalten trotzdem noch einen Überschuß übrig. Auf diese Weise ist die Idee der Pareto-Optimalität anscheinend gewahrt. Wird die Kompensation nicht de facto durchgeführt, so ergeben sich zwei Probleme. Sie sind im wesentlichen auf die Umverteilung von Wohlfahrt zurückzuführen. Zum einen kann die Beurteilung der Vorteilhaftigkeit der Alternativen A und B (Status quo) nach dem Pareto-Prinzip unter Berücksichtigung des Kaldor-Hicks-Kriteriums ex ante Alternative A vorteilhaft erscheinen lassen, jedoch ex post, also nach der gedachten Veränderung, B wieder präferieren; diese Situation ist als Scitovsky'sches Paradoxon (z.B. Dasgupta und Pearce 1972: 58-60) bekannt. Zum anderen ergibt die tatsächliche Durchführung der Alternative A ohne reale Kompensation eine reale Umverteilung von Wohlfahrt. Es taucht nun die im nächsten Punkt angesprochene Frage auf, ob und wie sich diese Verteilungsaspekte in den Rahmen der Kosten-Nutzen-Analyse integrieren lassen.

Drei grundsätzliche Arten der Verteilung von Kosten und Nutzen der Alternative A auf Begünstigte und auf Benachteiligte (im Vergleich zum Status quo) sind denkbar (vgl. für das Folgende Dasgupta und Pearce 1972: 61 ff.):

- Die Begünstigten kompensieren alle den Benachteiligten entstehenden Einbußen und beteiligen die Benachteiligten auch noch an den, den Begünstigten entstehenden Nettozuwächsen, so daß die bestehende Wohlfahrtsverteilung aufrechterhalten wird.
- Die Begünstigten übernehmen zwar alle den Benachteiligten entstehenden Einbußen, behalten aber die Nettozuwächse für sich.
- Die Begünstigten kompensieren die den Benachteiligten entstehenden Einbußen nicht.

Als vorläufiges erweitertes Kriterium läßt sich nun formulieren: Diejenigen, die durch eine Maßnahme dazugewinnen, müssen die Einbußen derjenigen, die verlieren, fiktiv mindestens ausgleichen können, <u>und</u> die Neuverteilung muß sozial akzeptierbar sein. Speziell die oben beschriebene zweite Verteilungssituation läßt den Umverteilungseffekt weniger klar als die dritte erkennen - insbesondere falls die Verteilung des Status quo als akzeptierbar angesehen wird. Sie verschleiert evtl. die Notwendigkeit einer Neufestsetzung der sozialen Erwünschtheit der geänderten Verteilung.

In welcher Weise können nun Kosten-Nutzen-Analysen diesen Überlegungen Rechnung tragen?

Die einfachste Möglichkeit ist die, Verteilungsaspekte für inrelevant zu erklären, da die Größenordnung der Verschiebungen gering sei. Drei Haupteinwände werden gegen diese Sichtweise vorgebracht: Erstens sind zukünftig zu beurteilende Projektive evtl. von einer Größenordnung, die solche Verschiebungen mit sich bringt; zweitens treten evtl. kumulative Effekte verschiedener kleinerer Projekte auf; und drittens spiegeln die in die Kosten-Nutzen-Analyse eingehenden Einkommensveränderungen die existierende Einkommensverteilung wider, von der vorausgesetzt wird, sie sei sozial erwünscht (vgl. Dasgupta und Pearce 1972: 62-63).
Entscheidct man sich hingegen dafür, Verteilungsaspekte aufzunehmen, so stellt sich ein grundsätzliches Problem: Angenommen, man hätte einen Maßstab für eine sozial "optimale" Verteilung; wie ist eine gesundheitsfördernde Maßnahme zu beurteilen, die zwar einerseits effizient ist in dem Sinn, daß die Nutzen die Kosten übersteigen, die jedoch andererseits eine Verschlechterung der Verteilung mit sich bringt? Präziser: Für das zweidimensionale Beurteilungskriterium mit den Dimensionen Effizienz und Verteilung ist eine Präferenzordnung gesucht. Kann eine solche Ordnung nicht angegeben werden, so besteht ein Ausweg darin, das zweidimensionale Kriterium auf ein eindimensionales zu reduzieren. Ein verbreiteter Ansatz ist der folgende: Der für die Auswahl der m Alternativen A_i heranzuziehende Sozialnutzenindex (s.o.)

$$S\ (N_{i1},\ldots,\ N_{in}),\quad i = 1,\ldots,m,$$

der die Nettoindividualnutzen oder -verluste N_{ij} $(j = 1,\ldots,n)$ der n Individuen aggregiert, wird durch die explizite Einführung distributiver Gewichte α_j umformuliert zu

$$S' (\alpha_1 \cdot N_{i1}, \ldots, \alpha_n \cdot N_{in}), \quad i = 1, \ldots, n.$$

D.h., wird z.B. Individuum 2 als bedürftiger als Individuum 1 angesehen, so werden die Verluste von Individuum 2 schwerer bewertet als die Vorteile, die Individuum 1 entstehen, d.h. $\alpha_2 > \alpha_1$ (vgl. Dasgupta und Pearce 1972: 65). Eine Variante des Ansatzes ergibt sich, falls man statt Individuen Gruppen von Individuen betrachtet. Es werden also gruppenspezifische Bewertungsparameter verwendet.

Die unmittelbar sich anbietende Form einer solchen Wohlfahrtsfunktion ist im Falle kardinaler N_{ij} additiv (z.B. Weisbrod 1968):

$$S' (\alpha_1 \cdot N_{i1}, \ldots, \alpha_n \cdot N_{in}) = \sum_{j=1}^{n} \alpha_j \cdot N_{ij}$$

Gilt $\alpha_1 = \alpha_2 = \ldots = \alpha_n$ und werden die N_{ij} in monetären Einheiten gemessen, ist dies gerade das Nettosozialnutzenkriterium der Kosten-Nutzen-Analyse in ihrer ursprünglichen Form. Nur die relative Größe, nicht jedoch die absolute Größe der Gewichte, beeinflußt die Funktion. Sämtliche α_j können also zu 1 normiert werden (vgl. Dasgupta und Pearce 1972: 65).

Grundsätzlich legen die in 3.1.2.4. beschriebenen Quellen von Werturteilen die Gewichte fest. In diesem Zusammenhang sei exemplarisch auf einen häufig vorgeschlagenen Bewertungsansatz hingewiesen, der die Grenzsteuersätze als Gewichte benutzt. Er orientiert sich also an vergangenem Verhalten der Entscheidungsträger (z.B. Dasgupta und Pearce 1972: 67).

Als letzte Anmerkung zur Kosten-Nutzen-Analyse sei erwähnt: Die distributiven Gewichte, die die gesellschaftlich akzeptierte Bedürftigkeit einzelner Personen oder Personengruppen widerspiegeln, geben nicht den individuellen Nutzen individueller Einkommen wieder. Nimmt man M_{ij} als Symbol für die unter Alternative A_j dem Individuum i entstehende Nettoeinkommensänderung und N_{ij} als den resultierenden Nutzen, so kann

$N_{ij} = f_i(M_{ij})$ geschrieben werden. f_i sei die Nutzenfunktion des Individuums i, die hier als unabhängig von anderen individuellen Einflußgrößen angenommen wird, insbesondere als unabhängig vom Gesundheitszustand (vgl. a. Dasgupta und Pearce 1976: 68; bezüglich gesundheitsabhängiger Nutzenfunktionen vgl. die Ansätze von Sintonen 1981 und Brüngger 1974).

Zur Kosten-Effektivitäts-Analyse (Kosten-Wirksamkeits-Analyse)

Entscheidet sich der Analytiker dafür, nur die anfallenden direkten Kosten und die Gesundheitsveränderungen zu messen, und besteht keine Möglichkeit, mittels des "Willingness to Pay"-Ansatzes Preise für die Gesundheitsveränderungen zu ermitteln, bietet sich als Evaluierungsinstrument die Kosten-Effektivitäts-Analyse (Kosten-Wirksamkeits-Analyse) an (vgl. Dasgupta und Pearce 1972: 114). Sie ist in ihrer Aussagemöglichkeit gegenüber der Kosten-Nutzen-Analyse in zweifacher Hinsicht eingeschränkt: Zum einen kann sie i.a. keinen Hinweis geben, ob ein Projekt durchgeführt werden sollte, verglichen mit der Alternative nichts zu tun; zum anderen kann sie nur Projekte mit gleicher Outputdimension vergleichen.
Der Ausdruck "Kosten-Effektivitäts-Analyse" ist wie der Ausdruck "Kosten-Nutzen-Analyse" ein Oberbegriff. Genau wie die Kosten-Nutzen-Analyse ist auch die Kosten-Effektivitäts-Analyse ein allgemeines Konzept für die ökonomische Bewertung und legt kein einzelnes Verfahren konkret fest. Eine Standardisierung der Terminologie im Hinblick auf eine sorgfältige Klassifikation einzelner Techniken steht bislang noch aus (vgl. Torrance et al. 1981: 475-476). Die einzelnen Varianten der Kosten-Effektivitäts-Analyse ergeben sich vor allem im Hinblick auf die unterschiedliche Ermittlung der Kosten, die Festlegung der Outputdimensionen und die Entscheidungsregeln. Gemeinsames Kennzeichen aller Varianten der Kosten-Effektivitäts-Analyse ist die Erfassung der Auswirkung eines öffentlichen Projekts (insbesondere eines Gesundheitsprojekts) entlang zweier Dimensionen:

- der Dimension Kosten, gemessen in monetären Einheiten. Alle von dem in Frage stehenden Programm verbrauchten Ressourcen an Personal, Material, Behandlungsräumen etc. werden monetär bewertet und aufsummiert;
- der Dimension "Outcome" gemessen z.B. in gefundenen Fällen, verringerter Prävalenz, geretteten Leben, hinzugewonnenen Lebensjahren (Torrance 1972: 6) oder einer der in 3.1.2.3. diskutierten Gesundheitsindices (vgl. a. Torrance 1972: 13 ff., Torrance et al. 1972: 119).

Die anzusetzenden Kosten (C) eines Gesundheitsprogramms lassen sich z.B. wie folgt auffächern (vgl. Weinstein und Stason 1977: 718)

$$C = C_D + C_{NW} - C_{Morb} + C_{LE}$$

Die erste Komponente (C_D) enthält alle direkten Kosten, die unmittelbar für einen Krankenhausaufenthalt, für ambulant erbrachte Leistungen von Ärzten, medizinischem Hilfspersonal und nichtmedizinischem Personal (z.B. Sozialarbeitern), für Heil- und Hilfsmittel usw. aufgebracht werden. Die zweite Komponente (C_{NW}) umfaßt Kosten für behandlungsbedürftige Nebenwirkungen des Gesundheitsprogramms. Die dritte Komponente (C_{Morb}) bezeichnet die Einsparungen an Heil-, Rehabilitations- und Pflegekosten, die auf die programmbedingte Vermeidung oder Linderung von Krankheiten zurückgehen. Die letzte Komponente (C_{LE}) erfaßt diejenigen direkten Kosten, die nicht aufgetreten wären, hätte der Patient nicht als Ergebnis des Gesundheitsprogramms länger gelebt. Ein Patient, der durch eine Blutdruckbehandlung vor einem tödlichen Schlaganfall bewahrt wurde und in den hinzugewonnenen Lebensjahren eine Krebstherapie benötigt, verursacht beispielsweise Kosten der letzten Kategorie.
Zu beachten ist: Die obige Definition von Nettokosten (C) enthält keine Kostenkomponenten, die Produktionsverluste aufgrund von krankheitsbedingtem Arbeitsausfall quantifizieren. Trotzdem hat natürlich dieser Ausfall für den einzelnen und die Gesellschaft ebenfalls finanzielle Konsequenzen. Die Kosten-Effektivitätsanalyse faßt hingegen alle Komponenten des gesundheitlichen Nutzens - auch solche, die sich in ver-

minderter Morbidität und erhöhter Leistungsfähigkeit niederschlagen - zum Outputkriterium Nettoeffektivität der Gesundheitsverbesserung zusammen. Die Nettoeffektivität der Gesundheitsverbesserung sollte im Idealfall auch die Nebenwirkungen eines Gesundheitsprogramms berücksichtigen. In monetären Einheiten werden nur die Komponenten erfaßt, die die im Gesundheitsbereich zur Verfügung stehenden Ressourcen binden oder freisetzen.

An dieser Stelle stößt man auf eine Hauptschwierigkeit von Kosten-Effektivitäts-Analysen: der Festlegung einer geeigneten Outcome-Dimension. So kann ja ein Programm, das die Schlaganfallinzidenz verringert, die Lebensqualität beeinträchtigen. Oder es ist ein Programm zur Brustkrebsbekämpfung mit einem Bluthochdruckfrüherkennungsprogramm zu vergleichen. Die in 3.1.2.3. besprochenen <u>Gesundheitsindices</u> bieten hier einen Ausweg; sie ermöglichen einerseits, vielfältige gesundheitliche Auswirkungen <u>eines</u> Programms zu erfassen, andererseits stellen sie eine <u>programmunabhängige</u> "Outcome"-Einheit dar. In Abhängigkeit von der Art der auszuwählenden Programme, dem Aufwand, die Outcome-Daten zu erheben und den Anforderungen der Entscheidungsträger sind auch gröbere "Outcome"-Maße verwendbar. Werden z.B. verschiedene Intensitätsgrade eines Hypertoniefrüherkennungsprogramms betrachtet, so kann man sich in einem ersten Schritt auf die Zahl der vermiedenen Komplikationen als Effektivitätseinheit stützen (vgl. Abschnitt 4.4.).

Vergleicht man Nettokosten mit der Nettoeffektivität, so ergeben sich im Prinzip vier grundsätzlich verschiedene Situationen, die sich in Form einer 2x2 Matrix beschreiben lassen. Tabelle 2 (vgl. Shepard und Thompson 1979: 538) zeigt: Diejenigen Programme, die gleichgerichtete Kosten- und Effektivitätsauswirkungen aufweisen sind nicht a priori zu befürworten oder abzulehnen. Diskutiert sei hier nur der Fall positiver Kosten- und Effektivitätsveränderungen; der Fall negativer Veränderungen ist analog zu erörtern. In der Literatur werden im wesentlichen zwei Kriterien zur Beurteilung der allokativen Effizienz eines Programms herangezogen:

Nettoeffektivität	Nettokosten	
	>0	≤ 0
>0	weitere Überlegungen nötig	das Programm sollte i.a. durchgeführt werden, da trotz Gesundheitsverbesserungen Kosteneinsparungen zu erzielen sind
≤ 0	das Programm sollte nicht durchgeführt werden, da trotz einer Verschlechterung des Gesundheitszustands Kostensteigerungen zu erwarten sind	weitere Überlegungen nötig

Tabelle 2: Mögliche Ergebnisse einer Kosten-Effektivitäts-Analyse: Vorbereitung von Entscheidungsregeln

- Der Quotient aus Kosten und Effektivität wird gebildet. Die Programme werden der Größe des Quotienten nach (beginnend mit dem kleinsten Quotientenwert) zur Realisierung empfohlen (z.B. Weinstein und Stason 1977, Shepard und Thompson 1979). Dieses Verfahren orientiert sich nicht notwendigerweise an einem Referenzlevel für die Kosten oder die Effektivität. Ein gravierender Nachteil dieses Kriteriums besteht darin, daß die Information über die absolute Größe von Kosten und Effektivität der jeweiligen Programme verlorengeht.
- Für ein gegebenes Referenzniveau der Effektivität wird dasjenige Programm ausgewählt, das diese festgelegte Effektivität mit minimalen Kosten erreicht; bzw. nimmt man die Kosten als fixierte Referenzgröße, so ist das Programm auszuwählen, das die mit diesen Kosten erzielbare Effektivität maximiert (z.B. Torrance 1972, Shepard und Thompson 1979).

Zwei Bemerkungen mögen die Ausführungen zur Kosten-Effektivitäts-Analyse abschließen.

Setzt man für eine Kosten-Effektivitäts-Analyse die Prämisse, daß die Gesellschaft zu <u>jedem</u> Zeitpunkt zwischen Kosten und marginalen Gesundheitsveränderungen stets <u>gleich</u> abwägt (constant trade-off), so hat dies folgende Konsequenz: Falls die Kostengrößen diskontiert werden, sind auch die Effektivitätsgrößen mit derselben Diskontrate zu diskontieren (z.B. Weinstein und Stason 1977: 719-720, Shepard und Thompson 1979: 538).

Die im Rahmen der Diskussion der Kosten-Nutzen-Analyse vorgebrachten Überlegungen zu den distributiven Auswirkungen von Gesundheitsprojekten können in modifizierter Form auch hier angestellt werden, ebenso die Überlegungen zur interpersonellen Aggregation und zur Einbeziehung von Nebenbedingungen.

Zur "Cost-Utility Analysis"

Die "Cost-Utility Analysis", von Torrance et al. (1972) vorgeschlagen, ist eine Mischung aus Kosten-Nutzen- und Kosten-Effektivitäts-Analyse. Sie unterscheidet sich von der Kosten-Effektivitäts-Analyse nur durch die grundsätzlich andere Art der Kostenberechnung. Als Kostengröße wird hier der mit negativem Vorzeichen versehene Nettosozialnutzen, wie er in der

Kosten-Nutzen-Analyse ermittelt wird, angesetzt. Ursprünglich lag das Schwergewicht dieses Ansatzes auf der Betonung der durch Torrance et al. (1972) konzipierten Outcome-Quantifizierung in Form eines Gesundheitsindex.

Zum Ansatz von Sintonen

Die Kosten-Nutzen-Analyse, Kosten-Effektivitäts-Analyse und "Cost-Utility Analysis" berücksichtigt den distributiven Aspekt nur am Rande. Sintonen (1981) greift gerade diesen Aspekt auf und schlägt ein neues Evaluierungskonzept vor.

Ausgangspunkt der Überlegungen ist die Zielsetzung, die Aussichten der am wenigsten Begünstigten zu maximieren unter den Nebenbedingungen, das Gesamtvolumen an Gesundheit und den Gesamtumfang an materiellem Wohlstand nicht zu verringern (a.a.O.: 240 ff.). Sie wird aus der Analyse der finnischen Sozialpolitik abgeleitet.

Die Operationalisierung dieser Zielsetzung führt zu der Folgerung, die zu erwartende Gesundheit und das zu erwartende Einkommen (in den von Sintonen angegebenen Konkretisierungen, vgl. 3.1.2.4.) als diejenigen beiden Dimensionen zu wählen, mit deren Hilfe die "Aussichten" der sozial Schwächsten gemessen werden. Die Nebenbedingungen werden eingehalten, falls sich die Gesundheit und das Einkommen der Bevorzugten unter dem Gesundheitsprogramm nicht verringern. Auf den ersten Blick scheint diese Formulierung der Nebenbedingungen zu stark zu sein, da sich das Gesamtvolumen an Gesundheit nicht verändert, wenn eine Gesundheitsverbesserung für die am meisten Benachteiligten mindestens die Gesundheitsverringerung für die Bevorzugten ausgleicht. Reduziert sich die Gesundheit der Bevorzugten, reduziert sich jedoch tendenziell auch das Einkommen der Bevorzugten. "However, a reduction in the expected income for the better off results in a reduction in the total 'cake' to be distributed, which is not consistent with the requirement of maintaining the total level of material well-being, and in the expected income for the least advantaged, which may not be in their interest, since their expected income is maximised at the point, where the total cake starts to decrease. Thus it appears to be reasonable to retain the 'strict' formulation of the constraints" (Sintonen 1981: 240, vgl. a. Rawls 1975: 319-320).

Das Entscheidungskriterium zur Auswahl einer von n Alternativen kann danach wie folgt formuliert werden (Sintonen 1981: 241):

$$\text{Max } U(A_i) = f\,[E^l(A_i),\ B^l(A_i)]$$
$$i = 1,\ldots,n$$

unter den Restriktionen

$$\Delta E^b(A_i) \geq 0$$

$$\Delta B^b(A_i) \geq 0 \quad i = 1,\ldots,n$$

wobei

A_i (i = 1,...,n): die n alternativen Maßnahmen. A_1 bezeichne die Alternative "Beibehalten des Status quo".

$U(A_i)$: ein Bewertungs- oder Nutzenindex für die Alternative A_i.

$E^l(A_i)$, $E^b(A_i)$: die im statistischen Sinn erwartete Gesundheit pro Individuum der benachteiligten (Superscript l) oder bevorzugten Gruppe (Superscript b) unter Alternative A_i.

$B^l(A_i)$, $B^b(A_i)$: das erwartete Einkommen pro Individuum der benachteiligten, bzw. bevorzugten Gruppe.

f[,]: eine zunächst nicht näher spezifizierte reellwerte Funktion (definiert auf einem Teilraum des $\mathbb{R}^2$).

$\Delta E^b(A_i) := E^b(A_i) - E^b(A_1)$ (A_1 ist die Referenzalternative: Beibehalten des Status quo (s.o.))

$\Delta B^b(A_i)$ ist analog $\Delta E^b(A_i)$ definiert.

Wie die kardinal gemessenen Größen E und B im Detail ermittelt werden, ist der Originalarbeit zu entnehmen. Auf folgende zentrale Punkte des Evaluierungskonzepts sei explizit hingewiesen:

- Die die Effektivität quantifizierende Komponente (E) wird im wesentlichen mittels eines von Brüngger (1974) vorgeschlagenen Gesundheitsindex des Typs "qualitätsbereinigte Lebenserwartung" gemessen.
- Die das individuelle Einkommen quantifizierende Komponente (B) berücksichtigt sämtliche monetäre und nichtmonetäre Transfers (vgl. 3.1.2.4.). Eine bei der Evaluierung von Vorsorgeprogrammen nur selten diskutierte Transferzahlung ist beispielsweise die gezielte Gewährung von finanziellen Anreizen für gefährdete Personen, als "Belohnung" oder "Entschädigung" für gesundheitsförderndes Verhalten, z.B. Aufgabe des Rauchens (vgl. Zeckhauser und Shepard 1976: 43-44).
- Die Komponenten E und B berücksichtigen einen ausdrücklich anzugebenden Zeithorizont. Die Erwartungen der innerhalb dieses Zeithorizonts Neugeborenen gehen in die Berechnung der Komponenten B und E mit ein. Die Chancen der jenseits dieses Horizonts lebenden Generationen zu wahren, versucht der Ansatz über die Nebenbedingungen (Sintonen 1981: 243, vgl. a. Rawls 1975: 319 ff.).

3.2. Einige Studien zur Ökonomie der Prävention

Ziel dieses Abschnitts ist es, einerseits einen illustrativen Ausschnitt aus der Vielfalt der zur ökonomischen Bewertung von Präventionsmaßnahmen durchgeführten Studien zusammenzustellen und andererseits exemplarisch den Blick für die kritische Interpretation der in diesen Studien erarbeiteten Ergebnisse zu schärfen. Die Studien werden dazu anhand der in 2.2. verwendeten Gliederung in Arbeiten, die Prävention durch

- Umweltverbesserung,
- Lebensstilmodifizierung,
- das System der medizinischen Versorgung betreffen,

unterteilt.

3.2.1. Inhaltlicher Überblick

Studien zur Umweltverbesserung

Nur wenige Studien setzten sich bislang empirisch mit einer ökonomischen Bewertung derjenigen Prävention auseinander, die durch eine Umweltverbesserung bewirkt wird.

Schulze et al. (1979) z.B. stellen hypothetische Maßnahmen zur Reduktion der Umweltbelastung dem potentiellen Nutzen gegenüber. Er liegt im reduzierten Risiko, an Krebs zu erkranken. Monetäre Quantifizierungen dieses Nutzens werden ebenfalls angegeben. Die Bewertung eines Lebens orientiert sich hierbei an der am Arbeitsmarkt zu beobachtenden Bereitschaft, erhöhtes Risiko mit erhöhter Entlohnung aufzuwiegen (z.B. Thaler und Rosen 1976; vgl. a. Kosters 1976; Lipsey 1976; zur grundsätzlichen Problematik vgl. 3.1.). Die Quantifizierung des Risikos beruht auf einer Regressionsanalyse: Sie bezieht sowohl Umweltfaktoren im engeren Sinn, z.B. die Exposition gegenüber Ammonium, Gammastrahlen und Nitriten ein, als auch Einflußfaktoren im Grenzbereich von Umwelt und Lebensstil, z.B. Protein- und Vitamin C-Gehalt der Nahrung und Zigarettenkonsum.

Dowell (1976) befaßt sich mit direkten Kosten im Bereich der kariösen Zahnerkrankungen: Ein Teil dieser Kosten ist dadurch einzusparen, daß das Trinkwasser fluoridiert wird. Die Effektivität besitzt in dieser Studie nur eine Hilfsfunktion (vgl. hierzu auch Tabelle 2, S. 75).

Davies (1973) veröffentlicht eine in den Grundzügen ähnlich angelegte Untersuchung in der Form einer Kosten-Nutzen-Analyse. Walsh (1977) fordert eine stärkere Verbreitung der Fluoridierung aufgrund von Effektivitäts- und Kostenargumenten.

Studien aus dem Bereich der Lebensstilmodifizierung

Auch aus diesem Bereich liegen erst ansatzweise Studien zur ökonomischen Evaluation primärpräventiver Bemühungen vor.

Berry (1976) sowie Berry und Boland (1977) z.B. schätzen direkte und indirekte Kosten des Alkoholmißbrauchs ab, u.a., um einen Anhaltspunkt für den direkten Nutzen (vgl. 3.1.2.) potentieller präventiver Maßnahmen zu erhalten.

Luce und Schweitzer (1978) betrachten in einer ähnlich angelegten Studie die direkten und indirekten Kosten des Alkohol- und Zigarettenabusus. Die Autoren weisen auf folgendes hin: Im Fall des Alkoholabusus sind die indirekten Kosten allgemein bekannt, der durch das Rauchen verursachte Produktionsausfall findet jedoch weniger Beachtung. Dieser Produktionsausfall wird in der Regel Krankheitskategorien wie z.B. Herzinfarkt, Schlaganfall oder Krebs zugeschrieben und nicht dem Faktor "Rauchen", der diese Krankheiten beeinflußt.

Robertson (1976) befaßt sich mit der Effektivität der Benutzung von Sicherheitsgurten. Er leitet aus der weitverbreiteten Nichtbenutzung des Gurts die Forderung nach ergänzenden automatischen Schutzvorrichtungen ab. Scheffler und Paringer (1980: S. 478) verweisen ohne genaue Quellenangabe auf eine von Kristein erarbeitete Kosten-Nutzen-Analyse zur Gurtbenutzung.

Studien aus dem Bereich der medizinischen Versorgung

Die überwiegende Zahl von bekannt gewordenen Arbeiten zum ökonomischen Aspekt der Prävention betrifft den Bereich der medizinischen Versorgung, insbesondere Impfungen und Früherkennungsmaßnahmen. Mit Impfungen zur Verhütung von Kinderkrankheiten befassen sich z.B. Byrne et al. (1970) sowie Albritton (1978). Schoenbaum et al. (1976a), Klarmann und Guzick (1976) und Neipp (1980) erörtern Grippeschutzimpfungen. Die Kosten-Nutzen-Aspekte der Rötelnimmunisierung durch Impfung im Kindesalter diskutieren Schoenbaum et al. (1976) sowie Knox (1980); Farber und Finkelstein (1979) sowie Robra et al. (1981) erörtern die gezielte Erfassung nichtimmunisierter Frauen. Erkrankungen der Atemwege (z.B. Collis et al. 1973, Riddiough 1979, Willems et al. 1980, Patrick 1980), Tuberkulose (z.B. Feldstein et al. 1973, Stilwell 1976) sowie Kinderlähmung (z.B. Weisbrod 1971) und ihre Bekämpfung durch Impfung werden ebenfalls aus der ökonomischen Perspektive analysiert. Die Studie von Weisbrod (1971) verdient besondere Beachtung, da sie bereits die Erforschung der Kinderlähmung in die Kosten-Nutzen-Überlegungen einbezieht. Eine weitere Arbeit, die ebenfalls die Erforschung der Wirksamkeit von Präventionsmaßnahmen zum Gegenstand ökonomischer Überlegungen macht, legt Shachtman (1980) vor; sie befaßt sich mit nosokomialen, d.h. im Krankenhaus erworbenen Infektionen. Ausschließlich mit den ökonomischen Konsequenzen von Impfschäden befaßt sich ein Bericht des U.S.Department of Health and Human Services (1981b).

Im Bereich der Früherkennung von Krankheiten geht ein Großteil der Arbeiten auf die ökonomischen Konsequenzen der Krebsbekämpfung ein (z.B. Schneider et al. 1972, Kodlin 1972, Dickinson 1972, U.S. Department of Health, Education and Welfare 1974, Goerttler 1979, Goerttler et al. 1975, Blomberg et al. 1982, Neumann 1975, Neuhauser und Lewicki 1976, Oppenheim 1976, Scotto und Chiazze 1977, Schwartz et al. 1979, Gohagan 1980, Gohagan o.J., Schweitzer 1974, Schweitzer und Luce 1979, Luce und Schweitzer 1980). Die Studien unterscheiden sich in der ökonomischen Bewertung vor allem durch die Art, die Breite und Tiefe der erfaßten Aspekte. Neben Versuchen, die Effektivität von in der Bundesrepublik durchgeführten Krebsvorsorgeprogrammen zu messen (z.B. Schwartz et al. 1979), und Studien, die nur die Fallfindungskosten ermitteln (z.B. Neumann 1975), gibt es eine Reihe von umfassenden Kosten-Nutzen- und Kosten-Effektivitäts-Untersuchungen vor allem aus den U.S.A. Das Problem der Güte der verwendeten diagnostischen Tests wird in vielen Fällen explizit diskutiert (z.B. Gohagan 1980). Manche Studien (z.B. Goerttler et al. 1975) betrachten nur eine einzige Früherkennungsstrategie, andere wiederum ganze Bündel von Alternativen; Gohagan (1980) z.B. unterwirft 92 Alternativen einer genaueren Evaluierung.

Eine weitere Gruppe von Früherkennungsmaßnahmen betrifft Erkrankungen des Fötus und des Säuglings. Das Massachusetts Department of Public Health (1974), Starfield und Holtzmann (1975), Steiner und Smith (1973), Hagard et al. (1976) und Layde et al. (1979) gehen auf die ökonomische Seite solcher Maßnahmen ein.

Eine Analyse, vor allem intangibler Kosten und Nutzen von Reihenuntersuchungen zur Erkennung kindlicher Herzschäden, stammt von Cayler und Warren (1970).

Rich et al. (1976), Menz (1971, 1975) sowie Bommer und Menz (1976) befassen sich mit den ökonomischen Konsequenzen von Programmen zur Früherfassung von Nieren- und Harnwegserkrankungen.

Tuberkulosereihenuntersuchunen analysieren z.B. Feingold (1975), Revelle et al. (1967, 1969, 1970) und Feldstein et al. (1973).

Cohen et al. (1978) bestimmen im Rahmen einer Vorstudie zur Evaluation von Früherkennungsmaßnahmen die Kosten, die der Ausbruch einer Salmonellose verursacht.

Im Bereich der Lebererkrankungen (WHO 1977) und der Augenerkrankungen existieren erste Überlegungen zur Einbeziehung ökonomischer Aspekte von Vorsorge- und Früherkennungsmaßnahmen (WHO 1980a).

Collen et al. (1970, 1973) sowie Götze et al. (1980) beleuchten die ökonomische Seite von Früherkennungsmaßnahmen, die simultan auf ein Bündel von Krankheiten gerichtet sind. Die Arbeit von Modi (1970) befaßt sich in diesem Bereich speziell mit der Früherfassung von Krankheiten am Arbeitsplatz.

Überblicksartikel zum Problem der Ökonomie der Prävention, allerdings ohne tiefgreifende Erörterung der in 3.1. vorgestellten Probleme, finden sich bei Schär (1976), Kristein (1977), Schicke (1977), Lave und Lave (1978), Scheffler und Paringer (1980). Speziell den allgemeinen Fragenkreis der Bewertung und Auswahl von Früherkennungsreihenuntersuchungen sprechen die Arbeiten von Chamberlain (1975) und Simpson et al. (1978) an.

3.2.2. Verwendete Modelltypen

Ein für viele Studien zentraler Punkt ist die Modellwahl, speziell die Wahl eines mathematischen Modells. Dieser Punkt verdient besondere Beachtung, da zum einen häufig die langfristigen Konsequenzen eines geplanten Präventionsprogramms aus den verfügbaren, unvollständigen, verstreut vorliegenden, kurze Zeiträume betreffenden Daten prognostiziert werden müssen. Zum anderen können gewisse mathematische Modelle eine oder mehrere Zielfunktionsgrößen optimieren. Der Modellwahl vorgeschaltet ist die Problemspezifikation: Eine mit dem Potential an mathematischen Methoden bearbeitbare Fragestellung wird ausgegrenzt und herauspräpariert. Die Art und die Rechenbarkeit der zur Verfügung stehenden Methoden hat Rückwirkungen auf Problemspezifikation und Modellwahl. Im folgenden seien einige ausgewählte Studien zusammengestellt, die im Überblick einen ersten Eindruck von der Anwendbarkeit mathematischer Modelle für die Planung und Evaluierung von Präventionsmaßnahmen zu vermitteln versuchen.

Im Bereich übertragbarer Krankheiten dominieren deterministische und stochastische Simulation (zur Simulation allg. vgl. Niemeyer 1972, 1973, Mertens 1982). Abbey (1952), Chorba und Sanders (1971), Cvjetanović et al. (1971, 1972), Elveback et al. (1968, 1971, 1976), Frerichs und Prawda (1975), Knox (1980), Waaler (1962), Waaler und Piot (1969, 1970) sowie Wilson et al. (1976) bedienen sich dieser Methode zur Prognose der kontrollierten Verbreitung von Tuberkulose, Typhus, Tetanus, Grippe,

Tollwut, Röteln und Hirnhautentzündung.

Auch für die Analyse der, i.a. längerfristig zu verfolgenden, Dynamik nichtübertragbarer Krankheiten wurde die Simulation herangezogen: Als Beispiele seien hier die Studien von Kaihara et al. (1977) und Klementiev (1977) zu degenerativen Erkrankungen, von Kennedy et al. (1970) zu Geistenskrankheiten, von Levin et al. (1972) zu Drogenabusus, von v. Oortmassen et al. (1981) sowie von Parker und Ortiz (1975) zur Tumorverbreitung und von Meredith (1977) sowie Garg (1974) zu Erbkrankheiten angeführt.

Durch die letztgenannte Studie kann man sich bewußt machen, mit welcher Vorsicht die Ergebnisse und Empfehlungen solcher Arbeiten interpretiert werden müssen: Die Analyse untersucht den Einfluß von gezielter Abtreibung und genetischer Beratung über 50 (!) Generationen hinweg. Die Konstanz der verwendeten Parameter über einen derart großen Zeitraum zu rechtfertigen, ist kaum möglich. Entsprechend zurückhaltend sind die Aussagen zu verwenden.

Markovmodelle (allg. z.B. Howard 1971) finden zunehmende Verwendung. Bommer und Menz (1976) stützen sich bei ihren Untersuchungen zur Prävention von Nierenerkrankungen methodisch auf eine inhomogene Markovkette, ebenso Schweitzer und Luce (1979) sowie Eddy (1980) in ihren Analysen zur Krebsfrüherkennung. Parker und Ortiz (1975) wenden ein Markovmodell zur Projektion der Verbreitung verschiedener Krebsformen an, und zwar in Abhängigkeit vom Altersaufbau der weiblichen Bevölkerung, von altersspezifischen Fertilitätsraten, von tumorbedingten Todesraten, von geplanten Programmen zur Eindämmung der frühkindlichen Infektionserkrankungen und von einem Geburtenkontrollprogramm. Die Ermittlung der Zustandswahrscheinlichkeiten erfolgt in diesen vier Ansätzen über sukzessive Matrixmultiplikation. Thompson und Jacobi (1977) sowie Lipscomb (1979) gehen einen Schritt weiter und setzen zusätzlich Semi-Markovmodelle ein. Sengupta (1981) schließlich regt an, einen Markov-Entscheidungsprozeß zur Analyse von Krebsfrüherkennungsmaßnahmen zu verwenden. Bush et al. (1971) legten ein sehr allgemein gehaltenes Markovmodell zur Krankheitsentwicklung vor; es faßt insbesondere das Problem, daß die Krankheitsprognose von einer zeitlich begrenzten Vorgeschichte abhängt. Anwendung fand dieses Modell im Bereich der Tuberkuloseprävention (Bush et al. 1972).

Modelle der Kontrolltheorie (allg. z.B. Macki und Strauss 1982) eignen sich ebenfalls zur Einbeziehung der zeitlichen Dynamik der Krankheitsausbreitung. Sethi (1974, 1978) sowie Sethi und Staats (1978) haben hier einige stark vereinfachende deterministische Epidemiemodelle entwickelt und exakte Lösungen angegeben. Weitere deterministische Modelle stammen von Hethcote und Waltmann (1973), sowie von Revelle et al. (1967, 1969). Die beiden letztgenannten Ansätze werden durch Diskretisierung der kontinuierlichen Variablen und anschließende Auswertung mit Hilfe von Standardalgorithmen der linearen Programmierung (Revelle et al. a.a.O.) bzw. der dynamischen Optimierung. (Hethcote und Waltman a.a.O.) rechenbar gemacht.(Zur linearen Programmierung allg. vgl. Meyer und Hansen 1979, zur dynamischen Optimierung allg. vgl. Gessner und Wacker 1972).

Stochastische Kontrollprobleme wurden bereits mit der Erwähnung Markov'scher Entscheidungsprozesse gestreift. Taylor (1968) geht - am Beispiel einer übertragbaren Rinderkrankheit - der Frage nach, in welcher Weise eine Epidemie im Zeitverlauf gesteuert werden kann, falls die Summe aus Impfkosten und Krankheitskosten zu minimieren ist. Zentrale Größe ist der stochastische Prozeß der Ausbreitung der für diese Krankheit anfälligen Tiere. Ist der Prozeß beobachtbar, ist eine "kritische" Anzahl anfälliger Tiere zu bestimmen, bei deren Erreichen ein Impfprogramm gestartet wird. Im anderen Fall ist eine fixe periodische Kontrollzeit zu ermitteln.
Jaquette (1970) erweitert dieses Modell durch die Einführung von Kontrollintensitäten. Taylor (1968) betont, die Ideen seien auf menschliche Erkrankungen übertragbar.

Kirch und Klein (1974a, 1974b, 1976) befassen sich mit den Auswirkungen nichtperiodischer Krebsfrüherkennungsprogramme auf die mittlere Anzahl von Untersuchungen im Vergleich zu periodisch durchgeführten Überwachungen für ein gegebenes Effektivitätskriterium. Ausgehend von einem wahrscheinlichkeitstheoretischen Ansatz gelangen sie zu einem Modell der konvexen Optimierung (allg. z.B. Blum und Oettli 1975). Daß dieser Fragenkreis seit langem mathematische Beachtung findet, zeigt die Arbeit von Lincoln und Weiss (1964), die ein ähnliches Problem mit Methoden der Erneuerungstheorie (allg. z.B. Cox 1967) bearbeiten.

Statische Modelle zur Optimierung einer linearen Zielfunktion unter linearen Nebenbedingungen geben u.a. Modi (1970, 1972) und Feldstein et al. (1973) an. Beide Modelle enthalten als zentrale Gruppe von Nebenbedingungen Ressourcenrestriktionen. Da die Modelle nichtganzzahlige Lösungen zulassen, sind diese Ansätze mit den Standardmethoden der linearen Programmierung algorithmisch unproblematisch zu behandeln.
Daß auch der Entscheidungsprozeß selbst mit Methoden der ganzzahligen Programmierung (allg. z.B. Salkin 1975) durchleuchtet werden kann, zeigt die Arbeit von Fairman et al. (1977). Sie stellt einen Ansatz vor, der es gestattet, einen Gruppenentscheidungsprozeß zur Auswahl von Programmen zu modellieren; er berücksichtigt, daß diese Programme sich möglicherweise gegenseitig beeinflussen. Die Entscheidung über die Auswahl eines Grippeimpfprogramms dient hier u.a. als Testbeispiel.

Die Entscheidungsanalyse (allg. z.B. Raiffa 1968 und Howard 1980) ist ein weiteres methodisches Hilfsmittel bei der Auswahl von Vorsorgeprogrammen. Sie liefert einen Rahmen zur Integration von A-priori-Wahrscheinlichkeiten über das Vorliegen der problemrelevanten Umweltzustände und von subjektiven Werturteilen der Entscheidungsträger über die Konsequenzen der jeweiligen Handlungen. Hershey (1974) und Krischer (1980) geben einen Überblick über die Anwendung dieses Verfahrens im medizinischen Bereich, speziell auch im Hinblick auf Früherkennungsuntersuchungen. Schweitzer (1974), Bay et al. (1976), Shachtman (1980) sowie Patrick (1980) bedienen sich z.B. dieses Hilfsmittels zur Analyse von Präventionsmaßnahmen. Ein deterministisches Entscheidungsbaumverfahren wird z.B. von Revelle und Male (1970) benutzt.

Das Konzept der Fuzzy Sets (allg. z.B. Wang und Chang 1980) findet zunehmend auch im Bereich des Gesundheitswesens Anwendung. Feagans und Biller (1980) analysieren mit diesem Ansatz die Setzung von Standards zur Reinhaltung der Luft. Sekita und Tabata (1979) versuchen mit Hilfe dieser Theorie die Schwierigkeit bei der Zuordnung eines Gesundheitsindex zu einem Gesundheitszustand zu bewältigen. "Konventionelle" Gesundheitsindices systematisiert Torrance (1976c) aus der mathematischen Perspektive.

Im Hinblick auf die oben angeschnittene Fragestellung der Interdependenz von Methodenpotential, Problemspezifikation und Modellwahl ergeben sich bei der Durchsicht der angeführten Studien einige Beobachtungen.

Ein zunehmender Detaillierungsgrad der Problemspezifikation führt in der Tendenz zu analytisch schwerer handhabbaren Modellen. Sie werden häufig mit Hilfe der Simulation ausgewertet. Den Simulationsmodellen sehr nahe stehen jene Markovmodelle, die mit Hilfe der sukzessiven Matrixmultiplikation die zeitabhängige Zustandsverteilung ermitteln. Eine Ausnahme stellen auf den ersten Blick die Modelle der nichtganzzahligen Programmierung dar: Sie ermöglichen einen hohen Detaillierungsgrad bei Erhaltung der Rechenbarkeit (z.B. die Studie von Feldstein et al. 1973) - allerdings häufig um den Preis, die zeitliche Dynamik zu vernachlässigen.

Umgekehrt basieren rechentechnisch mit Standardmethoden lösbare Modelle oft auf stark "vereinfachenden" Annahmen (z.B. die Ansätze von Sethi 1978, Sethi und Staats 1978).

Wenn von "vereinfachen" oder "abstrahieren" gesprochen wird, so steht dahinter die Vorstellung, eine existierende und im Prinzip erkennbare Struktur der Realität oder eines Realitätsausschnitts mehr oder minder gut abzubilden. Nun läßt sich anführen, daß die Realität "strukturlos ist oder sich dem Menschen gegenüber strukturlos darstellt. Erst durch die Betrachtung durch Menschen und durch das mentale Modellieren erhält die Realität eine (scheinbare) Struktur" (Müller-Merbach 1981: 149). Dieser Wechsel der Sichtweise des Modellbaus von der Perspektive der "Strukturübernahme aus der Realität" hin zur Perspektive der "Strukturgebung" verschiebt die Anschlußfrage nach der "Richtigkeit" eines Modells in Richtung auf die Frage nach der "Zweckmäßigkeit" eines Modells (vgl. Müller-Merbach 1981: 149-150, allg. vgl. Bretzke 1980). Solche oder ähnliche Überlegungen finden sich explizit in keinem der angeführten Ansätze zur Planung von Präventivmaßnahmen.

3.2.3. Interpretation

Der obige Literaturüberblick zitierte keine Einzelergebnisse, im Gegensatz z.B. Kristein (1977). Denn die Angabe von Einzelergebnissen, z.B. eines konkreten Kosten-Nutzen-Verhältnisses, ist von geringer Aussagekraft, wenn nicht gleichzeitig die konkreten Prämissen diskutiert werden. Eine solche spezielle Prämisse ist z.B. im Fall einer Kosten-Nutzen-Analyse die konkrete, monetäre Bewertung der Effektivitätsgröße. Ohne die Angabe dieser Prämissen ist beispielsweise der Vergleich von Kosten-Nutzen-Relationen verschiedener Gesundheitsprogramme nicht möglich.

Ein weiterer Punkt verdient Beachtung: Viele Einzelstudien konzentrieren sich auf eine Methode der ökonomischen Bewertung, ohne dies in Einzelheiten offenzulegen. Sie setzen voraus, daß der Leser über die der Methode zugrundeliegenden allgemeinen Prämissen hinreichend informiert ist und das Verfahren in seinem Partialcharakter und seiner Vorläufigkeit einordnen kann. Im Bereich der ökonomischen Bewertung von Präventivmaßnahmen werden die Resultate oftmals Nicht-Ökonomen (z.B. Medizinern) vorgelegt; deshalb besteht die Gefahr, daß der konkret gewählte ökonomische Ansatz als der einzig gangbare Weg mißverstanden und das Gewicht der Aussagen nicht in bezug zur Methode gesehen wird.

Die Einbeziehung umfassender Systemaspekte und eine selbstkritische Schwachstellenanalyse würden diese Gefahr mindern. Ferner würde die Verwendung einer einheitlichen Terminologie die Orientierung erleichtern. Kodlin (1972) bezeichnet z.B. seine Studie als eine cost-benefit-analysis, die aber, folgt man der vorherrschenden Sprechweise, als cost-effectiveness-analysis (vgl. 3.1.) einzustufen ist.

Joglekar (1980) verschärft die obige Kritik in ihrem provozierenden Vortrag "Cost-Benefit Studies of Health Care Programs: Choosing Methods for Desired Results". Die Autorin zeigt auf, in welcher Weise die Anlage und die Durchführung einer Untersuchung die in dieser Untersuchung erarbeiteten Schlußfolgerungen beeinflußt. So weist sie darauf hin - und belegt dies anhand zahlreicher Studien -, daß vor allem sechs Schritte im Verlauf einer Analyse die Gefahr der bewußten oder unbewußten Manipulation in sich bergen:

Die Wahl der gesamtgesellschaftlichen relevanten Ziele ist ein solcher Schritt. Von der Wahl dieser Ziele hängt es ab, so Joglekar, welche Konsequenzen eines Gesundheitsprogramms als Kosten - weil unerwünscht - und welche Konsequenzen als Nutzen - da erwünscht - angesehen werden. "In democratic societies, societal objectives are plural, everchanging, and, often, mutually conflicting. A truly scientific analysis which recognizes the multiciplicity, the dynamism and the conflict among objectives can, at best, only describe the various consequences of a given program without attaching any values to these consequences. Such a description would leave it up to the policymakers to assign values to these consequences, aggregate the sum total of these values and arrive at the desired course of action. Yet, a policymaker who considers such descriptions as an 'analysis' may be rare. Policymakers often desire that the analyst should carry the process further and simplify his choice by imputing values to the various consequences, aggregating these values and coming up with definitive recommendations" (Joglekar 1980: 5). Der Analytiker gerät in Gefahr, dasjenige gesellschaftliche Ziel auszuwählen, dem das Projekt am nächsten kommt, das der Entscheidungsträger a priori favorisiert. Joglekar listet einige der möglichen gesellschaftlichen Ziele auf:

a) Maximierung des gerechten Zugangs zu Leistungen des Gesundheitswesens,
b) Maximierung des Bruttosozialprodukts,
c) Maximierung des Pro-Kopf-Einkommens,
d) Maximierung der Anzahl an Leben (oder Lebensjahren) pro im Gesundheitsbereich ausgegebenem Dollar.

Folgendes Beispiel, so Joglekar, verdeutliche den Einfluß der Zielwahl auf die Beurteilung eines Programms: Es werde angenommen, das Leben eines Individuums werde gerettet, dessen Beitrag zum Bruttosozialprodukt weit unterhalb des Durchschnitts liegt. Unter Ziel c) wird die Rettung dieses Individuums wohl als unerwünscht, unter Ziel b) als schwach erwünscht, im Hinblick auf Ziel d) evtl. als stark erwünscht und bezüglich Ziel a) als unumgänglich angesehen. Wenn nun das vom Analytiker zu beurteilende Programm darauf gerichtet ist, Armen, Farbigen, Frauen oder Älteren zu helfen, wird die Wahl der Ziele a) und d) das Programm stärker favorisieren als die Wahl der Ziele b) und c). Joglekar spekuliert, daß Riddiough (1979), dessen Studie die Impfung älterer Personen gegen Lungenentzündung rechtfertigt, evtl. aus diesem Grund Ziel d) benützt; Barlow (1968) hingegen, der, wie bereits oben erwähnt, den Wert der Malariabekämpfung in unterentwickelten Ländern in Frage stellt, stützt sich auf Ziel c). Es ist allerdings offen, ob die Analytiker zuerst ihre Zielfunktion wählten und dann ihre Folgerungen ableiteten oder ob die umgekehrte Reihenfolge zutrifft (Joglekar 1980: 6).

Ein nächster Schritt, der die Gefahr der Manipulation durch den Analytiker in sich birgt, ist die Identifizierung der "relevanten" Kosten- und Nutzenkomponenten. Da es sehr schwierig, wenn nicht unmöglich ist, alle Kosten- und Nutzenkomponenten eines Gesundheitsprogramms aufzuspüren (vgl. a. 3.1.), ist der Analytiker gezwungen, nur die "signifikanten" Größen zu ermitteln. Joglekar weist darauf hin, daß das, was der Analytiker als "signifikant" ansieht und was nicht, vorsätzlich oder irrtümlich falsch sein kann. Steiner und Smith (1976) z.B. rechtfertigen laut Joglekar ein Phenylketonurie-Screening-Programm für Neugeborene primär deshalb, weil sie soziale Opportunitätskosten, wie geopferte Arbeits- und Freizeit, Transportkosten und die Angst der Eltern ignorieren, die ihre Neugeborenen zu den Untersuchungsorten bringen müssen. Als weiteres Beispiel führt Joglekar die Studie von Stilwell (1976) zur Impfung gegen Lungentuberkulose an, die sich nur auf die geimpften Kinder konzentriert, Externalitäten, wie z.B. die Übertragbarkeit der Krankheit aber ausspart. In diesem Zusammenhang sei auf folgendes hingewiesen: Es besteht eine Tendenz, eher leicht meßbare Größen zu berücksichtigen, als schwer zu quantifizierende Einflußfaktoren. Joglekar gibt zu bedenken, daß die zitierte Studie von Stilwell - sie empfiehlt den Abbruch der Impfaktion - zu anderen Schlußfolgerungen gekommen wäre, hätte sie die nicht leicht quantifizierbaren Kosten des Leidens und der verringerten Lebensqualität aufgenommen. Joglekar gibt einen weiteren Punkt zu bedenken: Viele Analysen vermeiden auch Zielsetzungen, die nicht leicht zu quantifizieren sind, z.B. die Zielsetzung "Maximierung des gerechten Zugangs zu Leistungen des Gesundheitswesens". Zur Veranschaulichung dient die Studie von Schoenbaum et al. (1976a), die sich mit der Rötelnimpfung befaßt. Schoenbaum et al. empfehlen, 12-Jahre alte Mädchen gegen Röteln zu impfen. "This recommendation to vaccinate 12-years-old females only has been considered discriminatory because black females may be far more likely to be pregnant before being protected by this rubella vaccination policy than are white females" (Joglekar 1980: 7).

Zwei weitere Schritte, die die Möglichkeit der Manipulation bieten und von Joglekar erörtert werden, sind die Quantifizierung der Effektivität und die Wahl der Diskontrate. Die grundsätzliche Problematik wurde bereits in Abschnitt 3.1. diskutiert.

Auch die selektive Nutzung der verfügbaren Informationen stellt eine Möglichkeit willkürlicher oder versehentlicher Verzerrung dar. Inzidenzraten, Mortalitätsraten, Hospitalisierungsraten und Behandlungskosten sind z.B. solche Daten. Sie sind oft nur unvollständig beschaffbar. Die Erhebungsmethoden der Institutionen, die die Datensammlung durchführen, sind selten untereinander konsistent. Dementsprechend folgert Joglekar, variieren die Schätzungen in den verschiedenen Quellen in einem breiten Bereich, und es ergibt sich durch die Wahl der Quelle und der Daten wiederum die Möglichkeit der subjektiven Einflußnahme des Analytikers zugunsten einer favorisierten Alternative.

Schließlich bietet die Interpretationsphase einer Untersuchung noch einen weiteren Spielraum für systematische Verzerrungen. Joglekar weist hier auf die Arbeit von Schramm (1977) hin, die ein von mehreren Arbeitgebern getragenes Alkoholikerprogramm bewertet. Obwohl die konkreten Zahlen offenbar belegen, daß ein negativer Nettonutzen zu erwarten ist, wird dennoch die umgekehrte Schlußfolgerung gezogen.

Als akzeptable Studien führt Joglekar im Präventionsbereich u.a. an: die Veröffentlichungen von Weisbrod (1971) zur Poliomyelitis-Forschung und von Stason und Weinstein (1977) zur Hypertoniefrüherkennung. Die letztgenannte Arbeit verdient insbesondere deshalb Beachtung, da sie kritisch auf die zentrale Stellung der Annahmen hinweist und Sensitivitätsanalysen durchführt. Joglekar betont allerdings, daß diese Sensitivitätsanalysen Annahmen betreffen - z.B. Inzidenzraten und Diskontraten -, die ihrer Meinung nach gegenüber wichtigeren Annahmen nachrangig sind, Annahmen z.B. über gesellschaftliche Ziele und über die Art der "Outcome"-Erfassung - in qualitätsbereinigten Lebensjahren oder monetär bewerteten Lebensjahren. Desweiteren nimmt die Studie implizit an, distributive Aspekte und Gerechtigkeitsargumente könnten vernachlässigt werden.

Als Forderungen leitet Joglekar (1980: 15) aus obigen Überlegungen u.a. ab:

- Analytiker und Entscheidungsträger sollten sich explizit über die gesellschaftlichen Ziele einigen;
- Standardisierung der Verwendung alternativer Methoden zur Bewertung von Menschenleben;
- Standardisierung der Bandbreite der zu verwendenden Diskontraten;
- Verfügbarkeit vollständigerer und konsistenterer Daten;
- simultane Durchführung mehrerer ökonomischer Evaluationsstudien, die alternative Ziele, alternative Annahmen und alternative Methoden benützen;
- die Würdigung unabhängiger Kritik an solchen Studien;
- die Erziehung von Entscheidungsträgern im Hinblick auf den Wert und die Grenzen der Evaluationsstudien;
- und vor allem einen ethischen Kodex, der die Wahl der Ziele, Daten, Annahmen, Methoden und Interpretationen leitet.

Geht man speziell von der Sichtweise der "Modellkonstruktion als Strukturgebung" aus (vgl. Abschnitt 3.2.2.), dann wird deutlich, daß die Modellwahl neben den von Joglekar angeführten Möglichkeiten einen weiteren großen Spielraum zur Manipulation bereitstellt; dies betrifft vor allem die Manipulation des Entscheidungsträgers durch den Analytiker. Vorformulierte Strukturalternativen, evtl. bewußt oder unbewußt um wichtige Elemente beschnitten, bieten die Möglichkeit - gerade durch die anscheinend "exakte" mathematische Formulierung - Entscheidungsträger oder Entscheidungen in eine Richtung zu drängen. Als Ausweg empfiehlt sich, den von Joglekar (1980) oben vorgestellten Forderungskatalog zu erweitern, und zwar um das Postulat, mehrere, vor allem im Grundansatz verschiedene mathematische Modelle einzubeziehen.

Die Forderung, Annahmen, Modelle und Daten(quellen) offenzulegen, findet sich bei Joglekar zwar nicht explizit; sie ist jedoch implizit in der Forderung nach unabhängiger Kritik enthalten. Nur eine detaillierte Offenlegung ermöglicht eine präzise Kritik.

Im Hinblick auf die nachfolgenden Überlegungen sei an dieser Stelle nochmals auf Inhalt und Bedeutung der "strategischen Analyse" hingewiesen (vgl. Kap. 1.). Sie hat nicht zum Ziel, konkrete Planungskennziffern zu liefern oder unmittelbar umsetzbare Handlungsempfehlungen zu erarbeiten. Dies wäre die Aufgabe operativer Analysen. Ziel der strategischen Analyse ist es vielmehr, modellgestützt Alternativen zu entwickeln, ihre langfristigen Konsequenzen zu erörtern und neue Einsichten zu ermöglichen.

4. Quantitative Methoden für die strategische Analyse der sekundären Hypertonieprävention

4.1. Vorbemerkung

Die Kapitel 2 und 3 behandelten die medizinische, soziologische und ökonomische Dimension der Prävention ohne Anspruch auf eine tiefergehende Durchdringung der aufgeworfenen Fragenkreise. Ziel dieser Kapitel war es, vor allem einer isolierten Betrachtung des nachfolgend vorgestellten Problems der Hypertonieprävention und der als Strukturierungsrahmen zu entwerfenden Modelle entgegenzuwirken. Insbesondere wurde auf Unterschiede in den Perspektiven verschiedener ökonomischer Evaluationskonzepte und auf Manipulationsmöglichkeiten hingewiesen. Vor diesem Hintergrund sind die mathematisch-medizinökonomischen Modelle der sekundären Hypertonieprävention als Mosaiksteine einer umfassenderen Sichtweise einzuordnen.

Das vorstehende, zentrale vierte Kapitel geht von einer klinischen und epidemiologischen Kurzcharakterisierung der Hypertonie aus und gibt zunächst einen Grobüberblick über Determinanten der Bluthochdruckbekämpfung (Abschnitt 4.2.). Eine kritische Bestandsaufnahme der Anwendung quantitativer Methoden zur strategischen Analyse von Partialproblemen der Hypertonieprävention schließt sich an (Abschnitt 4.3.). Abschnitt 4.4. schließlich spezifiziert das zu untersuchende Kernproblem der sekundären Bluthochdruckprävention für gruppenspezifische Diagnosestrategien, entwickelt auf der linearen Programmierung basierende Modelle und berichtet über erste Schritte in Richtung auf eine Implementierung dieser Ansätze.

4.2. Facetten der Hypertonieprävention

4.2.1. Klinische Aspekte

Definitionen, Ursache, Prognose

Hypertonie ist definiert als anhaltende Steigerung des mittleren Blutdrucks mit Werten über 160 mm Hg systolisch bzw. 95 mm Hg diastolisch. Physiologisch gesehen hängt die Höhe des Blutdrucks vom Gefäßwiderstand ab, der durch die Arterien ausgeübt wird, und vom zeitbezogenen Auswurfvolumen des Herzens. Der Blutdruck ändert sich während eines jeden Herzschlags mit einem Maximum, wenn das Herz am stärksten kontrahiert ist (Systole) und einem Minimum bei vollkommen erschlafftem Herzmuskel (Diastole). Die oben angegebenen Werte wurden von der Weltgesundheitsorganisation per Konvention festgesetzt. Sie beruhen auf keiner diskreten physiologischen Basis, sondern ausschließlich auf der Beobachtung, daß das Morbiditätsrisiko bei Blutdruckwerten in einem gewissen gegenüber dem Durchschnitt erhöhten Bereich deutlich ansteigt (vgl. Weinstein und Stason 1976, programmed 1981). Werden Blutdruckwerte im Bereich von 140/90 - 160/95 Hg gemessen, so spricht man von Grenzwerthypertonie; unter 140/90 liegende Blutdruckwerte werden als "normal" angesehen (Normotonie). Weitere Einteilungen orientieren sich z.B. am Schweregrad der Hypertonie (Stadium I - III gemäß WHO) oder ihrem Verlauf als "labile", "stabile" sowie "maligne" Hypertonie (vgl. programmed 1981). Im Hinblick auf die Ursachen der Hypertonie unterscheidet man zwischen zwei Formen:

- Die primäre Hypertonie (essentielle Hypertonie) liegt, älteren Untersuchungen an klinischen Patientenkollektiven zufolge, in circa 4/5 aller Fälle vor. Neuere epidemiologische Studien weisen auf einen noch höheren Anteil an primären Hypertonikern hin. Die Ursachen der primären Hypertonie sind im einzelnen unbekannt. Als Risikofaktoren (allg. z.B. Abholz et al. 1982) gelten u.a. eine genetische Belastung, Übergewicht und hohe Kochsalzaufnahme durch die Ernährung (z.B. Freis 1976, programmed 1981). Auch psychische und soziale Faktoren werden als Einflußgrößen diskutiert (z.B. Hebeisen und Halhuber 1977, Jenkins et al. 1979, Deutsches Institut zur Bekämpfung des hohen Blutdruckes 1980).

- Als sekundäre Hypertonie werden all jene Hochdruckformen bezeichnet, bei denen eine Blutdrucksteigerung als Symptom einer festlegbaren Ursache (meist einer Krankheit) auftritt. Am häufigsten handelt es sich hier um Hypertonie im Gefolge einer Nierenerkrankung sowie um Hypertonieformen aufgrund von Funktionsstörungen gewisser Drüsen, bei organischen Erkrankungen des Nervensystems (z.B. Gehirntumoren), im Gefolge einer Schwangerschaft oder der Einnahme von Kontrazeptiva und bei Herzfehlern oder Gefäßerkrankungen. Sowohl bei der primären, als auch bei der sekundären Hypertonie fördert das Alter - über noch ungeklärte Mechanismen - das Auftreten von Bluthochdruck (vgl. Hebeisen und Halhuber 1977, programmed 1981).

Entscheidend, nicht nur für die Diagnose, sondern auch für die Prognose, ist die Höhe des arteriellen, besonders des diastolitschen Blutdrucks. Mit wachsenden Blutdruckwerten vergrößert sich kontinuierlich die Wahrscheinlichkeit, eine hypertoniebedingte Komplikation zu erleiden. So ist die Hypertonie ein wesentlicher Risikofaktor der Arteriosklerose. Schwere Hypertonie führt zu Niereninsuffizienz, zur Ausbildung einer Schrumpfniere und damit u.U. zum tödlichen Nierenversagen (vgl. programmed 81: 8, 28). Chronisches Herzversagen und Herzinfarkt sind z.T. hypertoniebedingt. Zu den gefährlichsten Komplikationen zählen indessen die Gefäßveränderungen im Gehirn und der Hirninfarkt. Eine Reihe epidemiologischer Untersuchungen - die bekannteste ist wohl die Framingham-Studie - und Daten von Lebensversicherungsgesellschaften, lieferten die empirische Evidenz für diese Aussagen (z.B. Metropolitan Life Insurance Company 1961, 1969, Cornfield 1962, Kannel et al. 1970, 1976, Fiandaca 1978).

Eine statistisch abgesicherte Beziehung zwischen erhöhtem Blutdruck und erhöhter Morbiditäts- und Mortalitätsrate allein rechtfertigt jedoch noch nicht, eine therapeutische Intervention allgemein zu empfehlen. Nach Identifizierung des Risikofaktors Bluthochdruck wurden konsequenterweise mehrere z.T. großangelegte Interventionsstudien durchgeführt, die eine therapiebedingte Mortalitäts- und Morbiditätsreduktion nachwiesen (Hamilton Cooperative Study Group on Antihypertensive Agents 1967, 1970, 1972; United States Public Health Service Hospitals Cooperative Study Group 1972, 1977; Berglund et al. 1978; Hypertension Detection and Follow-up Program Cooperative Group 1979a,b; Report of the Management Committee 1980). Bei einer vergleichenden Gegenüberstellung eines Großteils dieser Studien veranschaulicht Holzgreve (1981a), daß in die Prognose, neben dem Blutdruck bei Behandlungsbeginn, vor allem die zu diesem Zeitpunkt bereits bestehenden kardiovaskulären Organschäden eingehen; im Fall der sekundären Hypertonie spielt hier die Behandlung der auslösenden Ursache und die Verlaufsmodifizierung der festlegbaren Grundkrankheiten eine wichtige Rolle. Escher (1977) weist auf mögliche statistische Zusammenhänge zwischen Anstieg des Antihypertensivaverbrauchs in der Schweiz und der Abnahme der Hypertoniemortalität hin. Die Aussagekraft dieser Arbeit reicht jedoch von der Anlage und den Ergebnissen her nicht an die der angeführten Interventionsstudien heran.

Alderman (1977) mahnt zur sorgfältigen Interpretation der Resultate von Interventionsstudien. In seinem "High blood pressure: do we really know whom to treat and how" betitelten Kommentar warnt er vor einer voreiligen Übertragung der Ergebnisse und Methoden der Veterans Administration Cooperative Study Group on Antihypertensive Agents (1967, 1970) auf andere Populationen. Er fordert dazu, vor flächendeckenden Interventionen die Qualität und Wirksamkeit von Diagnostik und Therapie durch prospektive, kontrollierte Studien zu testen. Obwohl nach Erscheinen dieses Artikels die Ergebnisse einer Reihe von weiteren Interventionsstudien (s.o.) vorliegen, die die Wirksamkeit der jeweiligen Hypertonietherapie für die jeweils untersuchten Populationen belegen, sind für bestimmte Untergruppen von Patienten gewisse Interventionsformen evtl. nicht mortalitätsverringernd. So wirkte sich das von der Multiple Risk Factor Intervention Trial Research Group angewandte "special intervention program" bei Patienten mit bleibenden EKG-Abnormalitäten gegenüber einer "normalen" Hypertoniebehandlung negativ aus (Multiple Risk Factor Intervention Trial Research Group, 1982: 1472). Die Forderung Aldermans behält also weiterhin ihre Gültigkeit.

Diagnostik und Therapie

Grundlage und Ausgangspunkt einer diagnostischen Abklärung des Blutdrucks ist die mehrmalige, mindestens jedoch dreimalige Messung an zwei verschiedenen Tagen. Holzgreve (1981b: 502) weist darauf hin, daß die Interventionsstudien zur milden Hypertonie mindestens sechs Blutdruckmessungen voraussetzen. Im Anschluß an diese Grunduntersuchung empfiehlt die Deutsche Liga zur Bekämpfung des hohen Blutdruckes im Rahmen einer "Basisdiagnostik" die Anamnese zu erheben und eine körperliche Untersuchung durchzuführen, sowie einfache chemische Tests. Viele der hochdruckbedingten Organveränderungen, - sie finden sich z.B. in Form einer Arteriosklerose und ihrer Folgeschäden schon zu einem sehr frühen Zeitpunkt bei 60 % aller Hochdruckkranken -, können durch Anamnese und körperliche Untersuchung erkannt werden. Weitere Blut- und Harnanalysen zur Entdeckung zusätzlicher Risikofaktoren für das Auftreten einer Herz-Kreislauf-Erkrankung (Messung der Glucose-, Cholesterin- und Harnsäureparameter) sowie ergänzende Untersuchungen bei diastolischen Blutdruckwerten über 100 mm Hg (u.a. EKG, Röntgen des Thorax, Ausscheidungs-Urographie, Augenhintergrundbeurteilung) runden die "Basisdiagnostik" ab. Die ergänzenden Untersuchungen dienen vor allem der Erkennung des Schweregrades einer Hypertonie (Augenhintergrund) sowie der Bestimmung bereits eingetretener kardialer Hochdruckkomplikationen (EKG, Röntgenthorax); die Ausscheidungsurographie ist die umfassendste radiologische Nierenuntersuchung für die Hochdruckdiagnostik. Vordringliches Ziel der Hochdruckdiagnostik ist die Klärung der Ätiologie. Zur Sicherung der diagnostischen Hinweise, die die eingeschränkte oder erweiterte (ambulante) Basisdiagnostik gibt, hat man die Möglichkeit einer aufwendigeren, eingehenden Diagnostik. Sie wird u.U. stationär durchgeführt und wird vor allem in folgenden Fällen empfohlen:

- bei Patienten mit mittelschwerer bis schwerer Hypertonie, bei denen sich im Rahmen der Basisdiagnostik Anhaltspunkte für das Vorliegen einer sekundären Hypertonie ergeben;
- bei Patienten, bei denen sich der Blutdruck mit der üblichen antihypertensiven medikamentösen Therapie nicht auf die gewünschte Höhe einstellen läßt;

- bei der Diagnose einer chirurgisch heilbaren, sekundären Hypertonie, zur präoperativen Lokalisationsdiagnostik oder für die Entscheidung, ob eine medikamentöse oder eine chirurgische Therapie durchzuführen ist (z.B. bei renosvaskulärer Hypertonie).

Ziel der Therapie ist es, den erhöhten Blutdruck dauerhaft auf "normale" Werte (diastolischer Blutdruck unter 90 mm Hg) zu senken. Als "Basisbehandlung" wird die Verminderung der Salzzufuhr auf 5 - 6 g Kochsalz pro Tag und eine Gewichtsreduktion bei übergewichtigen Personen empfohlen. An weiteren nichtmedikamentösen Therapiekomponenten sind z.B. meditative Entspannungsübungen und die Einstellung des Nikotinkonsums zu nennen. Auch die Vermeidung oder Herabsetzung einer beruflichen Überforderung werden diskutiert. Führen die angeführten Lebensstilmodifizierungen (vgl. 2.2.) nicht zum Erfolg, so ist darüber hinaus eine medikamentöse antihypertensive Therapie angezeigt. Dabei wird ein breites Spektrum von Medikamenten, mit unterschiedlichen Wirkungsmechanismen verwendet. Als kritische Anmerkung sei an dieser Stelle festgehalten, daß eine langfristige Anwendung dieser Medikamente evtl. Risiken in sich birgt, da die Sicherheit bzw. Unschädlichkeit dieser Arzneien, "sofern sie ein Leben lang verabreicht werden, nicht geprüft, und somit nicht gewährleistet ist" (Deutsches Institut zur Bekämpfung des hohen Blutdruckes 1980: 24). Skrabal (1981: 1791) fordert aus diesem Grund, aber auch aus Kostenüberlegungen, die Anwendbarkeit nichtmedikamentöser Therapieformen im Rahmen von Langzeitstudien zu erproben. Nur 0,5 % aller Hypertonien sind einer chirurgischen Behandlung zugänglich.

Nach der Blutdruckeinstellung werden Kontrolluntersuchungen, die im Abstand von 4 - 8 Wochen durchgeführt werden, empfohlen. Elektrokardiographische Kontrollen sind in zweijährigem Abstand anzusetzen. Röntgenuntersuchungen von Herz und Lunge sollten in 2-5-Jahresintervallen stattfinden. Unkomplizierte Fälle erfordern höchstens jährlich durchgeführte Laboruntersuchungen (Kalium, Blutzucker, Cholesterin, Harnsäure und Kreatinin).

Ein Problem, das die Wirksamkeit der Hypertoniebehandlung zentral betrifft, ist die Patientenmitarbeit ("Compliance"). Da z. Zt. über 50 % der erfaßten Hypertoniker die Medikamente unregelmäßig oder überhaupt nicht einnehmen (programmed 1981: 50), ist diesem Punkt besondere Aufmerksamkeit zu schenken. Vermeidbare Nebenwirkungen, mangelnde Motivation des Patienten und fehlende Unterstützung des Patienten durch seine nähere Umgebung, gelten als Hauptursachen fehlender Mitarbeit. Motivationsfördernd wirkt sich die Blutdruckselbstmessung aus; ein einfaches Therapieschema, die feste Vereinbarung von Wiedervorstellungsterminen und das Führen eines "Hypertoniepasses", der dem Arzt beim Untersuchungstermin vorgelegt werden kann, erhöhen ebenfalls die Kooperationsbereitschaft. Eine breite Diskussion über die Einflußgrößen der Compliance findet sich bei Weber et al. (1977) unter besonderer Berücksichtigung der Hypertonie. Empirische Resultate zu den Auswirkungen verschiedener complianceerhöhender Programme legen Levine et al. (1979) vor. Schulman (1979) untersuchen speziell, welchen Einfluß die Einstellung des medizinischen Personals zur Rolle des Hypertoniepatienten - als aktiver Partner oder passiver Anweisungsempfänger - auf die Patientenmitarbeit besitzt.

Eine vertiefte Behandlung von Diagnostik und Therapie der Hypertonie findet sich z.B. in programmed (1981), Freis (1978), Anlauf und Bock (1981), Anlauf et al. (1981), Bock (1981), Bock und Hoffmann (1978), Lohmann (1978), Moser et al. (1977), sowie im "Weißbuch Hypertonie" (Deutsches Institut zur Bekämpfung des hohen Blutdruckes 1980), ferner in einem Bericht der Weltgesundheitsorganisation (WHO 1978), der auch auf epidemiologische Fragestellungen eingeht.

4.2.2. Hypertonieprävention aus der Systemperspektive

Verbreitung, gesellschaftliche Bedeutung, Prävention

In der Bundesrepublik wurden bislang nur wenige Untersuchungen zur Epidemiologie der Hypertonie durchgeführt, die für große Teile der Bundesrepublik als repräsentativ anzusehen sind. Die Studie von Nüssel et al. (1980), ermittelte für den Bevölkerungsausschnitt der 30 - 59jährigen eine Hypertonieprävalenz (vgl. 3.1.2.3.) von 17 %; dieser Prozentsatz deckt sich mit der von Weinstein und Stason (1976) angegebenen Schätzung, daß 17 % der U.S.-amerikanischen erwachsenen Bevölkerung einen erhöhten Blutdruck besitzen. "Etwa zwei Drittel der Bevölkerung der Bundesrepublik lebt unter Bedingungen, die zu einem wichtigen Teil mit den Gegebenheiten in Eberbach und Wiesloch zu vergleichen sind. Es besteht also eine relativ hohe Repräsentativität dieser Wohnbevölkerung für die Bundesrepublik. Im Sinne dieser Annahme spricht auch der Strukturvergleich bezüglich Geschlecht und Alter zwischen der Wohnbevölkerung von Eberbach/ Wiesloch und der Bundesrepublik" (Nüssel 1979: 255). Geht man von dieser Prävalenz und von 30 Millionen Menschen in einer Altersgruppe, die vom hohen Blutdruck bedroht ist, aus, so ergeben sich etwa 5 Millionen Menschen, die in der Bundesrepublik an hohem Blutdruck leiden (vgl. a. Deutsches Institut zur Bekämpfung des hohen Blutdruckes 1980: 7). Weitere 30 % der männlichen Bevölkerung und 23 % der weiblichen Bevölkerung im Alter zwischen 30 und 59 Jahren sind als Grenzwerthypertoniker einzustufen (vgl. Nüssel et al. 1980). Bedenkt man ferner, daß 62 % der männlichen und 44 % der weiblichen Hypertoniker des angegebenen Altersausschnitts weniger als 50 Jahre alt sind (vgl. Nüssel 1980), so erhält man eine erste Vorstellung von der Auswirkung der Hypertonie auf die Lebenserwartung, die Morbidität, aber auch auf die Frühberentung (genauer z.B. Hoppe 1978) und weitere noch zu erörternde ökonomische Bereiche.

Die Angabe von 13 000 Sterbefällen infolge von Hypertonie (als primärer Todesursache) in der Bundesrepublik für das Jahr 1978 (Statistisches Bundesamt 1980) unterschätzt die durch Hypertonie verursachte Sterblichkeit erheblich, da ein Großteil der 1978 eingetretenen ca. 346 000 Sterbefälle infolge kardiovaskulärer Erkrankungen (Statistisches Bundesamt 1980) der Hypertonie zugeschrieben werden kann. Eine etwas geringere Prävalenz (14 %) als die von Nüssel et al. (1980) ermittelte, ergab sich bei der von Keil et al. (1982) durchgeführten Münchener Blutdruckstudie.

Aus den angeführten Gründen ist die Bekämpfung der Hypertonie in den U.S.A. zu einem vordringlichen Problem von öffentlichem Interesse geworden (Weinstein und Stason 1976). Das dort 1972 eingerichtete "National High Blood Pressure Education Program" wird von der amerikanischen Regierung und vom National Heart, Lung, and Blood Institute unterstützt. Neben der Initiierung nationaler Projekte besteht seine Aufgabe darin, lokale Aktivitäten, die von verschiedenen Vereinigungen durchgeführt werden, zu koordinieren. In Europa und insbesondere in der Bundesrepublik, besteht bisher keine entsprechende Einrichtung. Als erster Schritt kann die vom European Office der Weltgesundheitsorganisation 1979 einberufene Sitzung über "Hypertension Related to Health Care-Research Priorities" (WHO 1980b) angesehen werden (vgl. Deutsches Institut zur Bekämpfung des hohen Blutdruckes 1980). Dem Tagungsbericht (WHO 1980b) ist eine Liste von gegenwärtigen und zukünftigen Forschungsschwerpunkten zu entnehmen, die mittelbar oder unmittelbar die Prävention betreffen. Prävention heißt im Zusammenhang mit Hypertonie sowohl Prävention der Hypertonie als auch Prävention der hypertoniebedingten Komplikationen (vgl. 2.1.). Von zentraler Bedeutung für die sekundäre Prävention ist die in vielen Ländern festgestellte "Halbierungsregel": Etwa die Hälfte der Hypertoniker weiß nichts von ihrem Leiden, und von denjenigen, die sich ihrer Hypertonie bewußt sind, erhält nur die Hälfte eine adäquate Behandlung (vgl. a. Sieber et al. 1982). Als "Tripel-Paradoxon" steht hinter diesen Zahlen, daß:

- eine leicht zu diagnostizierende Krankheit oft unentdeckt bleibt;
- eine Gesundheitsstörung evtl. einfach zu behandeln ist, jedoch oft unbehandelt bleibt;
- trotz der Verfügbarkeit wirksamer Medikamente, die Behandlung oft ineffektiv ist (Strasser 1980: 25-26).

<u>Systemorientierter Überblick über Determinanten der Hypertonieprävention</u>

Abb. 4 zeigt einen Versuch, die verschiedenen Komponenten der Hypertonieprävention und ihre Beziehungen zueinander darzustellen (vgl. für die folgenden Ausführungen Strasser 1980).

Angesichts der komplexen Wechselbeziehungen zwischen Gesundheit, sozioökonomischen Strukturen und Präventivmaßnahmen (vgl. Kap. 2. und Abschnitt 3.1.1.) ist es offensichtlich, daß die Herauspräparierung und isolierte Betrachtung der Hypertonieprävention Systemzusammenhänge zerschneidet. Als einfaches Beispiel sei hier der partielle Einfluß der Hypertonie auf andere Krankheitsarten, z.B. Nierenerkrankungen, ischämische Herzkrankheiten, Artherosklerose und Schlaganfall genannt und umgekehrt z.B. der unmittelbare oder mittelbare Einfluß des Diabetes auf die Hypertonie. Vorschläge zur Integration eines Blutdruckkontrollprogramms in ein umfassenderes Präventivprogramm sind z.B. Breslow (1978) sowie Breslow und Somers (1977) zu entnehmen.

Im Kern des Systems der Abb. 4 steht die Bevölkerung in ihren verschiedenen hochdruckrelevanten Subpopulationen. Diese nehmen die Hypertonie solange nicht wahr, bis sie auf verschiedenen Wegen mit unterschiedlichen Mitteln <u>aufgedeckt</u> wird. Das kann in vier verschiedenen Weisen erfolgen:
- bei der diagnostischen Abklärung einer akuten Erkrankung während der dazugehörigen speziellen Untersuchungen (Routinebetrieb);
- bei primär nicht auf Hypertoniekontrolle abzielenden Kontakten mit Einrichtungen des Gesundheitswesens (casual screening, incidental screening) und
- in Form systematischer Reihenuntersuchungen ganzer Populationsgruppen (mass-screening), z.B. auf Messen (Bühler et al. 1976, Gutzwiller et al. 1976) oder in Betrieben (Wagner 1976);

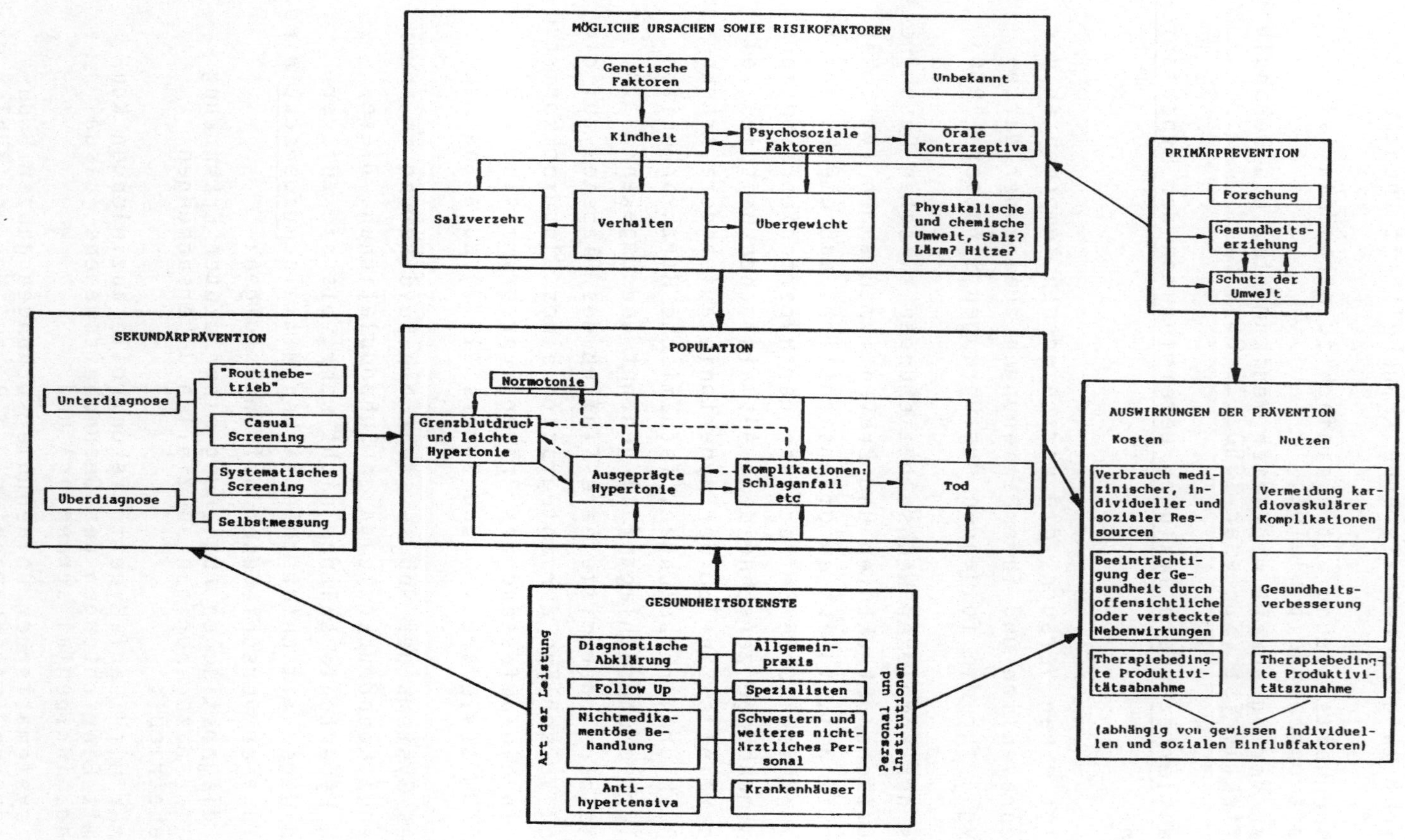

Abbildung 4: Hypertonieprävention im Überblick (in Anlehnung an Strasser, 1980:30)

- als Selbstmessung mit Hilfe automatisierter Geräte (z.B. in Apotheken und Supermärkten).

Alle vier Methoden besitzen Vor- und Nachteile. Die ersten beiden Vorgehensweisen erfassen in der Tendenz zu wenige Hypertoniker, die beiden letzten liefern jedoch zunächst einen zu hohen Anteil an "falsch positiven" Befunden, die erst im Verlauf von nachfolgenden Arztbesuchen wieder ausgeschieden werden können. Andererseits werden Fälle, die z.B. mit Hilfe von systematischen Reihenuntersuchungen erfaßt wurden, häufig nur ungenügend weiter verfolgt (Gutzwiller et al. 1976, de Lèche et al. 1977).

In Abb. 4 ist der Block, der den Einfluß des medizinischen Versorgungssystems auf die Hypertonieprävention illustriert, unterteilt in Verfahrenskomponenten und in personelle bzw. institutionelle Komponenten. Die Verfahrenskomponenten wurden bereits oben unter dem Stichwort "Diagnostik und Therapie" angesprochen. An Personal sind Allgemeinärzte, Internisten, eine breite Palette Spezialisten, z.B. Kardiologen, Nephrologen, Kinderärzte, Geriater sowie Gynäkologen, ferner Schwestern und Sozialarbeiter beteiligt. An Institutionen sind neben der Allgemein- und Facharztpraxis auch die Krankenhäuser betroffen.

Die Auswirkungen der Hypertonieprävention können in erwünschte und unerwünschte Konsequenzen, d.h. in Nutzen und Kosten, unterteilt werden. Die Nutzenkomponenten umfassen die Zahl vermiedener Schlaganfälle, ischämischer Herzkrankheiten und weiterer o.a. Komplikationen. Sie spiegeln sich auch im Rückgang der hypertoniebedingten Mortalitätsraten und der Gesundheitsverbesserung wider (zum Problem der Messung von Gesundheit allg. vgl. 3.1.2.3.). Weiterer Nutzen ergibt sich u.a. in Form der Einsparung von Ressourcen des Gesundheitssystems aufgrund vermiedener Komplikationen. Für den einzelnen und seine Familie ergibt sich der Nutzen verhinderten Leids und evtl. der Nutzen aus der Erhaltung der Arbeitsfähigkeit. Die Erhaltung der Arbeitsfähigkeit ist unter gewissen Annahmen von gesamtgesellschaftlichem Interesse (zur Problematik vgl. 3.1.).

Kostenkomponenten umfassen mögliche Nebenwirkungen, d.h. die behandlungsbedingte Reduktion an Gesundheit, z.B. Schwindelgefühl oder Störungen der Sexualfunktion (bei medikamentöser Behandlung). Auch "versteckte" Nebenwirkungen, die "nur" auf epidemiologischer Ebene belegbar sind, müssen hier angeführt werden: leichte Störungen des Zuckerhaushalts oder des Serum-Cholesterin-Spiegels. Auf eventuell noch unbekannte negative Auswirkungen im Laufe der Langzeitanwendung von hypotensiven Arzneien wurde oben bereits hingewiesen. Neben Kosten in Form einer gesundheitlichen Beeinträchtigung treten die Kosten des Verbrauchs medizinischer,individueller und sozialer Ressourcen, die zur Hypertoniebehandlung benötigt oder durch diese induziert werden. Die Ressource "Zeit" des Individuums wird z.B. durch Arztbesuche, Kur- und Krankenhausaufenthalte beschnitten. Langfristige gesellschaftliche Belastungen ergeben sich z.B. durch die eventuelle langfristige Zunahme der Krebshäufigkeit, bedingt durch die Verschiebung der Altersstruktur.

Welche Auswirkungen als Kosten und welche als Nutzen und in welchem Grad angesehen werden, hängt vom Normen- und Wertesystem der Entscheidungsträger ab; insofern sind die obigen Zuordnungen der Auswirkungen der Hypertoniebekämpfung zu Kosten- und Nutzen relativ zu diesem System und der Vielfalt möglicher Zielsetzungen zu sehen (allg. vgl. Kap. 3.).

Als weitere gravierende Komponente nennt Strasser (1980) die primäre Hypertonieprävention. Viele der mitverursachenden oder die Wahrscheinlichkeit für eine Hypertonieentstehung erhöhenden Faktoren sind bislang noch unbekannt. Die Erforschung dieser Faktoren steht hier also im Mittelpunkt, insbesondere die Bestimmung des Einflusses von Lebensstil und Umwelt (Umwelt hier im weitesten Sinn, vgl. 2.2.). So sind beispielsweise die ätiologischen Rollen von Kochsalz und Spurenelementen in der Ernährung, von Arbeitsbedingungen und von psychosozialen Einflußgrößen noch genauer zu klären. Freis (1976: 589) ist z.B. der Ansicht, eine Reduktion der Kochsalzzufuhr auf 2 g pro Tag würde die essentielle Hypertonie als öffentliches Gesundheitsproblem beseitigen. Jenkins et al. (1979: 229) weisen auf den Einfluß sozialer Stressoren, insbesondere in Form von (relativ) niedrigem Ausbildungs- und Berufsstatus hin. Die organisatorische Umsetzung einer gemeindeorientierten Prävention, die sich auf gewachsene Strukturen und Institutionen (z.B. Vereine) stützt, wird z.B. in Eberbach und Wiesloch in der Bundesrepublik erprobt (Nüssel et al. 1980, Nüssel 1982). Dieses Programm demonstriert u.a. auch die Realisierbarkeit von Umweltmodifizierungen, z.B. über die Reduktion des Salzgehalts in Back- und Wurstwaren. Sind beeinflußbare Risikofaktoren identifiziert, so ist die praktische Umsetzung dieser Erkenntnisse in Form einer Umwelt- und Lebensstilmodifizierung zu operationalisieren. Als Umweltmodifizierung könnte die Natriumreduktion in Würzmitteln genannt werden. Die Gesundheitserziehung in Schulen oder Kindergärten, beim Arzt, im Betrieb oder breiter angelegt, mit Hilfe der Methoden des sozialen Marketing (allg. vgl. Quelch 1980) z.B. dienen der Lebensstiländerung.

Stand der Hypertoniebekämpfung in der Bundesrepublik

"Alle zur Verfügung stehenden Informationen weisen darauf hin, daß in der Bundesrepublik nur eine Minderheit der Hypertoniker adäquat behandelt wird und daß bisher kaum Anstrengungen stattgefunden haben, um die Entstehung der Hypertonie überhaupt zu verhindern..." (Deutsches Institut zur Bekämpfung des hohen Blutdruckes 1980: 139). Populationsbezogene Pilotstudien, multifaktoriell, d.h. auf die simultane Bekämpfung mehrerer Herzkreislauf-Risikofaktoren angelegt (z.B. Nüssel et al. 1980, Nüssel 1982) oder monofaktoriell, nur auf Hypertonie ausgerichtet (z.B. Wagner 1976, Keil et al. 1982), liefern konstruktive Anhaltspunkte für Interventionselemente. 1985 ist der Beginn eines flächendeckenden koordinierenden Bluthochdruck-Aufklärungs- und Fortbildungsprogramms geplant, das sich insbesondere auf die niedergelassene Ärzteschaft und die Zusammenarbeit mit Laien stützt (Deutsches Institut zur Bekämpfung des hohen Blutdruckes 1980: 137 ff., Füller et al. 1981a,b). Einen guten Einblick in die in der Bundesrepublik geführte Diskussion zu den sozialmedizinischen Problemen der Hypertoniebekämpfung vermitteln das Protokoll eines 1977 in Essen geführten interdisziplinären Gesprächs (Bock und Hoffmann 1978), sowie im Zusammenhang mit Risikofaktoren allgemein ein von Abholz et al. (1982) herausgegebener Übersichtsband (vgl. a. Nissinen et al. 1982).

4.2.3. Hypertonieprävention als strategisches Problem der Ressourcenallokation

Der Einfluß der Gesamtorientierung des Gesundheitssystems und des ordnungspolitischen Rahmens auf die Prävention wurde in Kap. 2. bereits angesprochen; erinnert sei hier z.B. an die Art der Finanzierung von Vorsorgeleistungen und die Einstellung der Ärzte und der potentiellen Patienten zur Prävention. Weinstein und Stason (1976: 11-12) schlagen einen Fragenkatalog vor, der speziell das Problem der Allokation von Ressourcen in den Vordergrund stellt; er ist hier leicht modifiziert wiedergegeben:

- Sollen neue Ressourcen der Behandlung der Hypertonie zugeteilt werden?
- Wie sollen die Prioritäten für den Einsatz der Behandlungsressourcen gesetzt werden?
- Wie soll das Problem der Nebenwirkungen in Behandlungsempfehlungen und in eine langfristige Strategie der Hypertonieprävention eingehen? Hier ist z.B. zu bedenken, daß bei milder Hypertonie die Nebenwirkungen den therapeutischen Effekt evtl. stark überlagern und u.U. sogar überkompensieren (vgl. z.B. Strasser 1980: 33-35).
- Berücksichtigt man die Tatsache, daß viele Patienten die Behandlungsanweisungen nicht befolgen, so ist zu fragen: "lohnt" sich die Zuweisung von Ressourcen zur Hypertoniebekämpfung trotzdem?
- Welche Arten von Gesundheitserziehungsprogrammen sollen implementiert werden? Grundsätzlich ergeben sich hier als Alternativen öffentliche Aufklärungskampagnen, die sich u.a. der Methoden des sozialen Marketing (z.B. Quelch 1980) bedienen, gezielte Erziehung der Anbieter von Gesundheitsleistungen und gezielte Erziehung der potentiellen Patienten, z.B. bei Arztbesuchen, in Kindergärten, Schulen etc.

- Sollen Hypertoniefrüherkennungsprogramme (Screening) angesetzt werden? Unter welchen Bedingungen? Für welche Zielpopulationen? Im Hinblick auf die Festlegung der Zielpopulation ist die Bestimmung von Risikogruppen von Bedeutung, ebenso die Suche nach einem ökonomisch begründeten Blutdruckschwellwert, der die Grenze des behandlungsbedürftigen Blutdruckbereichs markiert.
- Wie sollen Ressourcen auf Screening, Behandlung und anschließende Überwachung ("follow-up interventions") aufgeteilt werden?
- Welche Anstrengungen sollen zur diagnostischen Abklärung unternommen werden?
- Welche Anreize können dem "Patienten", dem Anbieter von Gesundheitsleistungen oder anderen Entscheidungsträgern gegeben werden, um sie zu motivieren, im öffentlichen Interesse zu handeln?
- Wann soll mit dem Handeln auf der Grundlage unvollständiger Information begonnen werden und wann sollen weitere Forschungsergebnisse abgewartet werden? Welchem Forschungsbereich soll die höchste Priorität eingeräumt werden?

Dieser Fragenkatalog bietet zumindest ein Orientierungsgerüst und kann sowohl in der Tiefe als auch in der Breite der Fragestellung erweitert werden. Als wesentliche Ergänzung dürfte die Frage nach der Zuteilung von Ressourcen für Umweltmodifizierungen gelten.

4.3. Einige Ansätze aus der Literatur

Ziel der folgenden Ausführungen ist es, auf eine Reihe von Arbeiten hinzuweisen, die die Entwicklung der in Abschnitt 4.4. vorzustellenden Modelle beeinflußt haben, oder die hierzu komplementäre Ansätze und Blickrichtungen darstellen, ohne jedoch einen Anspruch auf Vollständigkeit zu erheben. Gerade die in Abschnitt 3.2.2. diskutierten Manipulationsmöglichkeiten des Analytikers erfordern es, ergänzende oder alternative Untersuchungen und Modelle mit anzugeben, die in einer Entscheidungssituation im Idealfall ebenfalls berücksichtigt werden sollten.

4.3.1. Die Ansätze von Odenwälder, Weinstein, Stason und Nichols sowie von McNeil et al.

In der Bundesrepublik legt Odenwälder (1981) eine Kosten-Nutzen-Analyse zur Hypertoniebekämpfung vor. Die als Pilotstudie verstandene Arbeit berechnet auf der Basis statistischer Informationen die Höhe hypertoniebedingter gesamtwirtschaftlicher Kosten, sowie die Höhe der durch eine Hypertonietherapie möglichen gesamtwirtschaftlichen Einsparungen. Ferner wird eine als Teilanalyse verstandene Regressionsanalyse der Kosten für ärztliche Leistungen und Medikamente zur Hypertoniebehandlung angegeben, bezogen auf eine Reihe von Patientencharakteristika, z.B. Blutdruck, Geschlecht, Alter, Gewicht, Rauchgewohnheiten, Harnsäure im Blut etc. Als Datenmaterial wurden für diese Regressionsanalyse die Angaben von 103 Patienten einer Allgemeinarztpraxis herangezogen.
Die Studie basiert auf dem "Human-Capital"-Ansatz (vgl. 3.1.2.5.). Neben den durch die Hypertonie bedingten, verlorenen Lebensjahren werden die durch die Krankheit verlorenen Arbeitstage und die frühzeitige Berufs- und Erwerbsunfähigkeit berücksichtigt (vgl. 3.1.2.3.). Die Lebensjahre, sowohl erwerbstätiger als auch nicht erwerbstätiger Personen, werden hier mit einem Bruttodurchschnittslohn von ca. 27 000 DM bewertet. Die in 3.1.2.5. skizzierte, dem "Human-Capital"-Ansatz inhärente Benachteiligung "unproduktiver" Bevölkerungsgruppen ist durch diese Vorgehensweise zwar gemildert, doch ist zum einen die dem"Human-Capital"-Ansatz zugrundeliegende Idee der Abschätzung der summarischen Veränderung an "produktivem Output" verwässert; und zum anderen tritt die Diskriminierung der "unproduktiven" Bevölkerungsgruppen bei der Vernachlässigung der Arbeitsunfähigkeit der Rentner infolge Krankheit (vgl. Odenwälder 1980: 117) zutage, sowie bei der Einbeziehung des vermeidbaren Produktionsausfalls infolge Berufs- und Erwerbsunfähigkeit. Trotz der angeschnittenen Kritikpunkte ist diese Studie für die Bundesrepublik ein Versuch einer quantitativen, ökonomisch orientierten Aussage zur Beantwortung der Frage, ob Hypertoniepräventions-

maßnahmen auf breiter Basis durchgeführt werden sollen oder nicht. Odenwälder (1981: 43) sieht den Hauptrechtfertigungsgrund der vorgelegten Kosten-Nutzen-Analyse in der Schaffung von Transparenz. Der Studie ist zu entnehmen, obwohl dies in der Arbeit nicht unter dem Transparenzgesichtspunkt erwähnt ist, daß die für eine ökonomische Bewertung von Hypertoniebekämpfungsmaßnahmen notwendigen statistischen Daten nur unvollständig vorhanden sind. Als gravierendster Mangel wird das Fehlen von Statistiken zum mittelbaren Einfluß der Hypertonie auf Morbidität und Mortalität aufgeführt. So sind in der Bundesrepublik nur Statistiken über Todesfälle, Frühberentungsfälle und Arbeitsunfähigkeitstage verfügbar, die der Hypertonie unmittelbar zugeschrieben werden; sie erfassen jedoch nur einen kleinen Bruchteil (vgl. 4.2.2.2.) der gesamten gesundheitlichen Auswirkungen. Erfassungskosten, sowie Kosten für die Erhöhung der Patientenkooperation werden nicht berücksichtigt. Bezüglich der Wirksamkeit der Behandlung geht die Studie davon aus, daß die Behandlung die erfaßte Morbidität und Mortalität gänzlich beseitigt. Sämtliche Kosten- und Nutzengrößen werden auf das Jahr 1978 bezogen und alternativ mit 5 % bzw. 7 % Diskontrate abgezinst. Selbst bei einer Halbierung des angesetzten Nutzens und einer angenommenen Verdoppelung der ermittelten Behandlungskosten ist aus den Ergebnissen der Studie (Odenwälder 1981: 5) noch ein leicht positiver Nettosozialnutzen der Hypertoniebekämpfung ablesbar. Die Studie von Odenwälder versucht mit dem Konzept der Kosten-Nutzen-Analyse einen Anhaltspunkt für die Entscheidung zu liefern, ob die Hypertonieprävention aus ökonomischer Sicht zu empfehlen sei.

Wesentlich differenzierter angelegt, sowohl im Hinblick auf den Früherkennungs- und Behandlungsprozeß als auch auf Nebenwirkungen ist die schon als "klassisch" zu bezeichnende, umfassende,in den U.S.A. entstandene Arbeit von Weinstein und Stason (1976). Als konzeptionellen Rahmen wählten die Autoren die Kosten-Effektivitäts-Analyse (allg. vgl. 3.1.2.5.). Der verwendete, zunächst in seiner Grundform vorgestellte Kosten-Effektivitäts-Quotient

$$\frac{C}{E} = \frac{\Delta C_{Rx} - \Delta C_{Morb} + \Delta C_{SE} + \Delta C_{Rx\Delta LE}}{\Delta Y_{LE} + \Delta Y_{Morb} - \Delta Y_{SE}}$$

enthält (a.a.O.: 18 ff.) im Zähler die monetär bewerteten Nettokosten der medizinischen Behandlung. Im einzelnen

ΔC_{Rx}: die Kosten einer lebenslangen antihypertensiven Behandlung;

$-\Delta C_{Morb}$: die Kosteneinsparungen, die aus der Reduzierung der Zahl hypertoniebedingter kardiovaskulärer Komplikationen herrühren;

ΔC_{SE}: die Kosten der Behandlung von Nebenwirkungen der antihypertensiven Therapie;

$\Delta C_{Rx\Delta LE}$: die Kosten der Behandlung nichtkardiovaskulärer Erkrankungen, die im Laufe einer Lebensverlängerung entstehen, die die antihypertensive Therapie bewirkt.

Im Nenner des Kosten-Effektivitäts-Quotienten ist die Nettogesundheitsverbesserung - gemessen in qualitätsbereinigten Lebensjahren (allg. vgl. 3.1.2.3.) - eingetragen. Im einzelnen:

ΔY_{LE}: die Erhöhung der Lebenserwartung, die aus der Befolgung eines lebenslangen Behandlungsplans resultiert;

ΔY_{Morb}: die aus der Behandlung resultierende Erhöhung der Arbeitsfähigkeit, der Aktivität und der Lebensqualität, gemessen in einer äquivalenten Anzahl zusätzlicher Lebensjahre, sowie

ΔY_{SE}: die in den gleichen Einheiten gemessene Reduzierung der Lebensqualität, die auf die antihypertensive Therapie zurückzuführen ist.

Sowohl die Zähler- als auch die Nennergrößen beziehen sich auf sämtliche zu behandelnde Hypertoniker. Die Quotientenbildung eliminiert jedoch den Einfluß des Programmumfangs (vgl. 3.1.2.5.), d.h. die finanzielle und epidemiologische Größenordnung der Hypertoniebekämpfung.

Die in der Untersuchung verwendeten Mortalitäts- und Morbiditätsdaten sind der Framingham-Studie (z.B. Kannel et al. 1976) entnommen. Diese Studie ermöglicht Aussagen über die Wahrscheinlichkeit des Eintretens kardiovaskulärer Komplikationen innerhalb eines gegebenen Zeitraums, in Abhängigkeit von der Ausprägung gewisser Risikofaktoren, insbesondere des Faktors Hypertonie. Die quantitative Auswirkung der Reduzierung des Bluthochdrucks auf die Reduzierung der kardiovaskulären Folgeschäden ist dieser Studie nicht unmittelbar zu entnehmen, da nicht präventiv interveniert wurde. Um dennoch die Reduzierung des Risikos quantitativ mit dem in der Framingham-Studie bereitgestellten Material modellieren zu können, arbeiten Weinstein und Stason (1976) mit dem Konzept eines partiellen Nutzens. Es wird angenommen, daß das Risiko einer Person, deren Blutdruck vom Wert X auf den Wert Y gesenkt wird, einem gewichteten Risikomittelwert aus den zu X und Y gehörigen Risikowerten entspricht. Diese Vorgehensweise ist gerade im Fall der Hypertonie, mit ihrer langen symptomlosen Vorgeschichte, sinnvoll, da die Prognose für einen behandelten Hypertoniker mit kontrollierten Blutdruckwerten der Höhe Y möglicherweise erheblich von der Prognose für Personen mit einem natürlichen Blutdruckwert von Y abweicht.

Im Rahmen der Alternativrechnungen variieren die Gewichte für die Risikomittelung u.a. in Abhängigkeit vom Alter zu Beginn der Therapie und von der Therapiedauer.

Die analysierten Patientengruppen werden anhand der Kriterien Alter, Geschlecht sowie diastolischer Blutdruckhöhe vor und nach der Behandlung festgelegt, wobei die Blutdruckhöhe nach der Behandlung in der Modell-Variante "stepped control approach" von der Blutdruckhöhe vor der Behandlung abhängt.

Die Ergebnisse der Berechnungen werden in einer Reihe von Graphiken veranschaulicht. Abb. 5 zeigt exemplarisch, in welcher Weise sich das Kosten-Effektivitäts-Verhältnis bezogen auf Frauen, in Abhängigkeit von den Blutdruckwerten vor der Behandlung und vom Alter bei Behandlungsbeginn, verändert. Interpretationen ohne Kenntnis sämtlicher Prämissen sind nicht aussagefähig; zu ihnen gehört die Voraussetzung des "altersabhängigen patiellen Nutzens", der 5 % Diskontrate, der Annahme des "stepped control approach" und der vollkommenen Befolgung der ärztlichen Empfehlungen. Aber auch die Annahme über

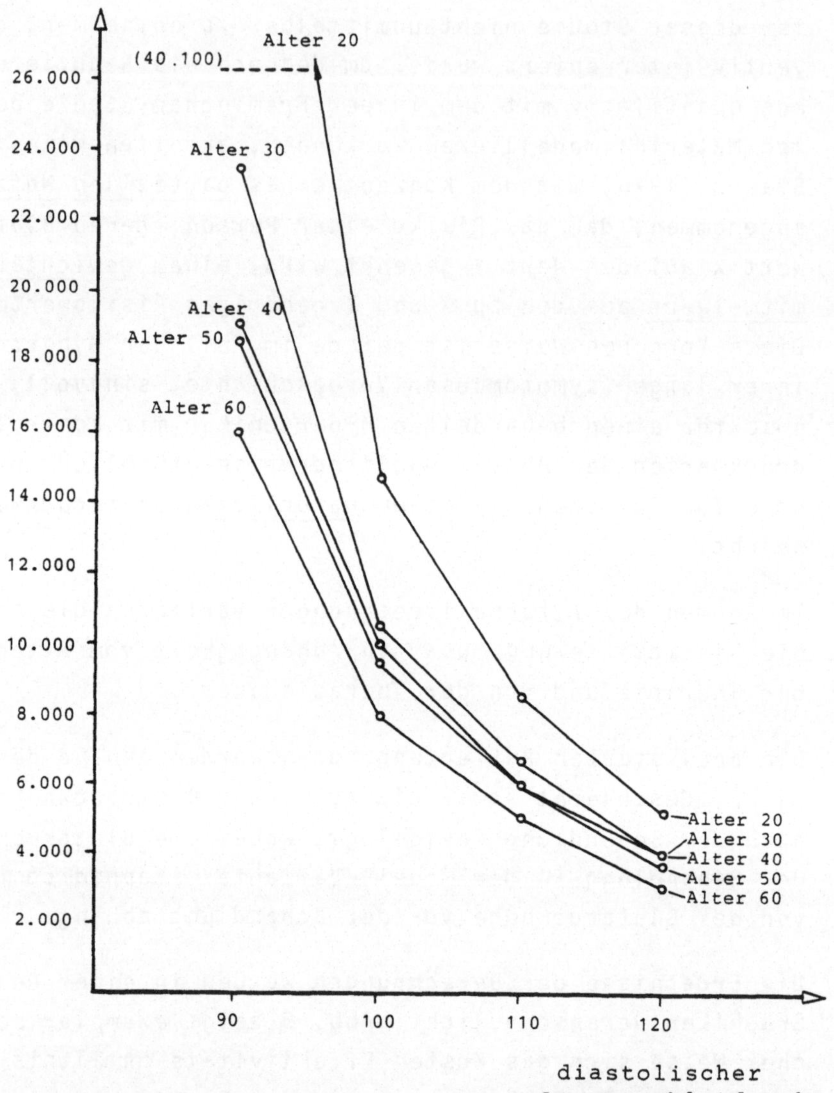

Abbildung 5: Kosten-Effektivität der Hypertoniebehandlung für Frauen nach Alter und diastolischem Ausgangsblutdruck.
Annahmen: altersabhängiger Partialnutzen; Diskontrate 5%; abgestufte Kontrolle; vollständige Compliance.
Quelle: Weinstein und Stason (1976:50)

die Qualitätsbereinigung - sie enthält u.a. subjektive Schätzungen der Autoren (a.a.O.: 38-39, 70-71) - ist zu berücksichtigen, ebenso wie die zum Großteil subjektiven Annahmen über den quantitativen Einfluß von Nebenwirkungen.

Besondere Beachtung schenken die Autoren den Hindernissen einer erfolgreichen Hypertoniekontrolle. Zum einen drückt sich dies in der Einbeziehung der Patientenmitarbeit während des Behandlungsprozesses aus, d.h. bei deren Fehlen in einer entsprechenden Verringerung der Effektivität der Behandlung und einer relativ hierzu geringeren Kostenreduktion. Zum anderen jedoch gehen schon bei der Erfassung der Hypertoniker über die Screening-Kette (vgl. Abb. 6) potentielle Patienten der Therapie verloren. Ein erweiterter Kosten-Effektivitäts-Quotient, der auch den Früherfassungsprozeß einbezieht, trägt dieser Tatsache Rechnung (a.a.O.: 153). Die von Weinstein und Stason in den oben skizzierten Berechnungen verwendete Variante der Kosten-Effektivitäts-Analyse, der Quotientenansatz (vgl. 3.1.2.5.), erweist sich für die folgende Fragestellung als unbrauchbar: Welcher Anteil eines Gesamt- (oder pro Kopf-) Budgets soll für die einzelnen Stadien des Erfassungs- und Behandlungsprozesses (Abb. 6) aufgebracht werden, falls vermehrter Ressourceneinsatz an den jeweiligen "Stationen" des unten genauer erläuterten Prozesses die Wahrscheinlichkeit erhöht, daß der potentielle Patient in einen "nächstbesseren" Zustand gelangt. Ziel ist nun die Maximierung der mit diesem Budget erreichbaren Effektivität (vgl. 3.1.2.5.), gemessen in der Anzahl der "Patienten", die die Endstufe ("unter Kontrolle") erreichen.

Nichols, Weinstein und Stason (Weinstein und Stason 1976: 166 ff., Nichols und Weinstein 1978) entwickeln ein mathematisches Modell zur Beantwortung dieser Frage, das im folgenden in den Grundzügen vorgestellt wird.
Ausgangspunkt der Überlegungen ist der in Abb. 6 schematisierte Früherfassungs- und Behandlungsprozeß. Dieser Prozeß wird in 8 Stufen unterteilt:

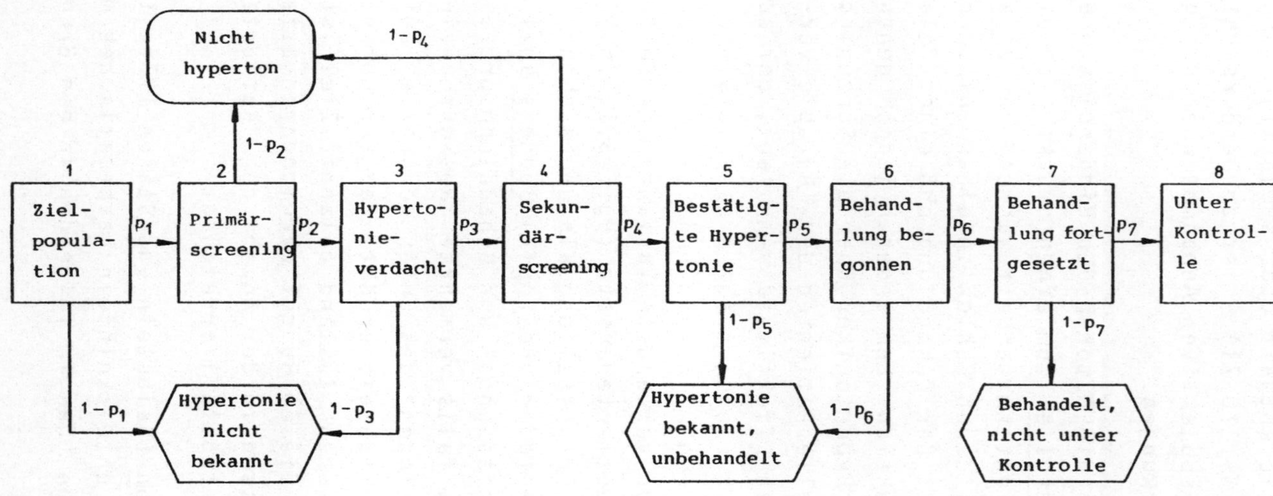

<u>Abbildung 6:</u> Ein Mehrstufenmodell der Hypertoniebekämpfung (p_1 bis p_7: Wahrscheinlichkeiten); Quelle: Weinstein und Stason (1976:168), modifiziert

<u>Stufe 1</u> umfaßt die Festlegung der Zielpopulation und die Screening-Vorbereitung. Die Festlegung der Zielpopulation kann anhand von Kriterien erfolgen, die in Beziehung zur voraussichtlichen Hypertonieprävalenz oder der Effektivität der Intervention stehen. Solche Kriterien sind z.B. Alter, Geschlecht und Rasse. Die Wahrscheinlichkeit, daß ein Mitglied der Zielpopulation in die Reihenuntersuchung gelangt, sei p_1. Diese Wahrscheinlichkeit kann durch eine Reihe von Maßnahmen erhöht werden: u.a. durch öffentliche Aufklärung und Bemühungen, um möglichst viele Anbieter von Gesundheitsleistungen (Ärzte, Apotheker etc.) zum Incidental Screening oder Massen-Screening zu motivieren (vgl. 4.2.2.). An Kosten fallen auf dieser Stufe die Kosten C_1 dieser und anderer Screening-Vorbereitungen an.

<u>Stufe 2</u> bezieht sich auf das Primär-Screening in Form einer (oder mehrerer) Blutdruckmessungen. Die Wahrscheinlichkeit p_2 von Stufe 2 nach Stufe 3 zu gelangen, ist die Wahrscheinlichkeit, daß ein erfaßtes Individuum einen über dem festgelegten Schwellwert liegenden Blutdruck aufweist. Die Kosten C_2 dieser Stufe umfassen die Kosten der Blutdruckmessung und damit verbundene Verwaltungskosten.

<u>Stufe 3</u> erfaßt die Einstufung des Individuums als "hypertonieverdächtig". "Hypertonie<u>verdächtig</u>" deshalb, weil die erstmalige Blutdruckmessung mit einer "Falsch-positiv"-Rate verbunden ist, d.h. gewisse Personen aufgrund der Erstmessung zu Unrecht als Hypertoniker klassifiziert werden. (Es wird angenommen, die "Falsch-negativ"-Rate sei Null.) Die Kosten C_3 auf dieser Stufe entstehen durch Maßnahmen, die die Wahrscheinlichkeit p_3 erhöhen, das Sekundär-Screening zu erreichen, man denke z.B. an Einbestellaktionen.

<u>Stufe 4</u> betrifft das Sekundär-Screening. Um die Diagnose "Hypertonie" zu bestätigen, sind wiederholte Blutdruckmessungen nötig. Dies kann an einer speziell hierfür eingerichteten Screening-Station, aber auch über eine andere Institution des Gesundheitswesens erfolgen. Jede Alternative hat ihre spezifi-

schen Kostenimplikationen C_4. Die Übergangsrate p_4 gibt die Wahrscheinlichkeit an, mit der die Verdachtsdiagnose "Hypertonie" bestätigt wird.

Stufe 5 bezieht sich auf den im Sekundär-Screening bestätigten Hypertonieverdacht. Die Kosten C_5 fallen für Maßnahmen an, die die Wahrscheinlichkeit erhöhen, daß der Patient eine Behandlung beginnt. Solche Maßnahmen können darin bestehen, den Zugang zu einer Behandlung zu erleichtern, oder die Bereitschaft des Arztes zu erhöhen, eine Behandlung zu beginnen. p_5 ist die Wahrscheinlichkeit, daß der Hypertoniker nach Stufe 5 eine Behandlungsinstitution erreicht und daß die Behandlung dort beginnt.

Stufe 6 markiert den Behandlungsbeginn. Kosten C_6 fallen für die diagnostischen und therapeutischen Maßnahmen (vgl. 4.2.1.) innerhalb der ersten 6 Monate nach Beginn dieser Maßnahmen, sowie für complianceerhöhende Bemühungen an; zu diesen Bemühungen zählen Einbestellsysteme und der Abbau von Behandlungshemmnissen (z.B. langen Wartenzeiten). Die Wahrscheinlichkeit p_6, die Behandlung fortzusetzen,hängt stark von solchen Interventionen ab.

Stufe 7 erfaßt Patienten, die bereits mehr als 6 Monate in Behandlung sind. Auf dieser Stufe entsteht das Problem, den Patienten zur genauen Befolgung des Behandlungsplans zu motivieren. An Kosten C_7 fallen hier die Kosten der lebenslangen Behandlung durch Medikamente, periodische Laboruntersuchungen und Arztbesuche, aber auch Kosten für compliceerhöhende Bemühungen an. p_7 ist die Wahrscheinlichkeit für den Behandlungserfolg.

Stufe 8 repräsentiert den anzustrebenden "Idealzustand". Der Patient, der diese Stufe erreicht hat, gilt als erfolgreich behandelt; sein Blutdruck ist auf die angestrebten Werte dauerhaft reduziert.

Ziel ist es, wie bereits angesprochen, die verfügbaren Ressourcen so auf die sieben, dem Endzustand vorangehenden, Stufen zu verteilen, daß die Chancen eines Individuums der Zielpopulation, diesen Endzustand zu erreichen, maximiert werden.

Nichols, Weinstein und Stason (a.a.O.) geben für diese Problemspezifikation folgende mathematische Formulierung an:

$$\prod_{i=1}^{7} p_i \rightarrow \max!$$

unter den Nebenbedingungen

$$C_1(p_1) + \sum_{i=2}^{7} \prod_{j=1}^{i-1} p_j C_i(p_i) \leq B$$

$$0 \leq p_i \leq 1 \qquad i = 1,\ldots,7$$

Hierbei seien:

p_i: die bereits eingeführten Übergangswahrscheinlichkeiten, $i = 1,\ldots,7$;

$C_i(p_i)$: von p_i als Argument abhängige, konvexe, inhaltlich oben eingeführte Kostenfunktionen C_i, jeweils bezogen auf ein Individuum: $i = 1,\ldots,7$;

B: ein Pro-Kopf-Budget, bezogen auf eine Person der Zielpopulation.

Die Zielfunktion und die zweite Nebenbedingung bedürfen keiner weiteren Erläuterung. Die Produktterme der ersten Nebenbedingung erfassen die auf der Stufe i pro Kopf (im wahrscheinlichkeitstheoretischen Sinn) zu erwartenden Kosten; die Summierung über diese Stufenkosten ergibt dann die zu erwartenden gesamten Pro-Kopf-Kosten.

Für die algorithmische Behandlung dieses Modells wird auf Weinstein und Stason (1976) sowie auf Nichols und Weinstein (1978) verwiesen. Eine algorithmisch leichter handhabbare, erweiterte Variante des vorgestellten Ansatzes gibt Achmed (1978) an.

McNeil et al. (1975a,b) setzten sich seinerzeit mit dem bis dahin auf ökonomisch-strategischer Ebene noch wenig durchdachten Diagnoseprozeß im Hinblick auf Kosten und Effektivität auseinander. Die Ergebnisse dieser Untersuchungen flossen dann ebenfalls in die angeführte, bis 1976 wohl umfassendste, von Weinstein und Stason vorgelegte Arbeit zur quantiativ-ökonomischen Analyse der sekundären Hypertonieprävention ein. Das von McNeil, sowie Stason und Weinstein verfaßte 7. Kapitel der Arbeit (Weinstein und Stason 1976: 197 ff.) gibt einen Einblick in die Modellbildung. Es ist den folgenden Ausführungen zugrundegelegt.

In Abschnitt 4.2.1. wurden in den Grundzügen die klinischen Aspekte der Hypertonie vorgestellt, insbesondere die Ursachen der Hypertonie und Möglichkeiten zur diagnostischen Abklärung. Sekundäre Hypertonie, deren Ursachen also kausal festlegbar sind, liegt, je nach betrachteter Population, bei 1 % (Bevölkerungsstichprobe) bis 10 % (Patientengut einer Überweisungspraxis) aller Hypertoniker vor. In ungefähr der Hälfte dieser Fälle ist eine Therapie, die die Ursachen, nicht nur das Symptom erhöhter Blutdruck, beseitigt, möglich. Um den Umfang der diagnostischen Evaluierung der Hypertonie aus der Kosten-Effektivitäts-Perspektive zu betrachten, werden von McNeil et al. (a.a.O.) sowohl die Wirksamkeit und die Risiken der diagnostischen Verfahren und der Therapie als auch der monetär bewertete Ressourcenverbrauch betrachtet.
Die Autoren konzentrieren sich in ihrer quantitativen Analyse auf die renovaskuläre Hypertonie, deren Anteil an allen, einer spezifischen Behandlung zugänglichen sekundären Hypertonien am höchsten ist. Diese Form kommt bei ca. 4,5 - 5 % aller Hypertoniepatienten vor, falls man ein klinisch vorselektiertes Patientenkollektiv zugrunde legt (Weinstein und Stason 1976: 198, Lohmann 1978).

Diese Nierengefäßerkrankung ist durch eine Verengung einer oder beider Nierenarterien bedingt, die die Blutversorgung der Nieren vermindert und zu einem hormonell bedingten Blutdruckanstieg führt. Ätiologisch lassen sich die Nierengefäßerkrankungen in fibromuskuläre Dysplasien und arteriosklerotische Formen einteilen (z.B. programmed 1981: 16). Chirurgische Eingriffe beseitigen die Verengung der Nierenarterien oder führen das Blut an der Verengung vorbei (Bypass) oder aber sie entfernen die ischämische (blutleere) Niere. Obwohl radiologische Untersuchungsmöglichkeiten und chirurgische Heilverfahren existieren, bleibt der Umgang mit der renovaskulären Hypertonie problematisch, da eine gute Kontrolle des Blutdrucks auch rein medikamentös erreichbar ist (Weinstein und Stason 1976: 203 ff.).

Im Rahmen einer strategischen Analyse des Früherkennungsprozesses sind hier zunächst folgende Fragen von Bedeutung:

- Vorausgesetzt man hat durch mehrmalige Blutdruckmessungen (primäres und sekundäres Screening, s.o.) aus der Gesamtpopulation die hypertone Subpopulation herausgefiltert: Ist dann diese Subpopulation überhaupt auf renovaskuläre Hypertonie zu untersuchen?
- Falls die erste Frage bejaht wird: Ist die ganze Subpopulation oder nur gewisse Untergruppen zu untersuchen (die z.B. anhand von Alter und Geschlecht gebildet werden) und mit welchen Verfahren?

Der am häufigsten eingesetzte Screening Test ist die intravenöse Pyelographie, eine Röntgenuntersuchung der Nieren mit Hilfe eines Kontrastmittels. Für Patienten, bei denen sich anhand dieser Untersuchung ein Verdacht auf eine Nierengefäßerkrankung ergibt, wird eine Nierenarteriographie und eine Bestimmung des Reninspiegels gefordert. Die Ergebnisse dieser Untersuchung erlauben die Einordnung der renovaskulären Hypertonie als fibromuskuläre Displasie oder als arteriosklerotisch bedingt. Die Entscheidung zu operieren, hängt von dieser diagnostischen Klassifizierung ab. Abb. 7 zeigt zwei mögliche diagnostische Strategien. Die Kreise stellen Ereignisse dar, die Rechtecke verkörpern Entscheidungen. Bei beiden Diagnose- und Behandlungs-

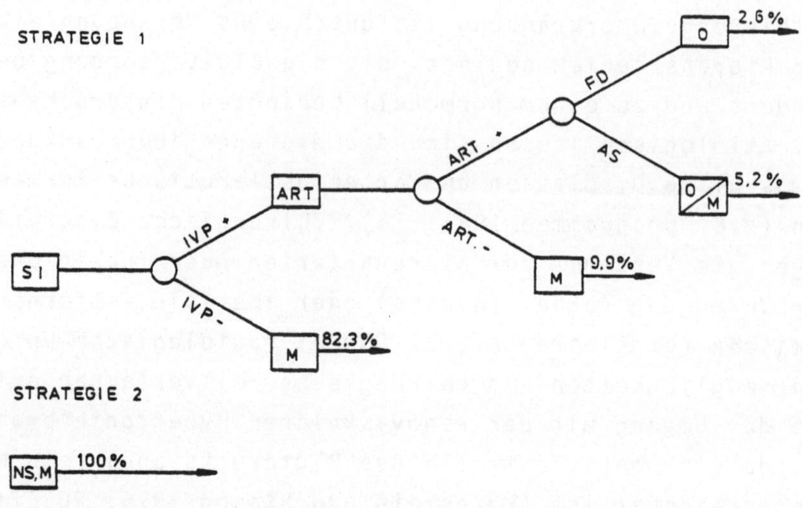

Erläuterungen:

IVP:	Intravenöse Pyelographie
IVP+(-):	Verdacht (beziehungsweise kein Verdacht) auf eine Nierengefäßerkrankung
Art(+,-):	Arteriographie (mit positiven beziehungsweise negativen Resultaten)
FD:	Fibromuskuläre Displasie
AS:	Arteriosklerotische Ursache
O:	Operation
M:	Medikamentöse Behandlung
SI:	Mittels IVP screenen
NS:	Nicht screenen

Abbildung 7: Zwei alternative Strategien für die Diagnose und Behandlung von Hypertoniepatienten
Quelle: McNeil et al. (1975b:222), modifiziert

bäumen wären auch andere Entscheidungen möglich gewesen, z.B. hätte am Anfangsknoten statt der intravenösen Pyelographie ein alternatives Screeningverfahren stehen können (vgl. McNeil et al. 1975a). Die beiden Strategien sind also als Realisierung von Optionen eines umfassenderen Entscheidungsbaumes aufzufassen. Strategie 1 besteht nun darin, den in Abb. 7 angegebenen Diagnose- und Therapiebaum zu durchlaufen und an den mit O bzw. O/M gekennzeichneten Knoten wie folgt zu beenden:

1) Knoten O: Ein Teil derjenigen Personen, die den operativen Eingriff überleben, ist geheilt, der restliche Teil erhält eine medikamentöse Therapie.

2) Knoten O/M: Ein Teil der arteriosklerotischen Nierengefäßerkrankungen ist einer chirurgischen Behandlung zugänglich. Hier wird gemäß 1) verfahren. Der restliche Teil wird medikamentös therapiert (McNeil und Adelstein 1975b).

Eine Modifikation von Strategie 1 ergibt sich, falls Knoten O/M in M umbenannt, d.h. falls an dieser Stelle ausschließlich medikamentös behandelt wird. Strategie 2 sieht keine weiteren Untersuchungen vor,sondern therapiert mit Medikamenten ohne diagnostische Abklärung der Hypertonie.

Als analytischen Rahmen verwenden McNeil et al. (in Weinstein und Stason, 1976) die Kosten-Effektivitäts-Analyse in der Quotientenvariante mit den von Weinstein und Stason (1976) spezifizierten Kosten- und Effektivitätsdimensionen. In die Berechnungen gehen, neben den verschiedenen Verzweigungswahrscheinlichkeiten, wiederum die Framingham-Daten (s.o.) ein, indem sie zur Beurteilung der Effektivität der medikamentösen Therapie herangezogen werden, die evtl. der chirurgischen Behandlung folgt. Bemerkenswerterweise errechnet die Studie - unter den hier nicht näher zu diskutierenden Annahmen - sowohl einen Effektivitäts<u>rückgang</u> als auch einen Kosten<u>anstieg</u> für beide Varianten der Strategie 1 gegenüber Strategie 2. D.h., die von McNeil et al. vorgestellten Screening- und die darauf aufbauenden Therapievarianten sind unter den getroffenen Annahmen der auf diagnostische Abklärung verzichtenden Strategie 2 unterlegen.

Fein (1977) veröffentlichte einige kritische Anmerkungen zu der von Weinstein und Stason (1976), sowie Stason und Weinstein (1977) unter der Mitarbeit von Nichols und McNeil erstellten Analyse, die auch die expliziten und impliziten Auswirkungen der Prämissen einbeziehen. Konkret spricht er u.a. die Qualitätsbereinigung der Lebensjahre an, den interpersonalen Vergleich von Nutzenfunktionen, die Ausklammerung des Verteilungsaspekts (vgl. Kap. 3.) und die Gefahr, das Interesse des Lesers so stark auf die in dieser Studie behandelten Teilaspekte und Ansätze zu lenken, daß andere bedeutende, evtl. nicht quantifizierbare Aspekte der Hypertoniebekämpfung außerhalb des Blickfelds geraten (vgl. Kap. 2.und 3.). Das Problem, den Zugang zu den Leistungen der Hypertoniefrüherkennungsprogramme gerecht zu gestalten, betont Fein (1977: 753) besonders; die Compliance z.B. hängt von "ökonomischen Barrieren" ab. Laut Fein ist es "die sozial verantwortliche Makroentscheidung, die das Individuum auf dem Mikro-Level letztlich beeinflußt" (a.a.O.).

4.3.2. Die Ansätze von Sondik et al.

Die in 4.3.1. augeführten Arbeiten tragen - ausgenommen die Studie von Nichols et al. - dem zeitlichen Verlauf der potentiellen Auswirkungen der sekundären Hypertonieprävention in prinzipiell ähnlicher Weise Rechnung. Odenwälder (1981: 62) multipliziert die Anzahl der infolge Hypertonie (als primärer Todesursache) 1978 "verstorbenen Personen mit der mittleren Restlebenserwartung der jeweiligen Alters- und Geschlechtsgruppe, denen die Verstorbenen angehören", um die 1978 durch Hypertonie verlorenen Lebensjahre zu erhalten (zur Methode allgemein vgl. z.B. Geissler 1980). Analog schätzt Odenwälder (a.a.O.: 118) die Zahl der 1978 durch Frühberentung verlorenen Erwerbsjahre ab. Weinstein und Stason (1976) berechnen, basierend auf den Framingham-Mortalitäts- und -Morbiditätsraten, die alters- und geschlechtsspezifischen hypertoniebedingten verlorenen Lebensjahre mit Hilfe von Absterbeordnungen ("life-table"-Methode: allg. z.B. Chiang 1968) und beziehen Kosten und Effektivität auf den Beginn potentieller Früherkennungsverfahren (mit Hilfe der Diskontierung). McNeil et al. (1975b) verwenden die kumulative Reduktion der infolge Hypertonie innerhalb eines 16-Jahreszeitraums verstorbenen bzw. erkrankten Personen als Outputindikator. Die Studie von Nichols et al. (Weinstein und Stason 1976: 166 ff., Nichols und Weinstein 1978) klammert die zeitliche Dimension aus. Die obigen Ansätze sind also statisch.

Speziell den zeitlichen Ablauf von Früherkennungsmaßnahmen betonen die dynamischen Modelle von Sondik et al. (1978, 1979). Sie beruhen im wesentlichen auf der Idee der Markovketten (allg. z.B. Howard 1971). Der Vorteil der Verwendung von Markovketten gegenüber der "Life-Table"-Methode für "Follow-Up"-Studien besteht grundsätzlich in der Möglichkeit, nicht nur den Anfangs- und Endzustand zu modellieren, sondern zusätzlich Zwischenzustände und deren zeitabhängige Verteilungen zu erfassen.
Der Preis für den Informationsgewinn aus der Verwendung von Markovmodellen ist zum einen die Prämisse der Markoveigenschaft des zugrundeliegenden stochastischen Prozesses und zum anderen, der erhöhte Informationsbedarf zur Erstellung der Übergangsmatrix (vgl. Schoenfelder et al. 1980: 13 ff.).

Das 1979 von Sondik et al. vorgestellte, am National Heart Lung and Blood Institute in Bethesda (U.S.A.) konzipierte, interaktive Modell wurde entwickelt, um dem National High Blood Pressure Education Program ein Instrument zur Analyse alternativer Screening- und Behandlungsprogramme zur Verfügung zu stellen. Primär dient das Modell dazu, die Verantwortlichen des genannten Programms zu unterstützen, ihre beschränkten Ressourcen in einer Weise einzusetzen, die die Kosten-Effektivität maximiert. An weiteren potentiellen Einsatzmöglichkeiten zählen die Autoren auf:

- Evaluierungszwecke, um vorhergesagte Auswirkungen mit den beobachteten zu vergleichen und um kausale Beziehungen zu erforschen, die nur unter großen Kosten direkt meßbar sind.
- Ausbildungszwecke: Das Modell erlaubt es, das mit den Hypertoniekontrollmaßnahmen befaßte Personal unmittelbar mit verschiedenen Faktoren eines solchen Kontrollprogramms quantitativ zu konfrontieren, d.h. mit Faktoren, die bislang nur subjektiv oder qualitativ erörtert werden.

- Das Modell kann auch auf örtlicher Ebene eingesetzt werden, um lokale Aktivitäten zu analysieren. Dies ist u.a. deshalb möglich, weil das Modell an die lokale demographische Struktur angepaßt werden kann.

Im folgenden werden nun die wesentlichen Modellkomponenten skizziert.
Zunächst die Grundidee des Modells: Das Modell fordert interaktiv gewisse Parameter des Hypertoniekontrollprogramms an und kombiniert diese Werte mit Basisdaten, die sich dem Benutzer in der Realität als gegeben, d.h. nicht beeinflußbar zeigen würden. Zu diesen Basisdaten zählen Bevölkerungswachstum, Kosten der verschiedenen hypertoniebedingten Krankheiten und Morbiditäts- sowie Mortalitätsraten. (Diese Grunddaten sind jedoch durch die Betreuer des EDV-Pakets modifizierbar.) Die Ergebnisse der Berechnungen werden im Zeitablauf verfolgt, d.h. die Kosten- und Effektivitäts-Projektionen werden auf jährlicher Basis protokolliert.

Nun zu den zentralen Modellkomponenten: Zunächst erfolgt die Aufspaltung der als relevant angesehenen Population - das sind alle Personen, die das 35. Lebensjahr vollendet haben -, in einen Anteil, der bereits in das Hypertoniekontrollprogramm aufgenommen ist und in einen Anteil, der noch nicht in das Programm eingebunden ist. Diese Population wird im Jahrestakt um diejenigen Personen ergänzt, die das 35. Lebensjahr vollenden. In einem nächsten Schritt wird der Teil der Population, der sich nicht in Behandlung befindet, mit einer gewissen Rate erfaßt (d.h. bei einer Screening-Rate von x % wird nur bei x % der Population der Blutdruck gemessen). An die Erfassung schließt sich die diagnostische Abklärung und die Therapie an. Der Screening- und Behandlungsprozeß wird im wesentlichen, ähnlich wie in Abb. 6, gesehen. Als "Zustände" in denen sich der potentielle Patient befinden kann, geben die Autoren an:

- nicht vom Programm erfaßt zu sein,
- erfaßt zu werden,
- diagnostiziert zu werden,

- im ersten Behandlungsjahr zu stehen,
- sich in darauffolgenden Behandlungsjahren zu befinden.

Aus jedem dieser fünf Zustände ist mit einer gewissen Wahrscheinlichkeit ein Aufrücken in den nachfolgenden Zustand, ein Zurückfallen in den Ausgangszustand, aus dem letzten Zustand auch eine Rückkehr in diesen Endzustand, möglich. Diese Wahrscheinlichkeiten sind interaktiv vom Benutzer festzusetzende Programmparameter. Die Screening- und Behandlungsfolge läuft innerhalb des zugrundeliegenden Ein-Jahrestakts ab. Obwohl nicht explizit als solche deklariert, könnten die aufgeführten Ereignisse "akute Herzkomplikation" und "Schlaganfall" ebenfalls als Zustände gesehen werden, ebenso der Tod aufgrund dieser Erkrankungen oder weiterer hypertoniebedingter Ursachen.

Die Population ist nach Geschlecht und nach 5 Alterskategorien (35 - 44, 45 - 54, 55 - 64, 65 - 74, über 75 Jahre) weiter unterteilt, d.h. es ergeben sich 10 Alters-Geschlechts-Kategorien. Dabei wird dem Altern der Population und dem altersbedingten Blutdruckanstieg Rechnung getragen. Das Modell verwendet vier Blutdruckklassen: ≤ 79 mm Hg, 80 - 89 mm Hg, 90 - 104 mm Hg, ≥ 105 mm Hg diastolischer Blutdruck. Eine Behandlung ändert die Wahrscheinlichkeitsverteilung des "natürlichen" Übergangs von einer dieser Klassen in eine andere. Die Matrix dieser Übergangswahrscheinlichkeiten kann interaktiv modifiziert werden. Es wird angenommen, die Intensität der medikamentösen Behandlung sei vom Ausgangsniveau des Blutdrucks abhängig und spiegele sich in den erwähnten Übergangswahrscheinlichkeiten wider. Die Mortalitäts- und Morbiditätsraten wurden auch für dieses Modell der Framingham-Studie (z.B. Kannel et al. 1976) entnommen.

An Kosten werden direkte Kosten für den Krankenhausaufenthalt, Arzthonorare und Arzneien angesetzt, daneben gehen aber auch die vermiedenen indirekten Kosten aufgrund von Morbidität (verlorene Arbeitstage) und Mortalitätskosten nach dem (in 3.1.2.5. vorgestellten) Human-Capital-Ansatz ein. Als interaktives System konzipiert, ermöglicht es das Modell jedoch, mit alternativen Ansätzen zur Bewertung des Lebens zu experimentieren. Die Diskontrate (vgl. 3.1.2.5.) kann ebenfalls vom Benutzer modifiziert werden.

Abb. 8 zeigt exemplarisch eines der Diagramme der vom Modell bereitgestellten Informationen. Es stellt die Absolutzahl jährlicher Herztodesfälle zweier Programme einander gegenüber, während der generell angesetzten Maximallaufzeit von 35 Jahren. Obwohl nicht explizit erwähnt, ist der Anstieg der Todesfälle wohl auf das angenommene Bevölkerungswachstum zurückzuführen. Rückkoppelungseffekte der modifizierten Morbiditäts- und Todesraten auf das Wachstum der von den Programmen nicht unmittelbar beeinflußten Population (34jährig und jünger), sind wegen der Maximallaufzeit ausgeschlossen.

Auf einige,von Sondik et al. (1979) jedoch nicht aufgeführte Beschränkungen des vorgestellten Modells sei hingewiesen:

- Das Problem der zeitlichen Abstände der Screening-Untersuchungen (z.B. jährlich, zweijährig...) wird nicht erwähnt; es fällt vor allem dann ins Gewicht, wenn die Kosten des Primär- und Sekundärscreenings nicht vernachlässigbar sind (vgl. Abb. 6). Gerade ein dynamischer Ansatz bietet zur Untersuchung dieser Frage jedoch den geeigneten Rahmen.
- Unberücksichtigt bleibt, daß der Schweregrad der Hypertonie nicht nur bezüglich der Blutdruckhöhe, sondern auch bezüglich seiner Dauer zum Zeitpunkt der Entdeckung und die bereits entstandenen Organschäden die Prognose und auch die Screening-Aktivitäten beeinflußt. Das Markovmodell von Eddy (1980), angewandt vom Krebsbereich, würde es z.B. erlauben, diese beiden Probleme dynamisch zu modellieren.
- Das Modell ist nichtoptimierend, es prognostiziert.

Ein weiteres von Sondik (1978) entwickeltes Modell geht auf die Auswahl alternativer Programmstrategien zur Planung von Aufklärungs- und Fortbildungsprogrammen ein. Im Gegensatz zum obigen interaktiven Ansatz, der von den mathematischen Strukturen eines Markovmodells keinen Gebrauch macht, stützt sich die Auswertung des vorzustellenden Modells von Sondik (1978) auf die Theorie der Partially-Observable-Markov-Processes (allg. z.B. Monahan 1982).

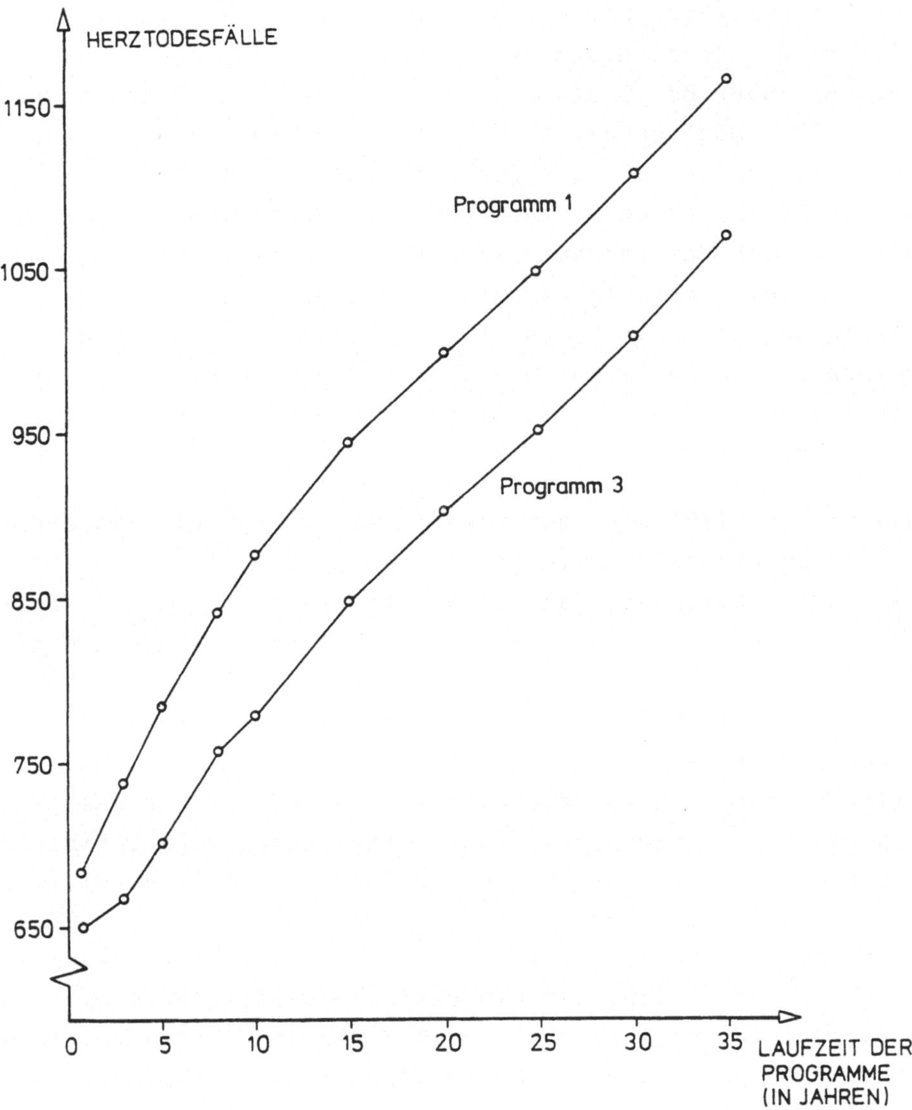

Abbildung 8: Die Anzahl der Herztodesfälle pro Jahr für Programm 1 und Programm 3; Quelle: Sondik (1979:14)

Das National High Blood Pressure Education Program (U.S.A.) liefert der Bevölkerung und insbesondere den Ärzten Informationen über den Bluthochdruck, seine Gefahren und seine Behandlungsmöglichkeiten. Es fordert ferner die Bevölkerung zur regelmäßigen Blutdruckmessung und zu entsprechendem Verhalten bei erhöhten Werten auf. Die Strategien des Aufklärungs- und Fortbildungsprogramms können nun im Extremfall ausschließlich auf die Fortbildung der Ärzte oder ausschließlich auf die Aufklärung der Bevölkerung gerichtet sein. Zwischen diesen reinen Strategien liegt ein weites Spektrum von gemischten Strategien, die beide Zielgruppen in verschiedenen Intensitäten anspricht.

Das Problem läßt sich nun wie folgt formulieren: Während eines festen Zeitraums von T Jahren ist pro Jahr eine reine Strategie so zu bestimmen, daß sowohl die erwartete Anzahl der kontrollierten - Hypertonie - Patientenjahre als auch die erwartete Anzahl der kontrollierten Hypertoniepatienten maximiert wird. Die beiden reinen Strategien werden im Modell folgendermaßen konkretisiert: Ausgangspunkt ist die Definition von Zuständen, die simultan die Einstellung und den Wissensstand des Hypertoniepatienten <u>und</u> seines Arztes beschreiben. Einer dieser Zustände ist als wünschenswerter Endzustand ("kontrollierter Patient") ausgezeichnet. Zwei verschiedene Sätze von Übergangswahrscheinlichkeiten definieren die beiden alternativen Strategien. Es zeigt sich, daß die optimale Strategienfolge - reine Strategien <u>wechseln</u> sich hier <u>ab</u> - den jeweiligen Folgen der <u>konstanten</u> Anwendung reiner Strategien <u>überlegen</u> ist.

4.3.3. Weitere Studien

Die oben vorgestellten Arbeiten zu strategischen Aspekten der Hypertoniekontrolle wurden etwas ausführlicher erörtert, da sie entweder bezüglich des Datenmaterials sich unmittelbar auf die Bundesrepublik bezogen (z.B. die Arbeit von Odenwälder, 1981) oder zentrale Probleme der Hypertoniebekämpfung erstmals einer quantitativen, modellgestützten Behandlung erschlossen.

Im folgenden seien kurz einige Studien angesprochen, die diese strategischen in 4.3.1. und 4.3.2. behandelten Ansätze in mehrfacher Hinsicht ergänzen:

Schwartz et al. (1973) erörtern im wesentlichen den von McNeil et al. (s.o.) behandelten Problemkreis, allerdings aus der klinischen, individuellen Perspektive. D.h. für einen konkreten Patienten hat der Arzt zu entscheiden, in welcher Weise ein "maximaler" vorgegebener Diagnose- und Behandlungsbaum für die Nierenarterienstenose zu durchlaufen ist, in Abhängigkeit von den verfügbaren Informationen über diesen Patienten. An manchen Stellen dieses Entscheidungsbaums gehen subjektive Verzweigungswahrscheinlichkeiten ein und an den Endpunkten des Baums hat der Arzt für diesen konkreten Patienten gewisse subjektive Vorstellungen von der Vorteilhaftigkeit dieser "Outcomes". Die Methode der Entscheidungsanalyse (allg. z.B. Raiffa 1968) macht diese subjektiven Entscheidungselemente und ihre Verknüpfung transparent.

Kringsholm und Hilden (1979) analysieren die direkten Diagnose- und Therapiekosten der Hypertonie pro Patient für eine abgestufte Diagnostik, wobei jedoch nur grobe qualitative Angaben zur Outcome-Seite den Kostengrößen gegenüberstehen.

Ferguson (1975) berichtet über die Erfahrungen einer gemeindebezogenen Überweisungsklinik (referral clinic), im Hinblick auf Kosten und Nutzen (yield) der diagnostischen Abklärung der Hypertonie und resümiert u.a., ein Großteil diagnostischer Information könne einer sorgfältig erhobenen Anamnese und einer gezielt durchgeführten körperlichen Untersuchung entnommen werden.

Bryers und Hawthorne (1978) befassen sich speziell mit Kosten und Nutzen der Erfassung und Behandlung "milder" Hypertonien unter Verwendung englischen Zahlenmaterials.

Hehl et al. (1975) rücken unter Kosten-Nutzen-Aspekten die Bestimmung der Schwellwerts, der für die Diagnose "hyperton" -

oder "nicht hyperton" maßgebend ist, in den Brennpunkt des Interesses. Das von den Autoren entwickelte statische mathematische Modell setzt die Kenntnis folgender Größen für die betrachtete Population voraus:

- die statistische Verteilung der Blutdruckwerte bei Herz-Kreislauf-Gesunden und bei Herz-Kreislauf-Kranken
- die A-priori-Wahrscheinlichkeit für eine Herz-Kreislauf-Krankheit,
- den evtl. negativen Nettonutzen (in nicht näher spezifizierten Einheiten gemessen) sowohl der richtigen als auch der falschen Zuordnung von Probanden zu den Zuständen "potentiell herz-kreislaufkrank" bzw. "nicht potentiell herz-kreislaufkrank".

Aus diesen Daten läßt sich, unter Verwendung der Bayes-Formel, ein Schwellwert für den Likelihood-Quotienten L(x) berechnen, wobei x die Blutdruckhöhe bezeichne. L(x) ist dabei der Quotient aus der bedingten Wahrscheinlichkeit bei gegebenem Blutdruckwert x potentiell herz-kreislaufkrank zu sein und der bedingten Wahrscheinlichkeit, bei gegebenem Blutdruckwert x potentiell nicht herz-kreislaufkrank zu sein. Bei Verwendung einer unten vorzustellenden Risikofunktion und der Verwendung deren Werte anstelle des Blutdrucks, ist das Modell auch multifaktoriell einsetzbar.

<u>Hatcher</u> (1979) geht der Frage nach, ob es möglich und unter Kosten-Nutzen-Gesichtspunkten sinnvoll ist, <u>Gruppen</u> von Hypertoniepatienten zu identifizieren, für die <u>spezifisch</u> wirksame Kombinationen aus drei vorgegebenen <u>erzieherischen</u> Interventionsformen angebbar sind, die auf die Erhöhung der <u>Compliance</u> abzielen. Ein Beispiel möge die Idee der Studie verdeutlichen: Eine der identifizierten Gruppe ist die Gruppe der Hypertoniepatienten, die als gemeinsames Merkmal einen mindestens neunjährigen Schulbesuch aufweisen. Für diesen Patiententeil wurde die Interventionsform der "Kleingruppenarbeit" als hochwirksam erkannt; d.h. diese Patientengruppe enthielt einen signifikant höheren Anteil (2,5 % Niveau) an kontrollierten Hypertonikern als eine Kontrollgruppe, die keine derartige Zusatzunterstützung

erhielt. Wurde dagegen nicht nach Untergruppen differenziert, so war nur die simultane Anwendung aller drei Interventionsformen auf dem 5 %-Niveau signifikant. In einer anschließenden Kosten-Nutzen-Analyse ergab sich für die hier als Beispiel angeführte Intervention in der Untergruppe ein Nutzen-Kosten-Verhältnis das viermal höher als das Nutzen-Kosten-Verhältnis der angeführten Intervention in der Gesamtgruppe lag. Als Kritikpunkt läßt sich vorbringen, daß sich die Kosten-Nutzen-Analyse auf die angegegebene Erhöhung des interventionsbedingten Anteils an kontrollierten Hypertonikern stützt. Diese angegebenen Anteilsveränderungen sind ein Zufallsergebnis und sollten durch Sensitivitätsanalysen basierend auf Konfidenzintervallen für die Anteilschätzungen ergänzt werden. Die grundsätzlichen Probleme der hier verwendeten Version der Kosten-Nutzen-Analyse (Human-Capital-Variante, Quotientenansatz) wurden in 3.1.2.5. angesprochen.

Hauver and Goodman (1980) beschreiben ein Instrument zur Überwachung und Prozeßvaluation (vgl. 3.1.2.5.) eines bereits implementierten Hypertoniekontrollprogramms. Das hierzu verwendete Performance Measurement System (PMS) konzentriert sich im wesentlichen auf die in Abb. 6 dargestellten Glieder einer Screening- und Behandlungskette. Es ist als Leitfaden für das aktuelle, "Vor-Ort"-Management solcher Programme zu verstehen.

Senftleben (1980) berichtet über eine umfangreiche empirische Pilotstudie zur Prozeßevaluation "diagnostischer Verrichtungen anhand der Hypertoniediagnostik in der Praxis niedergelassener Allgemeinärzte und Internisten".

Nobrega et al. (1977) stellen für den in ihrer Arbeit verwendeten Kriterienkatalog keinen Zusammenhang zwischen Prozeßgüte und Outcome fest; der Outcome wurde hierbei in der Anzahl von Personen gemessen, die sich nach der Behandlung in drei festgelegten Blutdruckklassen befinden, die den Grad der erreichten Blutdruckkontrolle widerspiegeln.

Lombardo et al. (1980) vergleichen direkte Kosten und Wirksamkeit verschiedener Antihypertensiva der 2. Stufe (second level drugs). Die Wirksamkeit bezieht sich hierbei auf die Blutdrucksenkung.

Moye und Roberts (1982) entwerfen ein komplexes mathematisches Modell, das den Prozeß der Einleitung der medikamentösen Behandlung abbildet. Spezielle Aufmerksamkeit schenken die Autoren hierbei den Wechselbeziehungen zwischen Medikamentenwahl, Nebenwirkungen und Patientencompliance. Unter der Annahme der Unabhängigkeit der Einflüsse verschiedener Medikamente läßt dieser Ansatz auch Kombinationen von Antihypertensiva zu. Das Modell verfolgt den Prozeß der sequentiellen "Einstellung" des Hypertoniepatienten in Richtung auf den angestrebten Blutdruckwert. An jedem Schritt dieses Einstellungsprozesses gehen sowohl die Entscheidungen des Arztes - über die Medikamentenwahl - ein, als auch die des Patienten - über die Entscheidung, die Behandlung fortzusetzen oder sie einzustellen. Das Modell - so geben die Autoren an - kann Ärzten dazu dienen, die Auswirkungen verschiedener medikamentöser Behandlungspläne für einzelne Patienten zu prognostizieren, insbesondere auch den zeitlichen Ablauf der Einstellungsphase. An Informationen wird u.a. geliefert: der voraussichtliche Anteil an Patienten mit kontrollierten Blutdruckwerten nach Abschluß der Einstellungsphase, die direkten Kosten des Therapieplans und die Kosten-Effektivität des Therapieplans (in $ pro 1mm Hg Blutdruckreduktion pro Patient). Daneben werden die Anteile der verschiedenen Arten von nicht kooperierenden Patienten ausgegeben.

Im Anschluß an diese bislang mehr monofaktoriell orientierte Betrachtung des Einflusses der Hypertonie auf Herz-Kreislauf-Erkrankungen sei noch auf zwei Ansätze hingewiesen, die die Hypertoniekontrolle im Rahmen eines multifaktoriellen Konzepts der Genese von Herz-Kreislauf-Erkrankungen sehen.

Ravindran et al. (1980) berichten über ein Simulationsmodell, das die U.S.-amerikanische Luftwaffe bei der Planung eines umfassenden Programms zur Reduktion der Herz-Kreislauf-Erkrankungen der Luftwaffenangehörigen unterstützt. Das Programm benutzt die in der Framingham-Studie identifizierten Risikofaktoren - u.a. den Bluthochdruck, das Alter, den Serumcholesterinspiegel, das Rauchverhalten - um auf der Basis dieses Risikofaktorenprofils hochgefährdetes Personal herauszufiltern und einer Therapie zuzuführen. Das Modell simuliert, ausgehend von den bekannten Randverteilungen der einzelnen Risikofaktoren, die Population der Air Force im Hinblick auf das individuelle Risikofaktorenprofil der Soldaten; es simuliert außerdem den Prozeß des Auffindens hochgefährdeter Personen und den Erfolg verschiedener Auswahl- und Behandlungsstrategien. An zentraler Stelle dieses Modells geht die Wahrscheinlichkeit ein, innerhalb von 8 Jahren eine Herz-Kreislauf-Erkrankung zu erleiden bei gegebener Risikofaktorenkonstellation. Diese Wahrscheinlichkeit wird in Abhängigkeit vom Risikoprofil durch folgende Funktion erfaßt:

$$P\ (Hk\ ,\ 8\ Jahren) = \left\{1 + \exp\ \left[-\ (b_o + \sum_{i=1}^{8} b_i x_i)\right]\right\}^{-1}$$

Die verwendeten Symbole bedeuten:

P:	Wahrscheinlichkeit
HK:	Herz-Kreislauf-Erkrankung
$b_o, b_1, \ldots, b_8$:	Konstanten
$x_o, x_1, \ldots, x_8$:	Ausprägungen der Risikofaktoren als Variable
exp:	die Exponentialfunktion

Die Variable x_4 z.B. erfaßt die Höhe des systolischen Blutdrucks (in mm Hg).

Die Koeffizienten dieser Funktion finden sich bei Kannel et al. (1976); die Funktion selbst entwickelte Cornfield (1962), im Rahmen der Suche nach einem statistischen Modell zur multivariaten Auswertung der Framingham-Daten. Ravindran et al. (1980) setzen nun zur Effektivitätsbeurteilung der Interventionsstrategien die programmbedingt-modifizierten Variablenwerte unmittelbar in die obige Funktion ein. Dies ergibt eine systematische Überschätzung der Effektivität dieser Strategien; die Annahme einer partiellen Wirksamkeit, wie sie Weinstein und Stason (1976) einführten, hätte zu vorsichtigeren Schätzungen geführt (vgl. 4.3.1.). Entsprechend zurückhaltend sind die von Ravindran et al. (1980) angegebenen Zahlen zu Kosten und Effektivität der Programme zu beurteilen. Die Effektivität wird von den Autoren sowohl monetär bewertet, als auch unbewertet angegeben.

Eine dieser Arbeit in der Idee weitläufig verwandte Studie führen Erich et al. (1981) in der Bundesrepublik durch. Ausgehend von der Nichtübertragbarkeit der Framingham-Ergebnisse auf die Bundesrepublik,wurden durch eine simulierte prospektive Studie Koeffizienten für die oben vorgestellte Risikofunktion errechnet (Grünewald und Hermeking 1979). Darauf aufbauend analysieren Erich et al. (1981) verschiedene Erfassungsstrategien für Zielgruppen, die unter organisatorischen Aspekten ausgewählt wurden. Eine solche Zielgruppe stellen z.B. Personen dar, die bei werksärztlichen Untersuchungen erfaßt werden. Das Screening liefert das Risikofaktorenprofil der Zielgruppe, das durch die Risikofunktion ausgewertet wird. Kennt man aber das individuelle Herzinfarktrisiko, dann läßt sich ein parametrisch variierbarer Anteil besonders Gefährdeter festsetzen. Die Studie konzentriert sich ausschließlich auf das erste Glied der Screening-Kette (das Primär-Screening vgl. Abb. 6). Den direkten Gesamtkosten für diese Erfassungsaktivitäten werden die voraussichtlich hierdurch vermiedenen Herzinfarkte innerhalb zielgruppenspezifischer Zeiträume für einen fixen Anteil besonders Gefährdeter gegenübergestellt. Kosten für Diagnose und Behandlung, sowie für complianceerhöhende Aktivitäten gehen in die Untersuchung nicht ein. Gerade im Hinblick auf den parametrisch variierbaren Anteil Hochgefährdeter und die damit verbundenen variierbaren Diagnose- und Behandlungskosten und Effektivitäten wäre es jedoch nötig, diese Folgekosten zusätzlich zu den Kosten des Primär-Screening einzubeziehen, die ja unabhängig von diesem willkürlich festlegbaren Anteil besonders Gefährdeter entstehen.

4.4. Entwurf neuer Ansätze

Der folgende Abschnitt befaßt sich mit der Frage, welche Bevölkerungsgruppen bei gegebenem Budget in ein Programm zur Früherkennung von Hypertonie einzubeziehen sind. Hierbei wird der Möglichkeit, gruppenspezifische Diagnosestrategien anzuwenden, besondere Beachtung geschenkt. Trifon und Gafni (1979) entwickelten seinerzeit am Technion Israel Institute of Technology in Haifa (Israel) ein Verfahren, das es gestattet, obige Fragestellung modellmäßig zu erfassen. Dieser Abschnitt stellt das israelische Verfahren vor und entwirft, ausgehend von einer methodischen Kritik des Verfahrens, zwei allgemeinere Lösungsansätze. Er berichtet ferner über erste Schritte zu einer konstruktiven Umsetzung der entwickelten Ideen in Richtung auf eine Implementierung.

Zunächst erfolgt in Abschnitt 4.4.1. die genaue Spezifizierung des zu untersuchenden Problems. Anschließend wird das Trifon-Gafni-Modell diskutiert. Abschnitt 4.4.3. entwickelt ein auf der linearen 0/1 Programmierung basierendes Lösungsverfahren, erläutert dieses Verfahren an einem Beispiel und stellt Modellvarianten vor. Abschnitt 4.4.4. entwickelt und erörtert ein aus dem 0/1-Modell abgeleitetes nichtganzzahliges Modell der linearen Programmierung (LP). Im Anschluß werden die Ergebnisse der Bemühungen, Daten für die Modellparameter zu erschließen, vorgestellt und aus diesen Daten die Modellparameter errechnet. Abschnitt 4.4.6. zeigt Möglichkeiten auf, die beiden LP-Modelle EDV-mäßig zu realisieren: Zunächst wird Batch-Software vorgestellt. Es folgen Fragen zum Rechenaufwand und zu den Elementen einer ansatzweisen Sensitivitätsanalyse. Ein anschließend vorgestelltes Dialogsystem unterscheidet sich von der Batch-Software grundsätzlich in der Zielsetzung und als Folge hiervor auch im Aufbau.

Es sei an dieser Stelle nochmals gefordert, die in diesem Abschnitt behandelten Modelle synoptisch mit den in den Abschnitten 4.3. aufgeführten Ansätzen zu sehen; darüber hinaus sei auf die für die Hypertonieprävention in Abschnitt 4.2. und für die Prävention allgemein in Kapitel 2. und Kapitel 3. skizzierten Systemzusammenhänge und die Prämissen der Evaluationskonzepte verwiesen.

4.4.1. Problemidentifikation[1]

4.4.1.1. Einteilung der Bevölkerung

Gegeben sei eine hypertonierelevante Ausgrenzung einer Population aus der Gesamtbevölkerung (z.B. die 40 - 60jährigen). Ferner sei diese Population nach gewissen hypertoniebezogenen Homogenitätskriterien in n Gruppen aufgeteilt. Unterteilungskriterien sind u.a. Alter, Geschlecht und Gewicht. Abbildung 9 zeigt die von Trifon und Gafni (1979) gewählte Unterteilung. Sie lehnt sich an eine von Demanet et al. (1976) angegebene Klassifikation an.

"Idealgewicht" wird dort folgendermaßen definiert:
- für Männer: Idealgewicht = 0,95 · (H - 100) kg;
- für Frauen: Idealgewicht = 0,9 · (H - 100) kg,

wobei H die Körpergröße in cm angibt.

"Kontrollierte" Hypertoniker bleiben für die Vorsorgeuntersuchung unberücksichtigt.

Betrachtet werden im folgenden individuelle Früherkennungsmaßnahmen, d.h. Maßnahmen, die im Gegensatz z.B. zu Aufklärungskampagnen in den Medien den einzelnen Hypertoniker gezielt zu erfassen und zu behandeln trachten. Diese Erfassung kann (vgl. Abschnitt 4.2.2.) durch eventuell periodisch durchgeführte Reihenuntersuchungen erfolgen oder anläßlich primär nicht auf Hypertoniekontrolle ausgerichteter Arztkontakte.

Bei gegebenem Budget für individuelle Hypertoniepräventionsmaßnahmen ist nun für jede dieser n Gruppen zu entscheiden,

---

1 Vgl. für die folgenden Ausführungen Heidenberger (1982a,b,c,d)

Gruppennummer		1	2	3	4	5	6	7	8	9	10	11	12	13	14	15	16
Gruppen-Charakteristika	Geschlecht	Männlich								Weiblich							
	Alter	4o - 49				5o - 59				4o - 49				5o - 59			
	Gewicht	-1	N	+1	+2	-1	N	+1	+2	-1	N	+1	+2	-1	N	+1	+ 2
Anzahl der Individuen in der Gruppe (in Tausend)		16,2	93,8	32,3	19,4	10,1	78,2	36,2	2o,3	38,0	98,5	22,5	13,8	27,2	91,1	19,2	22,4

Erläuterungen:
-1 : Gewicht der Person unter 90 % des "Idealgewichts"
N : Gewicht der Person weicht höchstens 10 % vom "Idealgewicht" ab
+1 : Gewicht der Person überschreitet das "Idealgewicht" um 10 % - 20 %
+2 : Gewicht der Person überschreitet das "Idealgewicht" um mehr als 20 %.

Abbildung 9: Charakterisierung der für die Reihenuntersuchung relevanten Gruppen der Population (Gesamtpopulation der 40 - 50jährigen). Die der Tabelle zugrundeliegende Aufteilung ist von Demanet et al. (1976) übernommen. Quelle: Trifon und Gafni (1979:21)

welche Diagnosestrategie zu wählen ist, im Rahmen der Optimierung der Gesamteffektivität (Gesamtwirksamkeit) der im Anschluß an die diagnostischen Tests verschriebenen kurativen Maßnahmen. Trifon und Gafni (1979) messen die Effektivität des Screening-Programms in vermiedenen Komplikationen (vgl. Abschnitt 4.2.). Als weiteres Wirksamkeitsmaß bietet sich z.B. die Zahl der hinzugewonnenen Lebensjahre an (vgl. die Abschnitte 3.1.2.3. und 4.3.1.).

4.4.1.2. Der Entscheidungsbaum

Abbildung 10 zeigt, welche diagnostischen Schritte in allen n Gruppen unternommen werden sollten, falls keine Budgetrestriktion vorliegt. Ihr ist aber auch zu entnehmen, an welchen Stellen die Diagnoseprozedur abgebrochen werden kann, falls ein Budget die Durchführung sämtlicher Diagnoseschritte über alle Gruppen hinweg einschränkt. Falls keine Budget-Restriktion vorliegt, ist also an den ja-nein-Gabeln des Entscheidungsbaums (Abb. 10) in Richtung "ja" zu verzweigen. Diese Vorgehensweise ist im Hinblick auf die diagnostische Sicherheit gründlicher, aber auch kostenintensiver als die Alternative, die Diagnoseprozedur zu verkürzen und in Richtung "nein" zu verzweigen. Je später nach "nein" verzweigt wird, desto fundierter ist die Diagnose. Je genauer aber die Diagnose gestellt wird, desto angemessener wird die anschließende Heilbehandlung ausfallen, da sie ja stärker auf die persönliche Erkrankungsausprägung abgestimmt werden kann. (Den Gedanken einer rationellen, abgestuften Diagnostik vertiefen Anlauf und Bock (1981) von der medizinischen Seite her.) Nun ist aber nicht notwendigerweise eine individuell abgestimmte Heilbehandlung auch mit einem zusätzlichen Gewinn an "Outcome" (gemessen in Effektivitätseinheiten, beispielsweise in zusätzlichen Lebensjahren) verbunden, wie die in Abschnitt 4.3.1. vorgestellten Untersuchungen von McNeil et al. (1975) belegen. Es ist also zu prüfen, inwieweit zusätzliche Diagnosebemühungen die durch

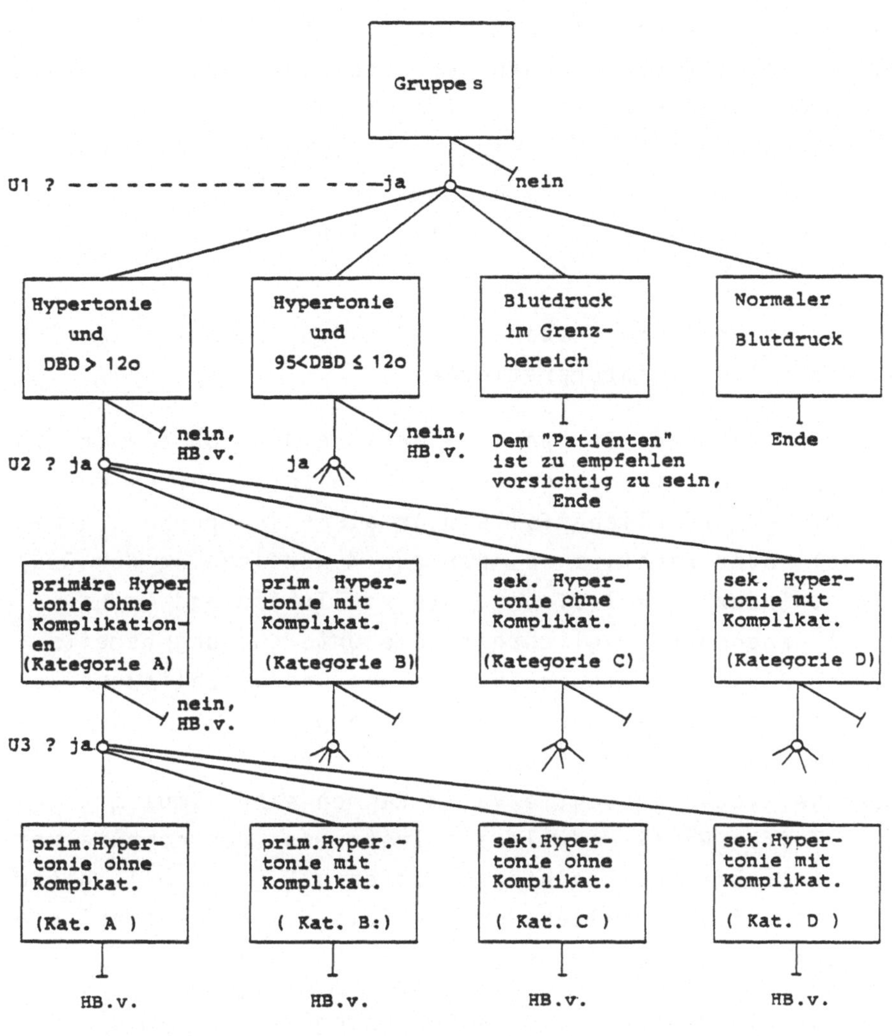

Erläuterungen: U 1 : Blutdruck (erforderlichenfalls mehrmals) messen
U 2 : Anamnese erheben und körperliche Untersuchungen durchführen
U 3 : spezielle Untersuchungen vornehmen
DBD : diastolischer Blutdruck (Blutdruckwerte in mm Hg).
HB.v.: Heilbehandlung verschreiben

Abbildung 10: Der Entscheidungsbaum;
Quelle: Trifon und Gafni (1979:5), modifiziert

sie verursachten Kosten in dem Sinne rechtfertigen, daß entsprechende Effektivitätserhöhungen der anschließenden Therapie bewirkt werden. Welche Effektivitätserhöhungen als "entsprechend" zu bewerten sind, ist dabei eine politische Entscheidung. Kosten-Effektivitäts-Graphen, wie sie in Abschnitt 4.4.3. vorgestellt werden, können hierbei als Entscheidungsgrundlage dienen.

Der in Abbildung 10 angegebene Entscheidungsbaum ist im einzelnen wie folgt zu interpretieren:

Zunächst ist für jede Gruppe s zu entscheiden, ob sie in das Vorsorgeprogramm aufzunehmen ist, oder nicht, d.h. ob der Blutdruck - erforderlichenfalls mehrmals - in Gruppe s gemessen werden soll oder nicht; s sei der zur Kennzeichnung der Gruppe verwendete Index (s = 1,...,n). Die von Trifon und Gafni (1979: 5) angegebene Möglichkeit, die Untersuchung bereits nach einer Blutdruckmessung abzubrechen und anschließend zu therapieren, ist wegen der hohen "falsch-positiv"-Rate der ersten Blutdruckmessung für praktische Erwägungen irrelevant; für didaktische Zwecke jedoch, etwa im Rahmen einer Implementierung des Trifon-Gafni-Modells als Instrument des computerunterstützten Entscheidungstrainings, ist es u.E. sinnvoll, diese Möglichkeit offen zu halten, um die Folgen einer Fehlentscheidung demonstrieren zu können (vgl. Abschnitt 4.4.6.3.).

Hat man nun die Gruppe s in das Screening-Programm mit aufgenommen, so ergibt sich nach dem obigen ersten Diagnoseschritt innerhalb der Gruppe s folgende Aufteilung:

- Personen, die einen normalen Blutdruck aufweisen, scheiden aus dem Programm aus, ebenso diejenigen, mit einem Blutdruckwert im Grenzbereich. Den letzteren wird empfohlen, vorsichtig zu sein.
- Für Personen, die an Hypertonie leiden und einen diastolischen Blutdruck zwischen 95 mm Hg und 120 mm Hg aufweisen, ist nun zu entscheiden, ob für sie weitere Untersuchungen anzusetzen sind.
- Dieselbe Entscheidung steht für diejenigen an, deren diastolischer Blutdruckwert über 120 mm Hg liegt.

Hat man sich entschlossen, weiter zu untersuchen, so folgen nun in einem zweiten Diagnoseschritt die Anamnese und eine körperliche Untersuchung. Folgende Ergebnisse sind hierbei möglich:

A: primäre Hypertonie ohne Komplikationen (z.B. sklerotische Veränderungen des Augenhintergrunds)

B: primäre Hypertonie mit Komplikationen

C: sekundäre Hypertonie ohne Komplikationen

D: sekundäre Hypertonie mit Komplikationen.

Auf der letzten Stufe ist für jede Gruppe s noch zu entscheiden, ob mit weiteren, evtl. sehr kostenintensiven Untersuchungen fortzufahren ist oder ob auf dieses Diagnosepaket verzichtet und mit Heilmaßnahmen begonnen werden sollte. Die Untersuchungen der letzten Stufe dienen zum einen dazu, die Zuordnung der Patienten zu den Klassen A, B, C, D zu erhärten, zum anderen ermöglichen sie, genauere Einsichten in die individuelle Erkrankungsausprägung des Hypertonikers zu gewinnen (vgl. Abschnitt 4.2.1.).
Damit endet das Verfahren für diesen Durchlauf.

4.4.1.3. Methodische Grundannahmen

Aus Abb. 10 ist zu ersehen, daß sich das Modell auf eine einzelne Anwendung der Vorsorgeuntersuchung bezieht. Man muß annehmen, daß die Vorgehensweise, die für eine einzelne Anwendung des Vorsorgeverfahrens optimal ist, nicht notwendigerweise auch für ein periodisch wiederkehrendes Programm optimal ist, denn die Einflüsse der vorausgegangenen Untersuchung verändern die Ausgangsbedingungen der Folgeuntersuchung. Zum Beispiel wird bei stabiler demographischer Struktur der Anteil der unentdeckten Hypertoniker von einer Untersuchung zur nächsten sinken.

Es sind an dieser Stelle zwei Prämissen alternativ verwendbar. Zum einen kann der <u>Beginn</u> eines großangelegten Hypertoniekontrollprogramms betrachtet werden, also der erste Screening-Zyklus; d.h. nur die Auswirkungen dieses Zyklus werden studiert.

Der Stand der Hypertoniebekämpfung in Deutschland (vgl. Abschnitt 4.2.2.) z.B. rechtfertigt eine solche Sichtweise. Dieser erste Zyklus trifft auf den momentanen Bestand an Hypertonikern (Prävalenz). Zum anderen kann alternativ die Prämisse herangezogen werden, daß sich der Anteil an unentdeckten Hypertonikern im Lauf der Zeit einpendelt, so daß sich nach einigen Anfangsperioden für die weiteren Screening-Zyklen dasselbe optimale Untersuchungsschema ergibt. Dieser Anteil ist jedoch - und darauf weisen Trifon und Gafni (1979) nicht explizit hin - von der Art der vorausgehenden Folge von Screening-Zyklen abhängig. Dies sieht man leicht, indem man zwei spezielle Screening-Folgen vergleicht: Als erstens wird diejenige Folge betrachtet, die für alle Gruppen den Diagnosebaum (Abb. 10) bereits auf der obersten Entscheidungsstufe verläßt. Diese Folge beeinflußt die Prävalenz nicht. Die zweite hypothetische Folge beziehe dagegen stets für alle Gruppen den vollständigen Diagnosebaum ein. Im Idealfall der vollkommenen Compliance (vgl. 4.2.1.) und der Erfaßbarkeit aller Hypertoniker, führt diese zweite Folge zu einer deutlich verringerten Prävalenz. Unter den beiden alternativ zu verwendenden Prämissen ist die dem Modell zugrundeliegende statische Betrachtungsweise gerechtfertigt.

Als Zusatzvoraussetzung für den Fall der o.a. zweiten Prämisse gilt, daß ein neuer Untersuchungszyklus diejenigen Personen nicht betrifft, die bereits aufgrund früherer Screening-Zyklen eine Heilbehandlung erhalten. Dagegen werden andere Personen, die schon Screening-Zyklen durchlaufen haben und aufgrund eines normalen Blutdrucks oder Grenzblutdrucks als nicht behandlungsbedürftig eingestuft wurden, wieder in die beim nächsten Zyklus zu untersuchende Population aufgenommen.
Des weiteren wird vorausgesetzt, daß die einmal verordnete Behandlung von seiten des Arztes auch in Zukunft beibehalten wird und sich nur ändert, falls der Gesundheitszustand des Patienten sich bessert oder verschlechtert oder neue medizinische Technologien zur Verfügung stehen. Offen bleibt bei Trifon und

Gafni an dieser Stelle die Frage nach der im Falle des Bluthochdrucks dringend wünschenswerten langfristigen Patientenmitarbeit, da diese wesentlichen Einfluß auf die Kosten-Effektivität von Hypertonie-Früherkennungsprogrammen hat (z.B. Weinstein und Stason 1976). Eine Möglichkeit, dieses Problem in den obigen Ansatz zu integrieren besteht darin, den Entscheidungsbaum der Abbildung 10 an den jeweiligen Endpunkten um eine Entscheidungsstufe zu erweitern, d.h. an diesen Endpunkten die Alternativen "Verschreibe Heilbehandlung" sowie "Verschreibe Heilbehandlung mit zusätzlicher Förderung der Compliance" zur Entscheidung zu stellen (Heidenberger 1981: 19).

Schließlich werden zukünftige Kosten und die zu erwartende Effektivität (gemessen z.B. in zusätzlichen Lebensjahren) mit einbezogen, unter der Annahme, daß diese Größen unabhängig von nachfolgenden Screening-Zyklen sind. Diese Annahme ist vor allem dann sinnvoll, wenn die langfristige Patientenmitarbeit gesichert ist.

4.4.2. Das Trifon-Gafni-Modell

4.4.2.1. Modellparameter

Um die "Endpunkte" des 3-stufigen Diagnosebaums in Abbildung 10 eindeutig benennen zu können, sei folgende Indizierung vereinbart:

m - Anzahl der Entscheidungsstufen von der gerade betrachteten Stufe bis zur Stufe 3, der letzten Stufe (m = 0, ...,3).

(i,m) - Ein Index, der sich auf eine Person bezieht, der unmittelbar von der m-ten Entscheidungsstufe vom Ende aus gesehen der Gesundheitszustand i zugeordnet wurde.

s - Dieser Index bezieht sich auf die betrachtete Gruppe.

Die folgenden Parameter sind empirisch zu bestimmen und werden zunächst als gegeben angenommen. (Trifon und Gafni verwenden einen in Abschnitt 4.4.5. diskutierten anderen Effektivitätsparameter. Die Parametermodifizierung wirkt sich jedoch auf das hier vorzustellende Verfahren nicht aus.)

$l_s(i,m)$: Die Anzahl der zusätzlichen Lebensjahre, die ein Individuum der Gruppe s erhält, das die m-te Entscheidungsstufe vom Ende aus im Gesundheitszustand i betritt und nun eine diagnosegemäße Heilbehandlung erhält. "Zusätzlich" bezieht sich dabei auf den alternativen Entlassungsmodus: der Empfehlung, sich in Behandlung zu begeben, sobald Komplikationen auftreten.

$c_s(i,m)$: Die auf den Zeitpunkt der Ersterfassung diskontierten Kosten von Diagnose und Behandlung, die entstehen, falls ein Individuum der Gruppe s den Diagnosebaum an der Stelle (i,m) verläßt und für den Rest seines Lebens die richtige Behandlung erhält.

$p^s_{j|(i,m)}$: Die durch i und m bedingte Wahrscheinlichkeit, daß ein Individuum der Gruppe s dem Gesundheitszustand j durch Untersuchungen zugeordnet wird, die der Einstufung (i,m) unmittelbar folgen.

"Gesundheitszustand" bezieht sich hierbei auf die in 4.4.1.2. behandelten Ergebnisse des Diagnoseprozesses; so ist z.B. "Hypertonie mit diastolischem Blutdruck > 120 mm Hg" ein solcher Gesundheitszustand.

4.4.2.2. Das Verfahren

In einem ersten Verfahrensteil, der als "Nettosozialnutzenmaximierung" gekennzeichnet sein soll, wird bei externer Vorgabe eines unten vorzustellenden Parameters γ entschieden, ob es "günstiger" ist, noch weitere Diagnosestufen folgen zu lassen oder die Diagnoseprozedur abzubrechen und eine dem momentanen Stand der Diagnose entsprechende Heilbehandlung zu verordnen. Als "günstiger" wird hierbei diejenige Entscheidung angesehen, für die der größere Nettosozialnutzen (s. unten) zu erwarten ist. Als Ergebnis dieser Berechnung erhält man einerseits die für das Vorsorgeprogramm nötigen Mittel zur Durchführung von Diagnose und Behandlung, und andererseits die mit diesen Mitteln erreichte Effektivität.

Der oben erwähnte Bewertungsparameter ist wie folgt definiert:

> γ: Ein "Angebotspreis" ("bid-price") in Geldeinheiten, den die Gesellschaft bereit ist dafür zu zahlen, daß ein Individuum ein zusätzliches Lebensjahr erhält aufgrund von Vermeidung oder Hinauszögern von bluthochdruckbedingten Komplikationen.

γ ist das auf das Konzept der zusätzlichen Lebensjahre übertragene Analogon des von Trifon und Gafni (1979: 11) verwendeten Parameters β: der Bewertung vermiedener Komplikationen: "β - Society's bid price, in $, to have an individual less suffering from complications from hypertension".

Aus den vorgestellten empirisch zu bestimmenden Modellparametern $l_s(i,m)$, $c_s(i,m)$, $p^s_{jl(i,m)}$ und dem extern vorzugebenden Bewertungsparameter γ wird die für die Funktionsweise des Trifon-Gafni-Verfahrens zentrale Größe

$$U_s(i,m) = \gamma \cdot l_s(i,m) - c_s(i,m)$$

abgeleitet.

$U_s(i,m)$ ist dabei der Nettosozialnutzen (in Geldeinheiten), der sich für ein Individuum der Gruppe s ergibt, falls es an der Stelle (i,m) den Diagnosebaum verläßt und eine diagnosegemäße Heilbehandlung erhält.

Das auf der Idee der Dynamischen Programmierung (z.B. Gessner und Wacker 1972) aufbauende rekursive Verfahren entscheidet (separat für jede Gruppe s) an jeder Entscheidungsgabel des stochastischen Baums der Abb. 10, ob ein größerer erwarteter Nettosozialnutzen aus dem Weiterverfolgen des Diagnosebaums oder aus dem Abbruch der Diagnoseprozedur zu erwarten ist; "erwartet" wird hier und in den weiteren Ausführungen im Sinne des wahrscheinlichkeitstheoretischen Erwartungswerts gebraucht.

Im folgenden wird das Verfahren nun detailliert entwickelt. Dem Vorgehen der Dynamischen Programmierung entspringt folgende Definition:

$E_s(i,m)$ - erwarteter Nettosozialnutzen (in Geldeinheiten), der aus der Entscheidung resultiert, ein Individuum der Gruppe s, dem aufgrund der vorangegangenen diagnostischen Maßnahmen der Gesundheitszustand i zugeordnet wurde, weiteren Untersuchungen zu unterziehen. Dabei wird angenommen, daß alle weiteren Entscheidungen, vom gegenwärtigen Stand bis zum Behandlungsbeginn, zusammengenommen eine beste Handlungsfolge bilden.

Die Entscheidung: Abbrechen der Diagnoseprozedur oder weiteruntersuchen, wird von folgender Größe $\hat{F}_s\ (i,m)$ gesteuert:

$$\hat{F}_s\ (i,m) = \max \left\{ E_s(i,m),\ U_s\ (i,m) \right\}$$

Je nachdem, welche der beiden Größen $E_s\ (i,m)$ und $U_s\ (i,m)$ den Maximalwert liefert, wird abgebrochen ($U_s\ (i,m) > E_s\ (i,m)$) oder weiteruntersucht ($E_s\ (i,m) > U_s\ (i,m)$). Das Verfahren berücksichtigt den Fall $E_s\ (i,m) = U_s\ (i,m)$ nicht, er wäre aber durch Angabe einer zusätzlichen Entscheidungsregel leicht einzubeziehen. Eine solche Entscheidungsregel könnte z.B. sein, in dieser Pattsituation grundsätzlich weiterzudiagnostizieren.

$E_s\ (i,m)$ kann nun formal definiert werden:

$$E_s\ (i,m) = \sum_{j \in J.|(i,m)} p^s_{j|(i,m)}\ \hat{F}_s\ (j,m-1)$$

wobei $J.|(i,m)$ die Menge aller möglichen Gesundheitszustände j sei, in die ein Individuum eingeordnet werden kann, vorausgesetzt, es wurde unmittelbar vor Eintritt in die m-te Entscheidungsstufe (vom Ende aus gezählt) in den Gesundheitszustand i eingeordnet.

Mit diesen Definitionen ist der Algorithmus zur Bestimmung einer optimalen Diagnosestrategie bei Nettosozialnutzenmaximierung für gegebenes γ für die Gruppe s rekursiv durchzuführen, beginnend mit der Berechnung von $\hat{F}_s\ (i,o) = U_s\ (i,o)$. In einer Rückwärtsrechnung (Start bei der letzten Entscheidungsstufe des Baums!) werden sukzessive die $\hat{F}_s\ (i,m)$ berechnet, dabei ist jeweils zu protokollieren, welche der beteiligten Größen $E_s(i,m)$

und U_s (i,m) das Maximum liefert ($\hat{F}_s$ (i,m) = max (E_s (i,m), U_s (i,m)).

Das Verfolgen dieses Protokolls ergibt unmittelbar die optimale Diagnosestrategie für Gruppe s.
Festzuhalten ist an dieser Stelle: Der Algorithmus wird für jede Gruppe s getrennt ausgeführt.

Auf der obersten Stufe (m = 3) gibt $\hat{F}_s$ (i,3) den durch Einbeziehung eines Individuums der Gruppe s in das Screeningprogramm zu erwartenden Nettosozialnutzen an. Falls $\hat{F}_s$ (i,3) = 0, wird die Gruppe s nicht in das Vorsorgeprogramm aufgenommen. Auf der obersten Stufe entspricht i dem Gesundheitszustand "unbekannt".

Aus dem für das Individuum der Gruppe s durch Aufnahme in das Vorsorgeprogramm zu erwartenden individuellen Nettosozialnutzen $\hat{F}_s$ (i,3) berechnet sich der Nettosozialnutzen für die Gruppe s durch Multiplikation mit der Gruppenstärke N_s. Der Gesamtnettosozialnutzen Z(γ), der sich unter Verwendung optimaler Diagnosestrategien für gegebenes γ aus dem Vorsorgeprogramm ergibt, berechnet sich dann als

$$Z(\gamma) = \sum_s N_s \cdot \hat{F}_s(i,3)$$

Hierbei ist zu beachten, daß $\hat{F}_s$ (i,3) von γ abhängt.

An dieser Stelle endet der Verfahrensteil "Nettosozialnutzenmaximierung". Er ermittelt für jede Gruppe s der Population ein im Hinblick auf die Nettosozialnutzenmaximierung optimales Diagnose- und Behandlungsprogramm. Er liefert aber auch sozusagen als Nebenprodukt, die erwarteten Gesamtkosten für Diagnose und Behandlung und die mit diesem Programm erzielbare Gesamteffektivität.

Unter einem gegebenen <u>Budget</u> jedoch kann, so argumentieren nun Trifon und Gafni (1979: 14), der für ein gegebenes γ errechnete

Gesamtnettosozialnutzen $Z(\gamma)$ unerreichbar sein. Die beiden Autoren schlagen deshalb vor, den Parameter γ neu festzusetzen und mit diesem modifizierten Wert den Verfahrensteil "Nettosozialnutzenmaximierung" zu wiederholen. Kleinere γ-Werte implizieren tendenziell ein weniger aufwendiges diagnostisches Vorgehen und damit niedrigere Kosten und eine geringere Effektivität der Behandlung. Durch systematisches Probieren liefert die Variation des Parameters γ eine Menge zulässiger Alternativen, d.h. Programme, die mit dem verfügbaren Budget durchführbar sind. Unter diesen ist das optimale Programm dadurch gekennzeichnet, daß es den höchsten Gesamtnettosozialnutzen $Z(\gamma)$ aufweist. Damit endet das von Trifon und Gafni vorgeschlagene Verfahren zur Lösung des in Abschnitt 4.4.1. beschriebenen Problems.

Eine Variante des Modells ergibt sich (Trifon und Gafni 1979: 15), wenn gruppenspezifische Bewertungsparameter γ_s verwendet werden, um eine "vernünftige" Aufteilung eines beschränkten Budgets auf die verschiedenen Gruppen s zu erreichen. Über diese Gewichte können, wie in Abschnitt 3.1.2.5. angesprochen wurde, z.B. Verteilungsaspekte Berücksichtigung finden; Trifon und Gafni erwähnen dies jedoch nicht.

4.4.2.3. Kritik

Das vorgestellte, von Trifon und Gafni entwickelte, heuristische Näherungsverfahren zur Lösung des in Abschnitt 4.4.1. beschriebenen Problems, läßt folgende Fragen offen (Heidenberger 1982a: 96-97):
An welchem Zielkriterium wird die Optimalität eines Programms bei gegebener Budgetrestriktion gemessen? Dem Satz "Obviously, the ß that yields the maximal feasible Z(ß) identifies the optimal preventive policy under a constrained budget" (Trifon und Gafni 1979: 14) ist dies nicht unmittelbar eindeutig zu entnehmen.[1] Man könnte z.B. den Algorithmus in der Weise inter-

1 ß ist auf S. 149 definiert. Die Argumentation ist unabhängig davon, ob Parameter γ oder ß verwendet wird, d.h. unabhängig davon, ob das Lebensjahrkonzept oder das Konzept der vermiedenen Komplikationen zur Anwendung kommt.

pretieren, daß γ nur die Funktion eines Steuerparameters innerhalb des Verfahrens einnimmt und das eigentliche, implizite Ziel die Maximierung der Effektivität des Vorsorgeprogramms unter der Ressourcenrestriktion ist.

Sollte aber γ ein externer, von der Gesellschaft festzulegender Parameter sein, dann lautet die zugrundeliegende Aufgabe: maximiere den Nettosozialnutzen für gegebenes Budget und gegebenes γ. Für diesen Fall scheidet die Variation von γ als Steuerungsinstrument aus. Hierdurch verliert das Verfahren jedoch seine Flexibilität im Hinblick auf die Variierbarkeit der durch γ determinierten Gesamtkosten, denn γ legt in jeder Gruppe s über die Bewertung der Effektivität das Durchlaufen des Diagnosebaums und damit die Kosten fest!

Beide Probleme, sowohl die Maximierung der Effektivität als auch die Nettosozialnutzenmaximierung für gegebenes γ - bzw. gegebene γ_s - und gegebenes Budget lassen sich mit dem im nächsten Abschnitt entwickelten Ansatz der linearen 0/1-Programmierung lösen. Für den Fall der Nettosozialnutzenmaximierung wären in Abschnitt 4.4.3.2. die Effektivitätskonstanten durch entsprechende Nettosozialnutzenkonstanten zu ersetzen.
Über nichtmonetäre gruppenspezifische distributive Gewichte läßt sich auch bei Benutzung des Kosten-Effektivitäts-Konzepts der Verteilungsaspekt einbringen.

4.4.3. Ein Modell der linearen 0/1-Programmierung[1] zur gruppenspezifischen Auswahl von Diagnosestrategien

4.4.3.1. Fragestellung

Das im folgenden entwickelte Modell (vgl. Heidenberger 1982a) greift auf die im Abschnitt 4.4.1. verwendeten Prämissen und die in Abschnitt 4.4.2. vorgestellten Parameter zurück. Die in

1 Eine Einführung in die Lineare Programmierung (LP) findet sich z.B. bei Meyer und Hansen (1979). Salkin (1975) gibt einen Überblick über die ganzzahlige Lineare Programmierung. Neuere Algorithmen der linearen 0-1-Programmierung werden von Jacqmin (1980) behandelt.

das Modell eingehenden Kosten- und Effektivitätskonstanten ergeben sich unmittelbar aus den Gruppenstärken N_s, den Kostenparametern c_s (i,m), den Effektivitätsparametern l_s (i,m) und den Verzweigungswahrscheinlichkeiten $p^s_{j|(i,m)}$ durch Bildung von Erwartungswerten, wie aus den Definitionen dieser Konstanten (siehe unten) zu ersehen ist. Eine Bewertung der Effektivitätsparameter ist hier im Gegensatz zum Trifon-Gafni-Modell nicht nötig. Benutzt wird weiterhin der Diagnosebaum der Abb. 10.

Die dem Modell zugrundeliegende Fragestellung lautet: Welche Summe von zusätzlichen Lebensjahren[1] kann für sämtliche, in das Vorsorgeprogramm einbezogene Personengruppen durch optimale Auswahl von Diagnosestrategien bei einem gegebenen Budget[2] erreicht werden, und wie lauten diese Optimalstrategien?

4.4.3.2. Das Modell

Der Index s bezieht sich auf die jeweils betrachtete Gruppe der Population.

Definition der Variablen

$$x_s = \begin{cases} 1 & \text{Die Gruppe s wird in das Screening-Programm einbezogen.} \\ 0 & \text{Die Gruppe s wird nicht in das Screening-Programm einbezogen.} \end{cases}$$

---

1 Diese Größe wird hier als <u>exemplarischer</u> Effektivitätsparameter (vgl. 3.1.2.3.) benutzt.

2 Es wird angenommen, die Finanzierung der zur Auswahl vorgelegten Programme sei gesichert.

$$x_{s1} = \begin{cases} 1 & \text{Für die Patienten (in Gruppe s) der Einstufung HBD/120<DBD/ wird die Anamnese erhoben und eine körperliche Untersuchung durchgeführt.} \\ 0 & \text{Die Patienten der Einstufung HBD/120<DBD/ erhalten ohne weitere diagnostische Abklärung eine Heilbehandlung verschrieben, falls } x_s = 1. \end{cases}$$

$$x_{s2} = \begin{cases} 1 & \text{Für Patienten der Einstufung HBD/95<DBD}\leq\text{120/ wird die Anamnese erhoben und eine körperliche Untersuchung durchgeführt.} \\ 0 & \text{Die Patienten der Einstufung HBD/95<DBD}\leq\text{120/ erhalten ohne weitere diagnostische Abklärung eine Heilbehandlung verschrieben, falls } x_s = 1. \end{cases}$$

$$x_{s1A} = \begin{cases} 1 & \text{Patienten der Einstufung HBD/120<DBD/Kategorie A (vorläufig)/ werden zur Sicherung des Befunds mit speziellen Verfahren untersucht.} \\ 0 & \text{Patienten der Einstufung HBD/120<DBD/Kategorie A (vorläufig)/ erhalten ohne weitere diagnostische Abklärung eine Heilbehandlung verschrieben, falls } x_{s1} = 1. \end{cases}$$

Die Variablen x_{s1B}, x_{s1C}, x_{s1D} sind analog x_{s1A} definiert, d.h. in obiger Definition ist A durch B, C oder D zu ersetzen.

$$x_{s2A} = \begin{cases} 1 & \text{Patienten der Einstufung HBD/95<DBD}\leq\text{120/Kategorie A (vorläufig)/ werden zur Sicherung des Befunds mit speziellen Verfahren untersucht.} \\ 0 & \text{Patienten der Einstufung HBD/95<DBD}\leq\text{120/Kategorie A (vorläufig)/ erhalten ohne weitere diagnostische Abklärung eine Heilbehandlung verschrieben, falls } x_{s2} = 1. \end{cases}$$

Die Variablen x_{s2B}, x_{s2C} und x_{s2D} sind analog x_{s2A} definiert, d.h. in obiger Definition ist A durch B, C oder D zu ersetzen.

Restriktionsteil

Aus den Variablendefinitionen ergeben sich für das Modell folgende Restriktionen:

$$x_{s1} \leq x_s$$

$$x_{s2} \leq x_s$$

$$x_{s1A} \leq x_{s1}$$

$$x_{s1B} \leq x_{s1}$$

$$x_{s1C} \leq x_{s1}$$

$$x_{s1D} \leq x_{s1}$$

$$x_{s2A} \leq x_{s2}$$

$$x_{s2B} \leq x_{s2}$$

$$x_{s2C} \leq x_{s2}$$

$$x_{s2D} \leq x_{s2}$$

Dieser Block von 10 Restriktionen gilt für jede Gruppe s (s = 1,...,n).

Da angenommen wird, daß die durch das Programm verursachten Diagnose- und Behandlungskosten durch ein Budget B bechränkt sind, ergibt sich folgende Restriktion:

$$\sum_{s=1,\ldots,n;i=1,2} k_s x_s + k_{si} x_{si} + k_{siA} x_{siA} + k_{siB} x_{siB} + k_{siC} x_{siC} + k_{siD} x_{siD} \leq B$$

Dabei sind die Konstanten folgendermaßen festgelegt:

k_s: diejenigen erwarteten Diagnose- und Behandlungskosten, die durch Einbeziehen der Gruppe s in das Vorsorgeprogramm entstehen, falls nur eine "minimale" Diagnoseprozedur vorgenommen wird, d.h. falls $x_s = 1$ und alle weiteren Variablen der Gruppe s Null gesetzt werden.

k_{s1}: diejenigen <u>zusätzlich</u> zu k_s erwarteten Diagnose- und Behandlungskosten, die durch das Erheben der Anamnese und die körperliche Untersuchung für den durch HBD/DBD<120/ gekennzeichneten Patientenanteil der Gruppe s entstehen.

k_{s2}: ist analog k_{s1} für den Patientenanteil der Klassifizierung HBD/95<DBD≤120/definiert.

k_{s1A}: diejenigen <u>zusätzlich</u> zu k_s und k_{s1} erwarteten Diagnose- und Behandlungskosten, die durch die Befundsicherung mittels spezieller Verfahren für den Patientenanteil der Gruppe s der Einstufung HBD/120>DBD/Kategorie A (vorläufig)/ entstehen.

k_{s1B}, k_{s1C} und k_{s1D} sind analog k_{s1A} definiert.

k_{s2A}: diejenigen <u>zusätzlich</u> zu k_s und k_{s2} erwarteten Diagnose- und Behandlungskosten, die durch Befundsicherung mittels spezieller Verfahren für den Patientenanteil der Gruppe s der Einstufung HBD/95<DBD≤120/Kategorie A (vorläufig)/ entstehen.

k_{s2B}, k_{s2C} und k_{s2D} sind analog k_{s2A} definiert.

<u>Zielfunktion</u>

Aus dem Gedanken heraus, die hypertoniebedingte Sterblichkeit der betrachteten in n Gruppen aufgeteilten Population für gegebenes Budget B maximal zu senken, ergibt sich folgende Zielfunktion:

$$\sum_{s=1,\ldots,n;=1,2} e_s x_s + e_{si} x_{si} + e_{siA} x_{siA} + e_{siB} x_{siB} + e_{siC} x_{siC} + e_{siD} x_{siD} \longrightarrow \text{max!}$$

Dabei sind die die Effektivität quantifizierenden Konstanten in Analogie zu den Kostenkonstanten definiert, so sei z.B.

e_s: diejenige erwartete zusätzliche Zahl von Lebensjahren, die durch Einbeziehen der Gruppe s in das Vorsorgeprogramm entsteht, falls nur eine "minimale" Diagnoseprozedur vorgenommen wird, d.h. falls $x_s = 1$ und alle weiteren Variablen der Gruppe s Null gesetzt werden.

Die mehrmalige Durchrechnung des Modells für verschiedene B-Werte ermöglicht die Erstellung von Kosten-Effektivitäts-Graphen, auf die noch gesondert eingegangen wird (vgl. Abb. 13, die sich auf das unten angegebene, vereinfachte Beispiel bezieht).

4.4.3.3. Beispiel

Das in Abschnitt 4.4.3.2. vorgestellte Modell sei an einem konstruierten Beispiel erläutert (Heidenberger 1982a). Zugrundegelegt wird ein reduzierter Entscheidungsbaum gemäß Abb. 11 und Abb. 12. Es wird angenommen, daß nur zwei Gruppen zur Aufnahme in das Screening-Programm zur Wahl stehen. Abb. 11 und Abb. 12 zeigen die für Gruppe 1 bzw. Gruppe 2 relevanten Daten. Sie sind willkürlich, jedoch plausibel festgelegt. Diese Daten entsprechen den Parametern N_s (Gruppenstärke), $p^s_{j|(i,m)}$ (Verzweigungswahrscheinlichkeiten), $l_s(i,m)$ (zusätzliche Lebensjahre) und $c_s(i,m)$ (Kosten für Diagnose und Therapie) aus Abschnitt 4.4.2., Tabelle 3 zeigt, wie aus diesen Parametern die für das Modell benötigten Koeffizienten berechnet werden.

k_1 z.B. gibt definitionsgemäß diejenigen erwarteten Diagnose- und Behandlungskosten an, die durch Einbeziehen der Gruppe 1 in das Vorsorgeprogramm entstehen, falls nur eine minimale Diagnoseprozedur vorgenommen wird, d.h. falls $x_1 = 1$ (Aufnahme

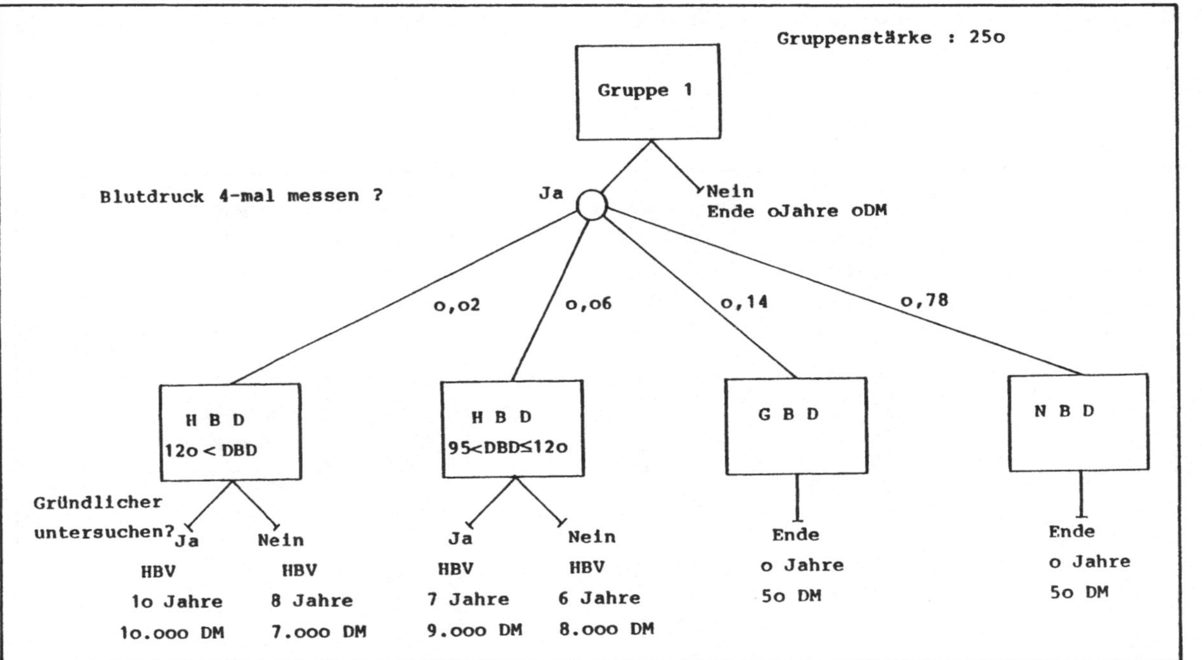

Erläuterungen:

Die verwendeten Abkürzungen sind in Abb. 10 erklärt.

Die Zahlen an den Kanten des Entscheidungsbaums sind die Verzweigungswahrscheinlichkeiten, die Angaben an den Enden des Baums beziehen sich auf die pro Individuum durch diagnosemäßige Therapie zu erzielenden zusätzlichen Lebensjahre und die durch die Therapie und Behandlung pro Individuum entstehenden, auf den Zeitpunkt des Screening diskontierten Kosten.

Abbildung 11: Entscheidungsbaum für das Beispiel in Abschnitt 4.4.3.: Gruppe 1

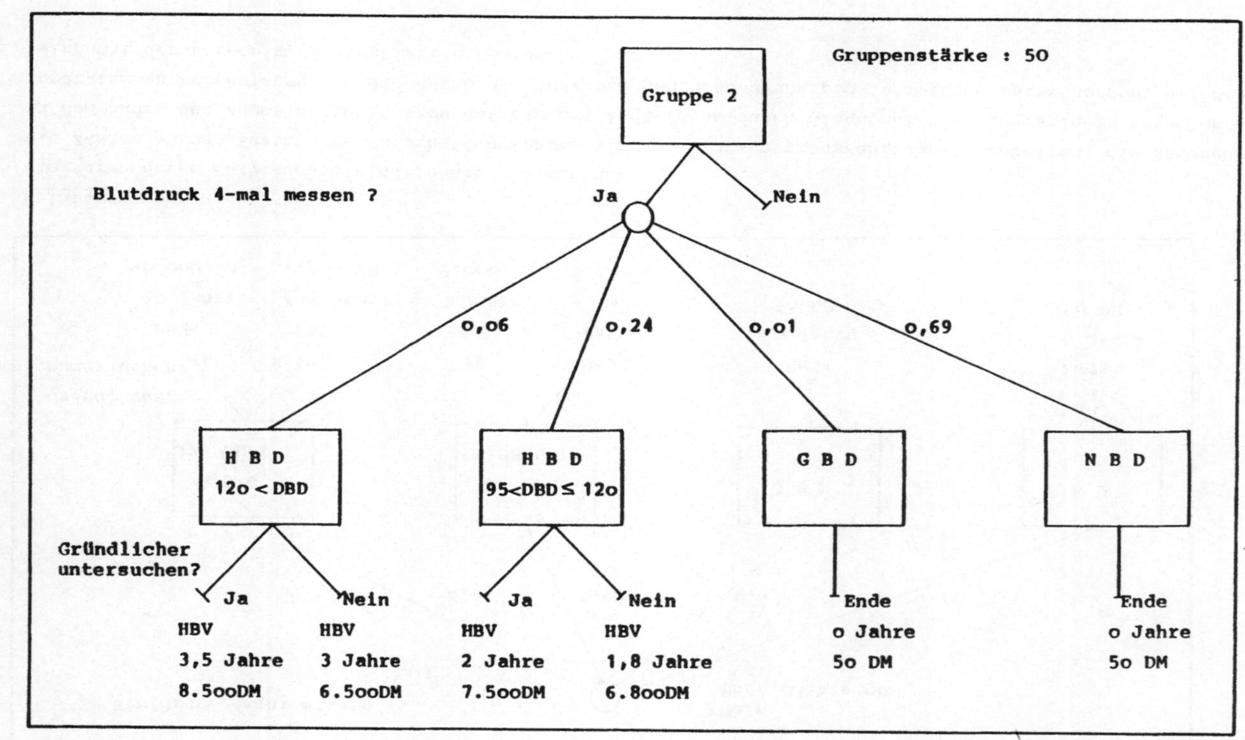

Abbildung 12: Entscheidungsbaum für das Beispiel in Abschnitt 4.4.3.: Gruppe 2

Gruppe 1

$$k_1 = (0{,}02 \cdot 7.000\ DM + 0{,}06 \cdot 8.000\ DM + 0{,}14 \cdot 50\ DM + 0{,}78\ DM \cdot 50) \cdot 250 =$$
$$5 \cdot 7.000\ DM + 15 \cdot 8.000\ DM + 35 \cdot 50\ DM + 195 \cdot 50\ DM = 166 \cdot 500\ DM$$

$$k_{11} = [0{,}02 \cdot (10.000\ DM - 7.000\ DM)] \cdot 250 = 5.300\ DM = 15.000\ DM$$

$$k_{12} = [0{,}06 \cdot (\ 9.000\ DM - 8.000\ DM)] \cdot 250 = 15 \cdot 1000\ DM = 15.000\ DM$$

$$e_1 = (0{,}02 \cdot (8\ Jahre + 0{,}06 \cdot 6\ Jahre) \cdot 250 = 5 \cdot 8\ Jahre + 15 \cdot 6\ Jahre = 130\ Jahre$$

$$e_{11} = [0{,}02 \cdot (10\ Jahre - 8\ Jahre)] \cdot 250 = 5 \cdot 2\ Jahre = 10\ Jahre$$

$$e_{12} = [0{,}06 \cdot (7\ Jahre - 6\ Jahre)] \cdot 250 = 15 \cdot 1\ Jahr = 15\ Jahre$$

Gruppe 2

$$k_2 = (0{,}06 \cdot 6.500\ DM + 0{,}24 \cdot 6.800\ DM + 0{,}01 \cdot 50\ DM + 0{,}69 \cdot 50\ DM\ DM) \cdot 50 =$$
$$3 \cdot 6.500\ DM + 12 \cdot 6.800\ DM + 0{,}5 \cdot 50\ DM + 34{,}5 \cdot 50\ DM = 102.850\ DM$$

$$k_{21} = [0{,}06 \cdot (8.500\ DM - 6.500\ DM)] \cdot 50 = 3 \cdot 2.000\ DM = 6.000\ DM$$

$$k_{22} = [0{,}24 \cdot (7.500\ DM - 6.800\ DM)] \cdot 50 = 12 \cdot 700\ DM = 8.400\ DM$$

$$e_2 = (0{,}06 \cdot 3\ Jahre + 0{,}24 \cdot 1{,}8\ Jahre) \cdot 50 = 3 \cdot 3\ Jahre + 12 \cdot 1{,}8\ Jahre = 30{,}6\ Jahre$$

$$e_{21} = [0{,}06 \cdot (3{,}5\ Jahre - 3\ Jahre)] \cdot 50 = 3 \cdot 0{,}5\ Jahre = 1{,}5\ Jahre$$

$$e_{22} = [0{,}24 \cdot (2\ Jahre - 1{,}8\ Jahre)] \cdot 50 = 12 \cdot 0{,}2\ Jahre = 2{,}4\ Jahre$$

Tabelle 3: Berechnung der LP-Koeffizienten für das Beispiel in Abschnitt 4.4.3., basierend auf den Daten der Abbildungen 11 und 12

von Gruppe 1 in das Programm) und alle weiteren Variablen der Gruppe 1 Null gesetzt werden (keine gründlicheren Untersuchungen in dieser Gruppe).

Demzufolge fallen pro Individuum der Gruppe 1 7.000 DM an Diagnose- und Behandlungskosten für 4maliges Blutdruckmessen und die anschließende Therapie mit Wahrscheinlichkeit 0,02 an. Da Gruppe 1 250 Individuen enthält, ergeben sich für (0,02 · 250 =) 5 Personen 7.000 DM an Diagnose- und Behandlungskosten. Entsprechend erhält man für (0,06 · 250 =) 15 Personen Diagnose- und Behandlungskosten von 15 · 8.000 DM. Für (0,14 · 250 =) 35 Personen (Personen, deren Blutdruck im Grenzbereich liegt) fallen nur Diagnosekosten, d.h. Kosten für die Blutdruckmessungen, in Höhe von 50 DM pro Person an, ebenso für (0,78 · 250 =) 195 Personen mit normalem Blutdruck. Addiert man diese Werte, so ergibt sich $k_1 = 166.500$ DM.

k_{11} gibt die aufgrund einer gründlicheren Untersuchung entstehenden zusätzlichen Diagnose- und Behandlungskosten für diejenigen Personen der Gruppe 1 an, bei denen ein diastolischer Blutdruckwert über 120 mm HG festgestellt wurde. Die pro Individuum zusätzlich anfallenden Kosten (10.000 DM - 7.000 DM) sind mit der Anzahl der Individuen der Gruppe 1, die in die Kategorie HBD/DBD>120 eingestuft wurden, zu multiplizieren, also dem Faktor 5 (= 0,02 · 250). Dies liefert $k_{11} = 5 \cdot 3.000$ DM = 15.000 DM.
Entsprechende Überlegungen führen zu den übrigen Berechnungen in Tabelle 3.

Mit den dort aufgeführten Werten ergibt sich gemäß dem oben entwickelten Modell der 0/1-Programmierung folgender Ansatz:

$$x_{11} \leq x_1;$$
$$x_{12} \leq x_1;$$

$$x_{21} \leq x_2;$$
$$x_{22} \leq x_2;$$

$$166.500 \cdot x_1 + 15.000 \cdot x_{11} + 15.000 \cdot x_{12} + 102.850 \cdot x_2$$
$$+ 6.000 \cdot x_{21} + 8.400 \cdot x_{22} \leq B;$$
$$x_1, x_{11}, x_{12}, x_2, x_{21}, x_{22} \in \{0,1\};$$

$$130 \cdot x_1 + 10 \cdot x_{11} + 15 \cdot x_{12} + 30{,}6 \cdot x_2 + 1{,}5 \cdot x_{21} + 2{,}4 \cdot x_{22} \rightarrow \max!$$

Wird für B ein Betrag eingesetzt, so ergibt sich für dieses Budget eine konkrete Lösung des LP-Ansatzes. Für B = 280.000 (DM) z.B. erhält man als Lösungsvektor[1]

$$\underline{x}^T := (x_1, x_{11}, x_{12}, x_2, x_{21}, x_{22}) = (1,0,0,1,0,1),$$

d.h. in Gruppe 1 wird nur eine minimale Diagnoseprozedur vorgenommen, in Gruppe 2 jedoch erhalten Personen der Einstufung HBD/95<DBD≤120/ eine gründlichere Untersuchung.
Da das Beispiel sehr klein gewählt wurde, lassen sich hier alle möglichen Strategien explizit aufschreiben (Tab. 5-7) und Optimalstrategien bei gegebenen Budgets durch einfachen Vergleich von Hand ermitteln. (Die in den Tabellen 5 bis 7 verwendeten Kosten- und Effektivitätsgrößen ergeben sich als Produkte des Kostenvektors $\underline{k}$ bzw. des Effektivitätsvektors $\underline{e}$ (Tab. 4) mit den Strategienvektoren $\underline{x}$).
Abb. 13 zeigt graphisch den Zusammenhang zwischen Budget, Optimalstrategie und zugehöriger Effektivität.

4.4.3.4. Budgetvariation und Kosten-Effektivitäts-Graph

Durch parametrische Variation der Budgetkonstanten B des 0/1-Modells lassen sich - wie Abb. 13 illustriert - Kosten-Effektivitäts-Graphen erstellen. Dem jeweiligen Budget B (Abszisse) wird hierbei der resultierende Zielfunktionswert E (Ordinate) gegenübergestellt, unter Verweis auf die zu den Funktionswerten gehörigen Strategien. Der treppenförmig verlaufenden, auf den nichtnegativen reellen Zahlen definierten Funktion - man könnte sie als Operationscharakteristik des

---

1 Der Index T kennzeichnet darin den transponierten Vektor

	Gruppe 1			Gruppe 2		
	k_1	k_{11}	k_{12}	k_2	k_{21}	k_{22}
Kosten: in DM (diskontiert)	166.500	15.000	15.000	102.850	6.000	8.400
$\underline{k}^T :=$	(166.500 ,	15.000 ,	15.000 ,	102.850 ,	6.000 ,	8.400)
	e_1	e_{11}	e_{12}	e_2	e_{21}	e_{22}
Effektivität (in zusätzl. Lebensjahren insgesamt)	130	10	15	30,6	1,5	2,4
$\underline{e}^T :=$	(130 ,	10 ,	15	30,6 ,	1,5 ,	2,4)

Tabelle 4: LP-Koeffizienten für das Beispiel in Abschnitt 4.4.3.

Strategie Nr:	1	2	3	4	5	6	7	8	9	10
$\underline{x} = $ x_1	0	1	1	1	1	0	1	1	1	1
x_{11}	0	0	1	0	1	0	0	1	0	1
x_{12}	0	0	0	1	1	0	0	0	1	1
x_2	0	0	0	0	0	1	1	1	1	1
x_{21}	0	0	0	0	0	0	0	0	0	0
x_{22}	0	0	0	0	0	0	0	0	0	0
Kosten in DM $\underline{k}^T \cdot \underline{x}$	0	166.500	181.500	181.500	196.500	102.850	269.350	284.350	284.350	299.350
Effektivität (in zusätzl. Lebensjahren insgesamt) $\underline{e}^T \cdot \underline{x}$	0	130	140	145	155	30,6	160,6	170,6	175,6	185,6

Tabelle 5: Kosten und Effektivität sämtlicher Strategien

Strategie Nr:	11	12	13	14	15	16	17	18	19	20
$\underline{x} = $ x_1	0	1	1	1	1	0	1	1	1	1
x_{11}	0	0	1	0	1	0	0	1	0	1
x_{12}	0	0	0	1	1	0	0	0	1	1
x_2	1	1	1	1	1	1	1	1	1	1
x_{21}	1	1	1	1	1	0	0	0	0	0
x_{22}	0	0	0	0	0	1	1	1	1	1
Kosten in DM $\underline{k}^T \cdot \underline{x}$	108.850	275.350	290.350	290.350	305.350	111.250	277.750	292.750	292.750	307.750
Effektivität (in zusätzl. Lebensjahren insgesamt) $\underline{e}^T \cdot \underline{x}$	32,1	162,1	172,1	177,1	187,1	33	166	173	178	188

Tabelle 6: Fortsetzung von Tabelle 5

Strategie Nr:	21	22	23	24	25
$\underline{x} =$ x_1	0	1	1	1	1
x_{11}	0	0	1	0	1
x_{12}	0	0	0	1	1
x_2	1	1	1	1	1
x_{21}	1	1	1	1	1
x_{22}	1	1	1	1	1
Kosten in DM $\underline{k}^T \cdot \underline{x}$	117.250	283.750	298.750	298.750	313.750
Effektivität (in zusätzl. Lebensjahren insgesamt) $\underline{e}^T \cdot \underline{x}$	34,5	164,5	174,5	179,5	189,5

Tabelle 7: Fortsetzung von Tabelle 6

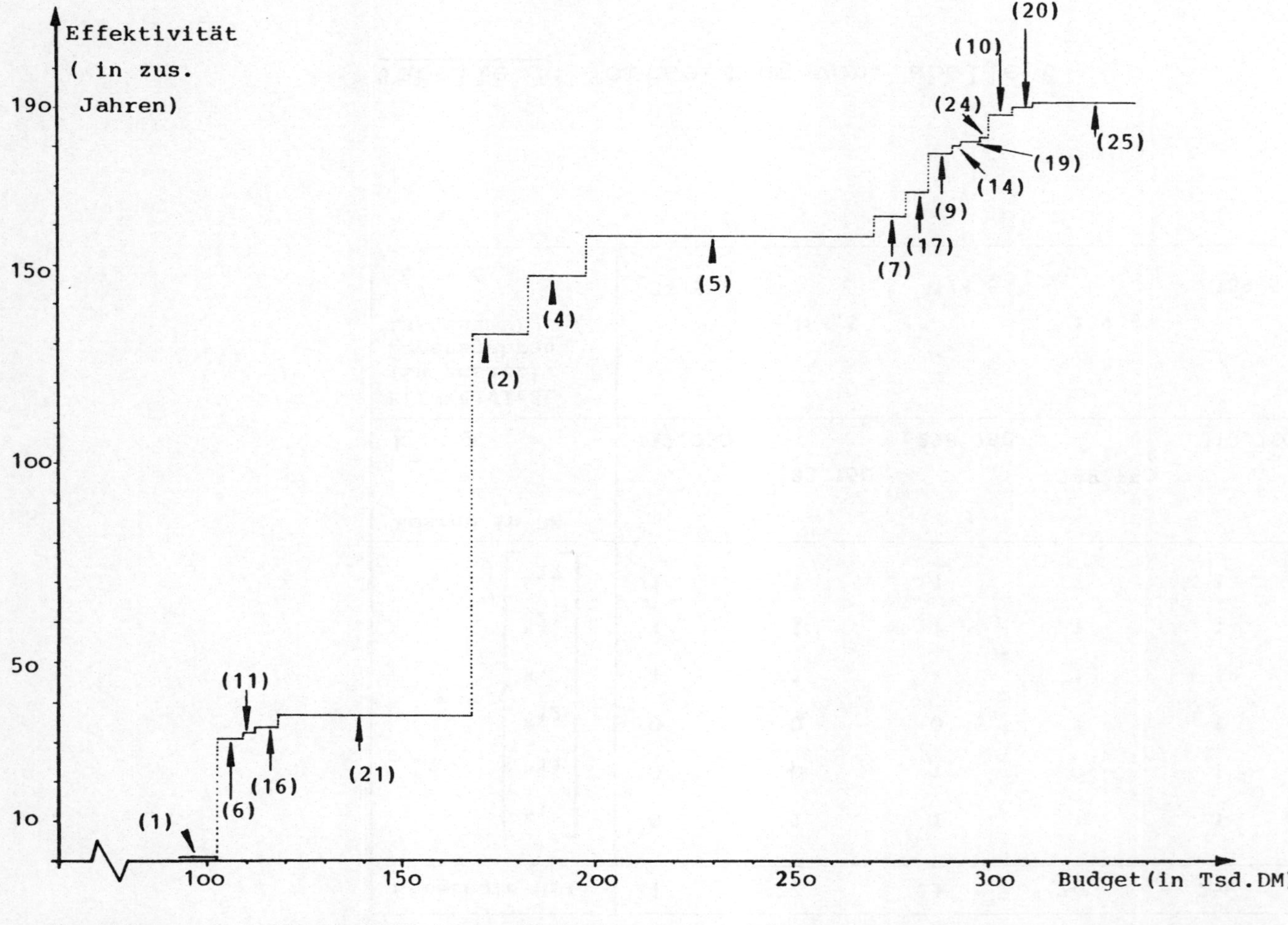

Abbildung 13: Effektivität in zusätzlichen Lebensjahren insgesamt für verschiedene Budgets bei Verwendung von Optimalstrategien (Strategie-Nr. in Klammer mit: ⟶)

Präventionsprogramms bezeichnen - lassen sich u.a. folgende Informationen entnehmen:

<u>"Kritische" Budgets</u> markieren - den Nullpunkt ausgenommen - die <u>Sprungstellen</u> der <u>rechtsseitig-stetigen</u>, <u>monoton wachsenden</u> Treppenfunktion. Formal sind diese Budgets folgendermaßen definierbar:

$$B_{Ei} = \min \left\{ B \mid E(B) = E_i \right\} ; \; E_i \in \text{Im}(E), \; i = 1,\dots,l$$

Die Symbole bedeuten:

B_{Ei}: "kritischer" Budgetwert zum i-ten der l Effektivitätswerte E_i

B: Budgetwert

E(B): Wert der Kosten-Effektivitäts-Funktion an der Stelle B

Im(E): Wertmenge der Kosten-Effektivitäts-Funktion.

Nur solche Budgets B, die in der Menge $\{B_{E1},\dots,B_{El}\}$ der kritischen Budgets enthalten sind, können sinnvollerweise Entscheidungsträgern zur Diskussion vorgelegt werden. Alle übrigen Budgetwerte lassen einen Teil des Budgets ungenutzt verfallen.

Die Stufenhöhen der Funktion als Differenzen (bzgl. der größenmäßigen Ordnung) aufeinanderfolgender E_i geben Auskunft über den Effektivitätszuwachs, der bei den kritischen Budgetwerten zu erreichen ist.

Ein durch sinnvolle (s.o.) Budgeterhöhung bedingter Effektivitätszuwachs ist - bezogen auf die Effektivität - unter Umständen keine Pareto-Verbesserung, wie der Übergang von Strategie 21 zu Strategie 2 (Abb. 13) im obigen Beispiel zeigt. Strategie 21 bewirkt gemäß Tabelle 7 34,5 Effektivitätseinheiten, wobei Gruppe 2 in das Programm einbezogen ist, Gruppe 1 jedoch nicht. Strategie 2 (Tabelle 5) liefert 130 Effektivitätseinheiten, bezieht aber Gruppe 2 nicht ein. D.h. durch die Budgeterhöhung wird Gruppe 2 effektivitätsmäßig schlechter gestellt. Für eine kritische Diskussion sei an die Ausführungen in Abschnitt 3.1.2.5. erinnert.

4.4.3.5. Modellvarianten

Das oben vorgestellte Modell der linearen 0/1-Programmierung kann je nach Fragestellung abgewandelt werden. Auf einige grundsätzliche Modifizierungsmöglichkeiten sei an dieser Stelle hingewiesen: Die Vertauschung der Rollen von Effektivität und Budget, die Einbeziehung mehrerer Zielfunktionen, die Einbeziehung weiterer (nichtmonetärer) Ressourcenrestriktionen, die Anwendung auf einen bzgl. der Diagnoseklassen erweiterten Entscheidungsbaum, die Einbeziehung compliancefördernder Maßnahmen. Diese Modifizierungsmöglichkeiten werden im folgenden kurz diskutiert.

Vertauschung der Rollen von Budget und Effektivität

Die Fragestellung der in Abschnitt 4.4.1. gegebenen Problemspezifikation kann dahingehend geändert werden, daß ein kostenminimales Programm für gegebene Programmeffektivität zu bestimmen ist. Dies bedeutet für das oben vorgestellte 0/1-Modell, daß die Zielfunktionsgröße auf einen, evtl. parametrisch variierbaren Effektivitätswert zu fixieren und die linke Seite der Budgetrestriktion als neue Zielfunktionsgröße zu maximieren ist.

Mehrere Zielfunktionsgrößen

Neben eindimensionalen Zielgrößen, z.B. direkten Kosten, vermiedenen Komplikationen und zusätzlichen Lebensjahren, können auch mehrdimensionale Zielgrößen betrachtet werden. Als Instrument zur Modellierung bietet sich z.B. das Goal Programming an (allg. vgl. Ignizio 1976). Zu den harten Restriktionen, die aus den Definitionen der Variablen und der Baumstruktur herrühren, tritt in diesem Fall eine Reihe weicher Restriktionen, die die Abweichungen der Zielgrößen von vorzugebenden Richtwerten erfassen und diese Abweichungen unter Berücksichtigung von Zielprioritäten optimieren.

Weitere Ressourcenrestriktionen

Die für ein Hypertonievorsorgeprogramm maximal verfügbaren Kapazitäten an Personal (Ärzte, Schwestern etc.) und Einrichtungen (z.B. Krankenhausbetten) können als weitere Restriktionen in das Modell aufgenommen werden. Der in 4.4.2. behandelte heuristische Ansatz von Trifon und Gafni besitzt diese Erweiterungsmöglichkeit nicht.

Erweiterter Entscheidungsbaum

Der in Abschnitt 4.4.1. verwendete Entscheidungsbaum kann dadurch weiter verfeinert werden, daß nicht nur die Blutdruckbereiche 95 mm Hg<DBD≤120 mm Hg, sowie > 120 mm Hg unterschieden werden, sondern z.B. 5 mm Hg-Intervalle eingeführt werden, also die Bereiche 90 mm Hg<DBD≤95 mm Hg etc... (DBD: diastolischer Blutdruck). Die von Hehl et al. (1975) betrachtete, mit einem kontinuierlichen Modell bearbeitete Fragestellung (Abschnitt 4.3.3.) bezüglich einer kosten- und nutzenorientierten Schwellwertfestlegung läßt sich nach Einführung dieser Bereiche in das 0/1-Modell diskret integrieren. Die Variablenzahl v des 0/1-Modells beträgt dann für n Gruppen und m Bereiche

$$v = n \cdot (1 + 5m).$$

Die Restiktionenzahl r errechnet sich zu

$$r = 5 \cdot n \cdot m + t,$$

wobei t die Anzahl der Ressourcenrestriktionen bezeichne. Für das Standardmodell (4.4.4.2.) ergibt sich mit n = 12, m = 2 und t = 1 für v der Wert 132 und für r der Wert 121. Die Größen von v und r (und damit von n und m) wirken sich, wie später noch zu diskutieren ist, auf die Rechenbarkeit des Modells aus.

Einbeziehung compliancefördernder Maßnahmen

Der Entscheidungsbaum des Abschnitts 4.4.1. kann, wie bereits in 4.4.1.3. erwähnt, in noch einer Hinsicht erweitert werden: durch die Hinzufügung einer Entscheidungsstufe an den jeweiligen "Endpunkten" des Baums, die complianceerhöhende Maßnahmen als Option vorsieht. Die Integrierung dieser Option in das Modell sei nur umrissen und exemplarisch für einen Ausschnitt des Baums angedeutet: Ausgehend von der Definition der Variablen

$$y_{s1} = \begin{cases} 1 & \text{für den durch HBD/DBD>120 gekennzeichneten Patientenanteil der Gruppe s, der bereits nach der \underline{ersten} Diagnosestufe therapiert wird, werden complianceerhöhende Maßnahmen ergriffen} \\ 0 & \text{für den durch HBD/DBD>120 gekennzeichneten Patientenanteil der Gruppe s, der bereits nach der \underline{ersten} Diagnosestufe therapiert wird, werden \underline{keine} complianceerhöhenden Maßnahmen ergriffen} \end{cases}$$

ergeben sich aus dieser Definition für diese Variable die beiden Restriktionen

$$y_{s1} \leq x_s$$

$$y_{s1} \leq 1 - x_{s1},$$

wobei x_s und x_{s1} in Abschnitt 4.4.3.2. definiert wurden.

Die Variable y_{s1} wird dann bezüglich zusätzlichen Ressourcenverbrauchs und zusätzlichen Effektivitätszuwachses gewichtet und in die entsprechende(n) Ressourcenrestriktion(en) bzw. Zielfunktion(en) aufgenommen.

Falls nicht nur eines, sondern mehrere complianceerhöhende Programme j (j = 1,...,q) an den jeweiligen Endpunkten des Baums zur Verfügung stehen, ergeben sich statt dessen (für denselben exemplarischen Baumausschnitt) mit analog definierten 0/1-Variablen y_{s1}^{j} die Restriktionen:

$$\sum_{j=1}^{q} y_{s1}^{j} \leq x_s$$

$$\sum_{j=1}^{q} y_{s1}^{j} \leq 1 - x_{s1}$$

Problematisch ist bei dieser Vorgehensweise generell die Behandlung der untersten Ebene des Baums (Abb. 10), d.h. die Modellierung von Entscheidungsmöglichkeiten über (evtl. alternative) complianceerhöhende Maßnahmen für Personen, die bereits dem vollständigen Diagnoseprozeß unterzogen wurden. Auf der untersten Stufe nämlich finden sich Personen gleicher diagnostischer Kategorie (z.B. Kategorie "A endgültig"), die verschiedene Zweige des Diagnosebaums (z.B. denjenigen, der "Kategorie B vorläufig" enthält) durchlaufen haben. Der obige Vorschlag zur Modellierung complianceerhöhender Maßnahmen läßt nun auf dieser Stufe die Möglichkeit zu, Personen gleicher Gruppencharakteristika und gleicher diagnostischer Kategorie verschiedenen complianceerhöhenden Maßnahmen zuzuführen. Fordert man jedoch für Personen, die vom Modell bezüglich der verwendeten Unterteilungskriterien als gleich angesehen werden, auch gleiche complianceerhöhende Maßnahmen, so führt dies modelltechnisch zur Einführung Boole'scher Variable und Verknüpfungen (allg. z.B. Hammer (Ivănescu) und Rudeanu 1968), die nicht mehr in das Konzept der linearen 0/1-Programmierung integriert werden können.

4.4.3.6. Kollektivnutzenkonzept - Individualnutzenkonzept

Dem oben vorgestellten Modell der linearen 0/1-Programmierung zur gruppenspezifischen Auswahl von Diagnosestrategien zur Früherkennung von Hypertonie bei Ressourcenbeschränkungen und seinen Varianten, liegt der Gedanke der Kollektivnutzenmaximierung zugrunde. Daß Algorithmen zur Individualnutzenmaximierung das vorgegebene Budget, vom Standpunkt des Kollektivs aus gesehen, evtl. schlechter ausnutzen, zeigt folgende Überlegung (Heidenberger 1982a: 103):

Es liege die Situation des in Abschnitt 4.4.3.3. angegebenen vergröberten Beispiels vor. Ferner sei ein Budget von 280.000 DM gegeben. Vom Standpunkt der Individuen ausgehend, die den größten Zuwachs an zusätzlichen Lebensjahren erhalten können, ist wohl eine Strategie, die $x_1 = 1$, $x_{11} = 1$ und $x_{12} = 1$ setzt, zu wählen, d.h. es sind diejenigen Personen der Gruppe 1, die einen erhöhten Blutdruckwert aufweisen, vor Beginn einer Therapie gründlich zu untersuchen. Gemäß den Tabellen 5-7 kommt unter der gegebenen Budgetrestriktion nur Strategie 5 in Betracht. Die Strategien 10, 15, 20 und 25, die ebenfalls die Forderung $x_1 = 1$, $x_{11} = 1$, $x_{12} = 1$ erfüllen, sind zu teuer.
Vom Standpunkt des Kollektivs aus gesehen, wird das verfügbare Budget jedoch ungenügend genutzt, da Strategie 5 insgesamt nur 155 zusätzliche Lebensjahre liefert. Der Kollektivnutzen wird dagegen durch Strategie 17 maximiert. Diese, aufgrund des Budgets von 280.000 DM,ausgewählte Strategie besitzt eine Effektivität von 166 zusätzlichen Lebensjahren. Es werden also Mittel, die in Strategie 5 zur Durchführung aufwendiger Untersuchungen in Gruppe 1 benötigt wurden, in Strategie 17 dazu benutzt, die Aufnahme der Gruppe 2 in das Screening-Programm zusätzlich zu Basisdiagnostik und Therapie für Gruppe 1 zu finanzieren.

4.4.4. Ein nichtganzzahliges LP-Modell

Das Postulat der modellmäßigen Gleichbehandlung von Personen beeinflußt wesentlich die Gesamtstruktur des in Abschnitt 4.4.3. entwickelten 0/1-Modells (und seiner vorgestellten Varianten).

Läßt man nämlich für dieses "nichtnatürlich ganzzahlige" LP-Modell (allg. z.B. Meyer und Hansen 1979) die Ganzzahligkeitsrestriktion wegfallen, d.h. fordert man nicht mehr, daß die verwendeten Variablen nur die Werte 0 oder 1 annehmen, sondern schwächt diese Forderung dahingehend ab, daß den Variablen neben den Extremwerten 0 oder 1 auch alle Zwischenwerte zugewiesen werden dürfen (Relaxation), so ergibt sich folgende Interpretationsmöglichkeit für diese Variablen: Der jeweilige Variablenwert gibt an, welcher Anteil der im 0/1-Modell potentiell zur Einstufung anstehenden Personen die gründlichere und welcher Anteil die weniger gründliche Untersuchung erhalten sollte (Heidenberger 1982a: 102). Für die oberste Untersuchungsstufe z.B. bedeutet dann $x_s = 0{,}75$, daß drei Viertel der Personen der Gruppe s eine Grunduntersuchung in Form einer 4maligen Blutdruckmessung erhalten, die restlichen 25 % der Gruppe s jedoch nicht, d.h. daß dieser Anteil von Personen nicht in das Screening-Programm aufgenommen wird. Für die nachfolgenden Untersuchungsstufen bedeutet die Formulierung "im 0/1-Modell potentiell zur Einstufung anstehend": Die Prozentzahlen beziehen sich stets auf den vollen Personenkreis, der bei entsprechenden Vorentscheidungen im 0/1-Modell an dieser Stelle des Baums zur diagnostischen Evaluierung angestanden hätte.

Die Problematik dieses Ansatzes sei anhand der relaxierten Version des in Abschnitt 4.4.3.3. eingeführten Beispiels erörtert. Als konkreter Budgetbetrag werden 50.000 DM angesetzt. Damit ergibt sich als Lösung

$x_1 = 0{,}275$
$x_{11} = 0$
$x_{12} = 0{,}275$
$x_2 = 0$
$x_{21} = 0$
$x_{22} = 0$

mit einem Zielfunktionswert von 39,94 zusätzlichen Lebensjahren. Zum Vergleich sei an die Ergebnisse des ganzzahligen Modells für den gleichen Budgetwert erinnert: Sämtliche Variable und die Zielfunktion nehmen dort den Wert 0 an. D.h., gegenüber der ganzzahligen Version wird mit dem relaxierten Modell ein verfügbarer Budgetbetrag von 50.000 DM bereits zur Erreichung einer Effektivität von 39,94 zusätzlichen Lebensjahren eingesetzt, während das ganzzahlige Modell diesen Betrag verfallen läßt.

Selbst bei den "kritischen" Budgetwerten (den Nullpunkt ausgenommen, vgl. 4.4.3.4.) - nur an diesen Punkten schöpft das 0/1-Modell die jeweiligen Budgets voll aus! - kann durch Übergang zum relaxierten Ansatz ein u.U. beträchtlicher Effektivitätszuwachs erreicht werden, wie Abbildung 14 zeigt. Dies rührt daher, daß das nichtganzzahlige Modell durch gemischte Strategien eine größere Flexibilität in der Budgetausnutzung ermöglicht. Dies sei für den kritischen Budgetwert 102.850 DM durch Gegenüberstellung der Resultate des 0/1-Modells und des relaxierten Modells veranschaulicht (bezogen auf das Beispiel des Abschnitts 4.4.3.3.):

0/1-Modell	Relaxiertes Modell
$x_1 = 0$	$x_1 = 0{,}567$
$x_{11} = 0$	$x_{11} = 0$
$x_{12} = 0$	$x_{12} = 0{,}567$
$x_2 = 1$	$x_2 = 0$
$x_{21} = 0$	$x_{21} = 0$
$x_{22} = 0$	$x_{22} = 0$
$E = 30{,}6$	$E = 82{,}2$

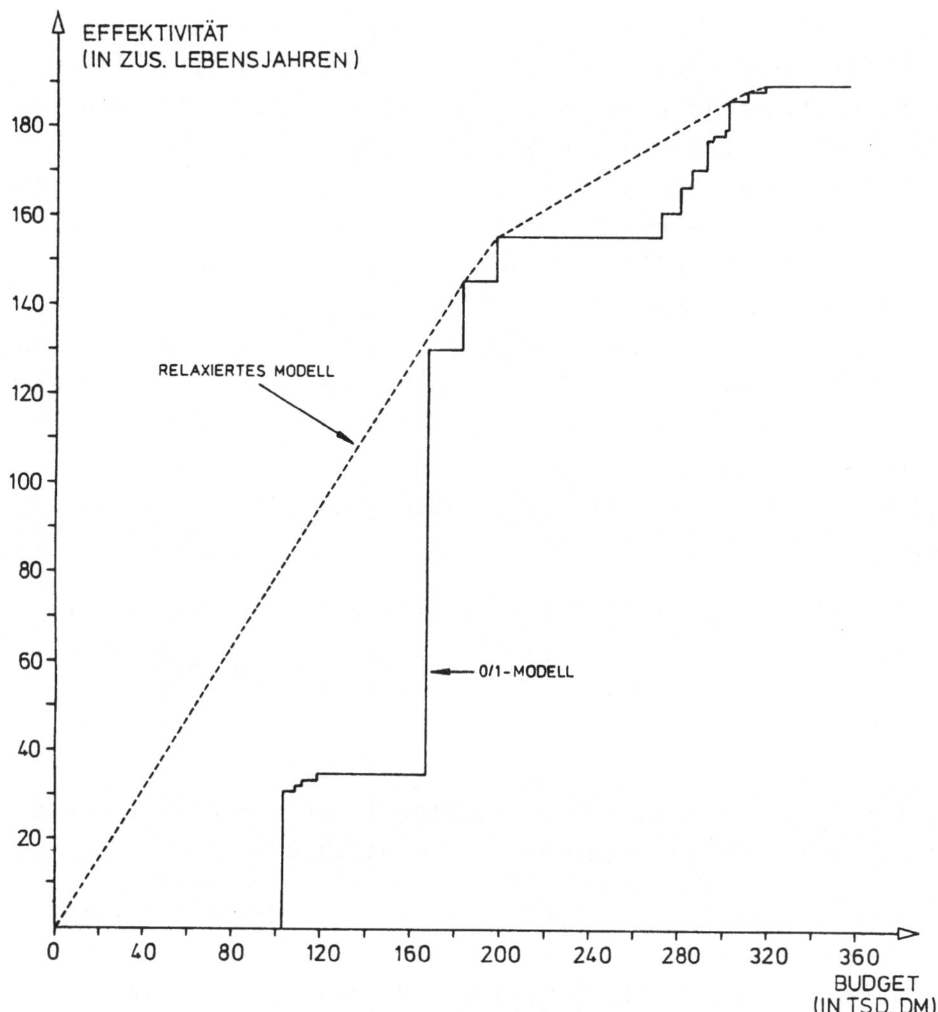

Abbildung 14: Effektivität für verschiedene Budgets bei Verwendung von Optimalstrategien für das 0/1-Modell und das relaxierte Modell (jeweils bezogen auf das Beispiel in Abschnitt 4.4.3.3)

(E symbolisiert den Zielfunktionswert, angegeben in der Einheit "zusätzliche Lebensjahre".) Während das 0/1-Modell also das Budget vollständig durch Einbeziehung der Gruppe 2, unter Verwendung nur eines minimalen Diagnosepakets, ausschöpft, empfiehlt das relaxierte Modell, 56,7 % der Personen der Gruppe 1 zu erfassen und 56,7 % der potentiell im 0/1-Modell (d.h. 100 % der im relaxierten Modell!) zur Weiterdiagnostizierung anstehenden Personen der Einstufung "HBD/95<DBD≤120" (vgl. Abb. 11 und Abb. 12) ausführlicher zu untersuchen. Diese Mischung von reinen Strategien, d.h. für 56,7 % aller Personen der Gruppe 2 Strategie 4 (Tab. 5) und für 43,3 % der Probanden dieser Gruppe Strategie 0 (Tab. 5), anzuwenden, bewirkt gegenüber der reinen Strategie 6 (Tab. 5) einen Effektivitätszuwachs von (82,2 - 30,6=) 51,6 Lebensjahren.

Dieser Effektivitäts*zuwachs* des relaxierten Modells gegenüber dem 0/1-Modell wird jedoch um den *Preis* der *Ungleichbehandlung* von Personen erkauft, die von der Modellbildung her als *gleich* angesehen werden. Das relaxierte Modell erlaubt es also, die *sozialen Opportunitätskosten der Gleichbehandlung* der als gleich angesehenen Personen anzugeben, gemessen in der Anzahl der durch Einsatz des 0/1-Modells entgangenen Lebensjahre.

Die Entscheidung darüber, welches der beiden Modelle für eine Diskussion im Rahmen der Vorbereitung von Entscheidungen herangezogen werden sollte, ist *politisch* und somit mit dem Entscheidungsträger und dessen Normen- und Wertesystem abzustimmen (vgl. Abschnitt 3.1.). Für praktische Überlegungen sind die errechneten Anteilsangaben des relaxierten Modells, zum einen nach entsprechender Normierung, als *Auswahlwahrscheinlichkeiten* interpretierbar. Man kann dabei argumentieren, die *Zufallsauswahl* (durch Würfeln etwa) würde den diagnostisch unterschiedlich zu behandelnden Personen *gleiche Chancen* einräumen. Zum anderen gibt es die Möglichkeit der *bewußten* Auswahl nach weiteren Kriterien: Z.B. könnten bevorzugt sozial Schwache berücksichtigt werden; dieser Aspekt ist der Idee des Sintonen'schen Evaluationskonzepts verwandt (vgl. Abschnitt 3.1.2.5.).

Wird die Praxisrelevanz des relaxierten Modells beurteilt, so sollte man auch folgendes bedenken: Es gibt "bei Blutdruck... einen recht breiten Wertebereich, in dem sich die Ärzte als Gruppe in ihrer Entscheidung erhöht/nicht erhöht trotz vorgegebener Orientierungshilfen inkonsistent verhalten... Aus der Literatur ist bekannt..., daß ein Entschluß, bei 'erhöht' gefundenen Werten eine Behandlung oder Überwachung einzuleiten, ähnlich probabilistische Charakteristika aufweist" (Robra und Machens 1981: 79).

Weitere Eigenschaften des relaxierten Modells

Abbildung 14 zeigt einen typischen Verlauf des Kosten-Effektivitäts-Graphen sowohl für das 0/1-Modell als auch für das relaxierte Modell. Über den Graphen des 0/1-Modells wurde bereits in Abschnitt 4.4.3.4. gesprochen, so daß einige Überlegungen zum Graphen des relaxierten Modells ausstehen. Die dem Graph des relaxierten Modells zugrundeliegende Kosten-Effektivitäts-Funktion ist stetig, stückweise linear und konkav. Diese Aussage folgt als Spezialfall unmittelbar aus den z.B. bei Dinkelbach (1969: 102-104, 146) zur parametrischen linearen Programmierung angegebenen allgemeinen Sätzen. Ökonomisch läßt sich die Konkavität als abnehmender "Grenznutzen" (in Effektivitätseinheiten) für zusätzliche Budgeteinheiten interpretieren. Ebenso wie für das 0/1-Modell stellt (trivalerweise) derjenige Budgetwert, der sich als Summe sämtlicher LP-Koeffizienten errechnet, denjenigen "kritischen" Wert dar, dessen Überschreitung keinen weiteren Effektivitätszuwachs zuläßt. Für das angegebene Beispiel beträgt er 313.750 DM.

4.4.5. Probleme der Datenbeschaffung

Eine 1981 zur vorliegenden Arbeit durchgeführte Voruntersuchung sollte klären, inwieweit in der Bundesrepublik Datenmaterial für das von Trifon und Gafni (1979) vorgeschlagene Modell (vgl. 4.4.2.) erschließbar ist. Große Teile dieser Voruntersuchung wurden von Barthold (1981) und Möckel (1981) durchgeführt. Im folgenden wird zunächst über die Ergebnisse dieser Untersuchung kritisch berichtet. Das vorzustellende "weiche" Datenmaterial geht anschließend in die Berechnung illustrativer (nicht jedoch definitiver) Koeffizienten für die in den Abschnitten 4.4.3. und 4.4.4 konstruierten LP-Modelle ein.

4.4.5.1. Ergebnisse der Voruntersuchung

Das von Trifon und Gafni (1979: 9 ff.) vorgeschlagene Modell benötigt in der Originalversion folgende Daten (vgl. 4.4.2.):

N_s: Die Anzahl der Individuen in Gruppe s.

$w_s(i,m)$: Die therapiebedingte Reduktion der Wahrscheinlichkeit, im Laufe des restlichen Lebens bluthochdruckbedingte Komplikationen[1] zu bekommen, bezogen auf ein Individuum der Gruppe s, das die m-te Entscheidungsstufe (des Baums der Abb. 10) - vom Ende aus gesehen - im Gesundheitszustand i betritt und nun eine diagnosegemäße Heilbehandlung erhält. "Reduktion" bezieht sich dabei auf den alternativen Entlassungsmodus: die Empfehlung, sich in Behandlung zu begeben, sobald Komplikationen auftreten.

Zum besseren Verständnis dieses Parameters sei noch folgendes bemerkt:

Angenommen man hätte die Wahl, 1.000 Individuen der Gruppe s, die an der Stelle (i,m) - vgl. Abschnitt 4.4.2.1. - den Diagnosebaum (Abb. 10) verlassen, einer Bluthochdruckbehandlung zuzuführen, oder sie solange nicht zu behandeln, bis sich Komplikationen einstellen. Dann ist, verglichen mit dieser zweiten Alternative, die erwartete Zahl der Individuen, die unter der ersten Alternative schließlich im Lauf ihres weiteren Lebens Komplikationen bekommen,

---

1 Trifon und Gafni (1979) spezifizieren die Art der Komplikationen nicht näher. Deshalb ist unklar, ob ausschließlich tödliche oder tödliche und nicht-tödliche Komplikationen gemeint sind. Vergleicht man die von Trifon und Gafni angegebenen Werte (Tab. 13) mit den Ergebnissen der Studie von Holzgreve (1981a), liegt es jedoch nahe davon auszugehen, daß es sich um tödliche Komplikationen handelt.

$$1.000 \cdot w_s(i,m) \text{ - mal}$$

kleiner, falls diese 1.000 Individuen an der Stelle (i,m) eine diagnosegemäße Behandlung erhalten. Multipliziert man also $w_s(i,m)$ mit der Anzahl der Patienten der Gruppe s, die den Diagnosebaum an der Stelle (i,m) verlassen, so erhält man die Anzahl der durch die diagnosegemäße Therapie vermiedenen Komplikationen. Zu beachten ist, daß dieser Wirksamkeitsparameter sich nur auf das Auftreten von bluthochdruckbedingten Komplikationen bezieht, nicht aber auf das Alter der Person zur Zeit des Eintritts der Komplikation. In dem Maß, in dem die frühzeitige Bluthochdruckbehandlung eine ungünstige Entwicklung hinausschiebt, statt sie vollständig zu verhindern, unterschätzt der Parameter $w_s(i,m)$ den sozialen Nutzen einer solchen Behandlung (vgl. Trifon und Gafni 1979: 10). Neben den Gruppenstärken N_s und dem an dieser Stelle etwas ausführlicher erörterten Wirksamkeitsparameter $w_s(i,m)$ - alternativ kann z.B. der in 4.4.2.1. definierte Parameter $l_s(i,m)$ verwendet werden - benötigt das Modell die, ebenfalls in Abschnitt 4.4.2.1. vorgestellten, Größen:

$c_s(i,m)$: die Kostenangaben, sowie

$p^s_{j|(i,m)}$: die Verzweigungswahrscheinlichkeiten.

Sowohl zu den Größen $w_s(i,m)$ als auch zu den Parametern $p^s_{j|(i,m)}$ finden sich bei Trifon und Gafni konkrete Zahlenwerte. Diese Werte wurden aufgrund von Schätzungen 15 israelischer Hypertoniespezialisten ermittelt (Trifon und Gafni 1979: 18). Zu den Kostengrößen $c_s(i,m)$ fehlen jedoch solche Angaben. Die Aufgabe der Arbeiten von Barthold (1981) und Möckel (1981) war es nun, durch eine Umfrage unter Ärzten im Nürnberger Raum v.a. folgenden Fragen nachzugehen:

- Ist die für Israel von Trifon und Gafni (1979) verwendete - in Abb. 9 wiedergegebene - Gruppeneinteilung auch aus der Sicht bundesrepublikanischer Ärzte zu befürworten?

- Lassen sich die <u>Kostengrößen</u> $c_s(i,m)$ ermitteln?
- Ist es möglich, von den angesprochenen Ärzten Schätzungen zu den Wahrscheinlichkeiten $w_s(i,m)$ und $p^s_{j\,|\,(i,m)}$ zu erhalten?

<u>Zur Gruppeneinteilung:</u>

Die von Trifon und Gafni (1979) verwendete Gruppeneinteilung (Abb. 9) wurde durch die in <u>Abbildung 15</u> wiedergegebene Aufteilung ersetzt (vgl. Barthold 1981: 34). Die grundsätzliche Einteilung nach den Kriterien Alter, Geschlecht und relativem Gewicht wurde beibehalten. Die Breite der Altersklassen und die Gewichtseinteilung änderten sich jedoch. Trifon und Gafni sehen die Altersbereiche 40-49 und 50-59 vor; die neue Ausgrenzung der Population bezieht die 30-39jährigen zusätzlich ein; diese neue Population wurde in die Altersklassen "30-44 Jahre" und "45-59 Jahre" aufgeteilt. Die Gewichtseinteilung wurde vergröbert, d.h. von vier auf drei, anhand neuer Kriterien festgesetzte Bereiche reduziert. Trifon und Gafni verwenden eine von Demanet et al. (1976) übernommene Definition von "Idealgewicht" (vgl. Abschnitt 4.4.1.1.),wohingegen die von Barthold angegebene Einteilung sich an der in der Bundesrepublik häufig verwendeten Kenngröße des "Normalgewichts" (≙ Körpergröße in cm - 100) orientiert. Die in Abbildung 15 wiedergegebenen (auf die gesamte Bundesrepublik bezogen) <u>Gruppenstärken</u> N_s errechneten sich zum einen aus den im statistischen Jahrbuch 1980 (Statistisches Bundesamt 1980) für das Jahr 1978 angegebenen Besetzungen der Alters- und Geschlechtsgruppen. Zum anderen standen dem Verfasser für die Gewichtsdifferenzierung Daten zur Verfügung, die im Rahmen des Eberbach/Wieslocher-Vorsorgeprojekts (allg. z.B. Nüssel et al. 1980) von der Abteilung Klinische Sozialmedizin des Klinikums der Universität Heidelberg (in der Eigenschaft als WHO Collaborating Centre for Research and Training for Cardiovascular Diseases) erhoben wurden. Als Prämisse der von Möckel (1981: 49) durchgeführten Rechnung geht hier die Über-

Gruppennummer		1	2	3	4	5	6	7	8	9	10	11	12
Gruppen-charakteristika	Geschlecht	Männlich						Weiblich					
	Alter	30 - 44			45 - 59			30 - 44			45 - 59		
	Gewicht	N	R	A	N	R	A	N	R	A	N	R	A
Anzahl der Individuen in der Gruppe (in Tausend), bezogen auf die gesamte Bundesrepublik		2664,1	3311,5	775,7	1494,4	2643,9	810,0	3841,6	1761,8	731,7	1975,7	2326,2	1520,9

Erläuterungen:

N: Normalgewicht und darunter (Normalgewicht = Körpergröße in cm - 100)
R: bis zu 20% Überschreitung des Normalgewichts
A: mehr als 20% Überschreitung des Normalgewichts

Abbildung 15: Charakterisierung der für die Reihenuntersuchung neu festgesetzten Gruppen in der Gesamtpopulation der 30 -59jährigen

tragbarkeit der in Eberbach und Wiesloch ermittelten Gewichtsstruktur auf die Gesamtpopulation der Bundesrepublik ein.

Zu den Kostengrößen

In die Kostengrößen $c_s(i,m)$ fließen sowohl die Diagnosekosten, als auch die Behandlungskosten ein.

Zunächst zu den Diagnosekosten. Für eine einzelne Blutdruckmessung setzte Möckel (1981: 23-24) nach Absprache mit Ärzten, Kosten in Höhe von 5,- DM, für Anamnese und unbedingt notwendige körperliche Untersuchungen im Rahmen der Basisdiagnostik (vgl. Abschnitt 4.2.1.) 44,- DM an, wobei die Richtsätze der Krankenkassen (Stand 1980) für die jeweiligen Untersuchungen zugrundegelegt wurden. Diese Angaben decken sich ungefähr mit den von Anlauf und Bock (1981: 1787) aufgeführten Kosten von 55,- DM für eine - die Blutdruckmessungen einschließende - Minimaldiagnostik. Wird in die Basisdiagnostik die Suche nach weiteren Risikofaktoren für Herz-Kreislauf-Erkrankungen aufgenommen, so sind hierfür zusätzlich zwischen 23,50 (Möckel 1981: 24) und ca. 50,- DM (Anlauf und Bock 1981: 1787, programmed 1981: 23) anzusetzen. Weitere, in das Ermessen des einzelnen Arztes gestellte Zusatzuntersuchungen runden die Basisdiagnostik ab. Die hierfür anfallenden Kosten bewegen sich zwischen 94,- DM (Möckel 1981: 24) und 129,- DM (programmed 1981: 23). Anlauf und Bock (1981: 1787) z.B. geben hier 115,- DM an. Für spezielle, über die Basisdiagnostik hinausgehende Untersuchungen (vgl. Abschnitt 4.2.1.) findet sich als grober Anhaltspunkt bei Möckel (1981: 25) eine Kostenschätzung von 557,- DM. Dieses Untersuchungspaket umfaßt Urinuntersuchungen auf Corticoide, Katecholamine und Vanillinmandelsäure, das Röntgen von Nieren und Schädel, die Nierenszintigraphie und die Angiographie. Die Angiographie trägt mit einem Kostenanteil von 383,- DM zu den Gesamtkosten bei. Andere spezielle Untersuchungspakete, die z.B. die Sonographie einbeziehen, sind denkbar.

20 der von Barthold (1981) und Möckel (1981) befragten 30 Internisten und 5 Allgemeinärzte gaben Schätzungen zu den jährlichen medikamentösen Behandlungskosten ab. (Operationskosten wurden vernachlässigt, da nur ca. 0,5 % aller Hypertonien chirurgisch heilbar sind.) Tabelle 8 zeigt die Mittelwerte und die Standardabweichungen dieser Schätzungen. Die Ärzte differenzierten die Kosten zwar nach Alter und Gewicht, nicht jedoch nach dem Geschlecht. In Tabelle 8 ergeben sich demzufolge jeweils für eine männliche und eine weibliche Gruppe derselben restlichen Klassifikationsmerkmale die gleichen Kostenschätzungen (z.B. für Gruppe 1 und Gruppe 7). Für die Diagnosekategorien C_1 und C_2 der Gruppen 4, 5, 6, 10, 11 und 12 wurden keine Kostenschätzungen abgegeben, da die befragten Ärzte die Ansicht vertraten, in der Altersklasse der 45-59jährigen gebe es keinen Hochdruck ohne begleitende Komplikationen.

Unterschiedliche Auffassungen über Therapiestrategien bedingten hierbei unterschiedliche Kostenschätzungen. Zum Teil wurden diese Kostenschätzungen unmittelbar abgegeben, teilweise wurden die von den Ärzten vorgeschlagenen Therapiestrategien in Kostenschätzungen umgesetzt. Die von Berthold (1981) und Möckel (1981) ermittelten Schätzungen sind -bedingt durch den Versuchscharakter der Studien - nur als erster Anhaltspunkt für die Größenordnung der Kostenkomponenten zu interpretieren, d.h. als illustratives, jedoch nicht als definitives Material verwendbar. Weitere, gründlicher angelegte, evtl. auf den Erfahrungen dieser Voruntersuchungen aufbauende Arbeiten könnten verläßlicheres Datenmaterial liefern. Unter diesen Einschränkungen sei dennoch auf einige, als Hypothesen formulierte Tendenzen hingewiesen, die sich aus den Mittelwerten (Tabelle 8) ablesen lassen:

- die Kosten steigen mit der Zunahme des Gewichts der Person,
- sekundäre Hypertonien verursachen höhere Kosten als primäre Hypertonien,
- Hypertonien mit begleitenden Komplikationen bewirken Kostensteigerungen,
- die jährlichen Kosten in den Gruppen der 45-59jährigen liegen höher als in vergleichbaren Gruppen der jüngeren Altersklasse,

Gruppe / Kategorie	1 und 7		2 und 8		3 und 9		4 und 10		5 und 11		6 und 12	
	$\bar{x}$	s	$\bar{x}$	s	$\bar{x}$	s	$\bar{x}$	s	$\bar{x}$	s	$\bar{x}$	s
A_1	291,25	91,24	331,5	104,4	402,75	111,21	335	76,15	402,22	81,55	489,44	92,78
B_1	335,25	72,6	396,25	86,43	493,25	86,6	364,5	82,22	455,5	89,57	517,25	109,89
C_1	434,25	100,62	481,75	105,39	535	120,19						
D_1	571,75	136,78	653,25	95,58	758	45,35	665,25	180	723,25	128,58	819,5	85,77
A_2	229	64,23	257	71,26	302	78,77	235	50,93	282,78	49	341,67	61,59
B_2	280,5	55,65	333,5	67,57	391,5	86,6	278,25	55,68	342,5	74,31	408,65	107,66
C_2	388,25	68,73	443,5	98,62	479,5	127,84						
D_2	521	126,11	561	118,48	682,5	81,83	583,5	156,92	656,75	130,7	751,75	91,84

Erläuterungen:

$\bar{x}$: Mittelwert, s: Standardabweichung

A_1 : DBD >120/ Kat. A — A_2 : $95 < \text{DBD} \leq 120$/ Kat. A

B_1 : DBD >120/ Kat. B — B_2 : $95 < \text{DBD} \leq 120$/ Kat. B

C_1 : DBD >120/ Kat. C — C_2 : $95 < \text{DBD} \leq 120$/ Kat. C

D_1 : DBD >120/ Kat. D — D_2 : $95 < \text{DBD} \leq 120$/ Kat. D

DBD, Kat. A, B, C, D: vgl. Abb. 10

Tabelle 8: Mittelwert und Standardabweichung der jährlichen Behandlungskosten in DM pro Person für die Gruppen 1-12 (s. Abb. 15) und die diagnostischen Kategorien der Abbildung 10 (illustratives, nicht definitives Material!)

- die Behandlung eines diastolischen Blutdrucks von mehr als 120 mm HG verursacht höhere Kosten als die Reduktion eines unter 120 mm Hg liegenden Blutdruckwerts (vgl. Möckel 1981: 11-12).

Dieselben Hypothesen legen auch die aus den hier nicht wiedergegebenen, auf dem Median beruhenden Schätzungen nahe (Möckel 1981: 12-13).
Aus den geschätzten jährlichen Behandlungskosten der Tabelle 8 werden die auf die erwartete Restlebenszeit bezogenen Behandlungskosten bestimmt. Angesichts der Unzuverlässigkeit der obigen Daten erscheint folgendes Näherungsverfahren ausreichend:
Für alle Individuen der - in ihrem Altersaufbau unbekannten - Gruppen der 30-44jährigen wird die Lebenserwartung einer 37jährigen Person zugrundegelegt, für die Gruppe der 45-59jährigen die einer 52jährigen Person. Die lineare Interpolation der im statistischen Jahrbuch 1980 (statistisches Bundesamt 1980) für 1978 in 5-Jahres-Altersintervallen notierten Lebenserwartungen liefert folgende Näherungswerte (Möckel 1981: 15):

Alter	Lebenserwartung	
	Männer	Frauen
37	35,24	40,83
52	22,16	27,03

Aus den geschätzten jährlichen Behandlungskosten der Tabelle 8 und den obigen Lebenserwartungen wird der gruppen- und kategorienspezifische Barwert der Behandlungskosten, bezogen auf eine Person und deren mittlere gruppenbezogene Restlebenszeit, allgemein als

$$\text{Barwert} = \frac{(1+h)^L - 1}{(1+h)^L \cdot h} \cdot a$$

angesetzt (allg. z.B. Wöhe 1976: 517), wobei

h: den über die Programmlaufzeit als konstant angenommenen, inflationsbereinigten Diskontsatz[1],

L: die Lebenserwartung,

a: die jährlichen Behandlungskosten,

symbolisiert.[2]

Sowohl a als auch L werden jeweils gruppen- und kategorienspezifisch, gemäß Tabelle 8 (Mittelwerte) und obigen Annahmen zur Lebenserwartung,angesetzt.
h kann parametrisch variiert werden (zur Problematik vgl. Abschnitt 3.1.2.5.). Für einen willkürlich gewählten Diskontsatz von 7 % ergeben sich z.B. die in Tabelle 9 aufgeführten, jeweils auf eine Person bezogenen Daten, gegliedert nach Gruppen und Diagnosekategorien.

Für die Diagnosekategorien "DBD>120" und "95<DBD≤120" der Abbildung 10 werden die für die Kategorien A_1 und A_2 in den Tabellen 8 und 9 errechneten Werte übernommen. Dieser Vorgehensweise liegt die Annahme zugrunde, diagnostisch nicht abgeklärte Hypertonien würden in derselben Weise wie diagnostisch abgeklärte essentielle Hypertonien ohne Komplikationen behandelt.

Aus dem vorgestellten Zahlenmaterial errechnen sich die Koeffizienten $c_s(i,m)$ des Trifon-Gafni-Modells durch Addition der Diagnose- und Behandlungskosten, die längs der Pfade anfallen, die von der Wurzel des Baums der Abbildung 10 zu den verschiedenen Endknoten führen.

Zu den Verzweigungswahrscheinlichkeiten

Die Verzweigungswahrscheinlichkeiten $p_{j|(i,m)}$ an den entsprechenden Stellen des Baums der Abbildung 10, wurden ebenfalls von den befragten Ärzten gruppenspezifisch geschätzt. Die Tabellen 10a, 10b, 11a und 11b zeigen die Mittelwerte und

---

1 $h = \frac{1+y}{1+x} - 1$, wobei y den Diskontsatz und x die Inflationsrate symbolisiert. Um die Sprechweise zu vereinfachen, wird im folgenden der Begriff "Diskontsatz" im Sinne von "inflationsbereinigtem Diskontsatz" gebraucht.

2 Die Formel für den Barwert ergibt sich für ganzzahlige Werte von L aus einer endlichen geometrischen Reihe. Für nichtganzzahlige Werte von L dient sie der Interpolation.

Kategorie \ Gruppe	1	2	3	4	5	6	7	8	9	10	11	12
A_1	3777	4299	5223	3717	4463	5431	3898	4437	5390	4017	4823	5869
B_1	4348	5139	6397	4044	5054	5739	4487	5303	6602	4371	5462	6203
C_1	5632	6248	6939	-	-	-	5812	6448	7160	-	-	-
D_1	7415	8472	9831	7382	8025	9093	7652	8743	10145	7977	8673	9827
A_2	2970	3333	3917	2608	3138	3791	3065	3440	4042	2818	3391	4097
B_2	3638	4325	5077	3087	3800	4534	3754	4464	5240	3337	4107	4900
C_2	5035	5752	6219	-	-	-	5196	5936	6418	-	-	-
D_2	6757	7276	8852	6479	7287	8341	6973	7508	9134	6997	7875	9015

A_1, B_1, C_1, D_1, A_2, B_2, C_2, D_2: vgl. Tabelle 8

Tabelle 9: Barwerte der mittleren lebenslangen Behandlungskosten für die Gruppen 1-12 (s. Abb. 15) und die verschiedenen diagnostischen Kategorien; jeweils bezogen auf einen Patienten, einen Diskontsatz von 7% und die im Text erläuterten Prämissen (illustratives, nicht jedoch definitives Material!)

Standardabweichungen dieser Schätzungen. Tabelle 10c ermöglicht eine Plausibilitätsüberprüfung der in den Tabellen 10a und 10b dargestellten Resultate, anhand der in Eberbach und Wiesloch erhobenen und in geeigneter Form zur Verfügung gestellten Hypertonieprävalenzdaten. Die Eberbach/Wiesloch-Daten entstammen (s.O.) einer großangelegten epidemiologischen Studie und sind insofern zutreffender als die von Barthold und Möckel ermittelten Schätzungen. Beide Datenreihen weisen auf eine mit einer Gewichtserhöhung verbundenen Blutdrucksteigerung hin. Die Anteilsangaben der Eberbach/Wiesloch-Studie liegen u.a. vermutlich wegen des, diastolische und systolische Blutdruckwerte einbeziehenden Hochdruckkriteriums über den entsprechenden Ärzteschätzungen. Tabelle 11b liegen nur, nicht nach den zwei Blutdruckbereichen unterschiedene Schätzungen zum Gesamtanteil der Fehleinstufung ohne weitere Differenzierung nach Diagnosekategorien zugrunde. Z.B. wurde geschätzt, 88,75 % der auf der vorletzten Diagnosestufe (vgl. Abb. 10) in die Kategorie A eingeordneten Patienten verblieben auch nach der letzten Diagnosestufe in dieser Kategorie. Der restliche Anteil wird in der ersten Altersstufe (Gruppe 1,2,3,7,8,9) - willkürlich gleichmäßig auf die Kategorien B, C und D (jeweils 3,75 %) - verteilt. In der zweiten Altersstufe (Gruppe 4,5,6,10,11,12) schlossen die befragten Ärzte Hypertoniker der Kategorie C aus (vgl. Tabelle 11a), deshalb werden hier die verbleibenden Anteile gleichmäßig auf B und D verteilt. Für die Kategorien C wird analog argumentiert. Kategorie B und D kennzeichnen Hypertoniker, die bereits kardiovaskuläre Organveränderungen besitzen. Es wird angenommen, die Manifestation dieser Komplikationen sei bereits auf der vorletzten Diagnosestufe definitiv feststellbar, so daß eine Fehleinstufung nur noch die Einteilung in primäre bzw. sekundäre Hypertonie betrifft. Die Tabellen 12a und 12b zeigen zum Vergleich die von Trifon und Gafni (1979) angeführten Schätzungen, die inhaltlich den in den Tabellen 11a und 11b aufgeführten Daten entsprechen. Auch an dieser Stelle sei darauf hingewiesen, daß die angegebenen Daten rein illustrativen Charakter besitzen. Statistisch fundiert angelegte Studien - sie fielen den medizinischen Disziplinen Epidemiologie

Gruppe	1	2	3	4	5	6	7	8	9	10	11	12
$\bar{x}$:	0,1	0,17	0,24	0,13	0,1975	0,27	0,0625	0,125	0,1975	0,0875	0,1775	0,2125
s	0,036	0,025	0,042	0,050	0,034	0,038	0,022	0,034	0,030	0,039	0,044	0,036

Tabelle 10a: Mittelwert $\bar{x}$ und Standardabweichung s für die gruppenspezifische Wahrscheinlichkeit, einen Patienten nach einer einmaligen Blutdruckmessung aufgrund seines diastolischen Blutdruckwerts (≥95mm Hg) als hypertonieverdächtig einzustufen (illustratives, nicht definitives Material!)

Gruppe	1	2	3	4	5	6	7	8	9	10	11	12
DBD > 120												
$\bar{x}$	0,1275	0,1325	0,155	0,1275	0,1325	0,155	0,1275	0,1325	0,155	0,1275	0,1325	0,155
s	0,040	0,040	0,046	0,040	0,040	0,046	0,040	0,040	0,046	0,040	0,040	0,046
95 < DBD ≤ 120												
$\bar{x}$:	0,685	0,6825	0,68	0,685	0,6825	0,68	0,685	0,6825	0,68	0,685	0,6825	0,68
s	0,024	0,025	0,025	0,024	0,025	0,025	0,024	0,025	0,025	0,024	0,025	0,025

Tabelle 10b: Mittelwert $\bar{x}$ und Standardabweichung s für die bedingte Wahrscheinlickeit bei gegebenem Hypertonieverdacht (Kriterium hier: DBD > 95 nach einmaliger Messung), nach weiteren drei Messungen in die Kategorien "DBD > 120" bzw. "95 < DBD ≤ 120" (vgl. Abb.10) eingestuft zu werden (illustratives, nicht definitives Material)

Gruppe	1	2	3	4	5	6	7	8	9	10	11	12
BM-Daten (Mittelwerte)	0,081	0,139	0,200	0,106	0,161	0,225	0,052	0,102	0,165	0,071	0,145	0,177
Eberbach/ Wiesloch	0,076	0,150	0,195	0,140	0,222	0,340	0,057	0,096	0,231	0,131	0,239	0,394

Erläuterungen:

BM-Daten: aus den von Barthold (1981) und Möckel (1981) erhobenen Daten (subjektive Arztschätzungen!) berechnet (vgl. die Tabellen 10a und 10b); Kriterium für Diagnose Hypertonie: diastolischer Blutdruck >95 mmHg

Eberbach/Wiesloch: aus dem in Eberbach und Wiesloch erhobenen Datenmaterial (epidemiologische Studie) ermittelt; Kriterium für Diagnose Hypertonie: Blutdruck diastolisch >95 mmHg und/oder systolisch >160 mmHg

Tabelle 10c: Vergleich der Wahrscheinlichkeiten aufgrund mehrmaliger Blutdruckmessungen als hyperton eingestuft zu werden für zwei verschiedene Kriterien und zwei unterschiedliche Datenquellen (Plausibilitätsvergleich)

Gruppe / Kategorie	1 / 2 / 3		4 / 5 / 6		7 / 8 / 9		10 / 11 / 12	
	$\bar{x}$	s	$\bar{x}$	s	$\bar{x}$	s	$\bar{x}$	s
A_1	0,625	0,122	0,4673	0,192	0,625	0,122	0,4674	0,192
B_1	0,2385	0,085	0,3906	0,152	0,2335	0,076	0,3854	0,145
C_1	0,026	0,014	0,0	0,0	0,027	0,015	0,0	0,0
D_1	0,1105	0,059	0,1421	0,066	0,1145	0,068	0,1472	0,076
A_2	0,6965	0,091	0,5285	0,169	0,6925	0,097	0,5275	0,171
B_2	0,189	0,077	0,347	0,131	0,188	0,077	0,343	0,125
C_2	0,0435	0,020	0,0	0,0	0,0445	0,021	0,0	0,0
D_2	0,071	0,046	0,1245	0,063	0,075	0,057	0,1295	0,074

Erläuterungen:

$\bar{x}$: Mittelwert, s: Standardabweichung, A_1, B_1, C_1, D_1, A_2, B_2, C_2, D_2: vgl. Tab. 8

Tabelle 11a: Bedingte Wahrscheinlichkeiten für die Zuordnung zu den Diagnosekategorien A_1 bis D_2, bei gegebener Zuordnung zu den Kategorien "DBD $>$ 120" bzw. "95 $<$ DBD $\leq$ 120" (vgl. Abb. 10; illustratives, nicht definitives Material!)

	Gruppe 1 / 2 / 3 / 7 / 8 / 9				Gruppe 4 / 5 / 6 / 10 / 11 / 12			
von / nach	A	B	C	D	A	B	C	D
A	0,8875	0,0375	0,0375	0,0375	0,8875	0,05625	0,0	0,05625
B	0,0	0,8875	0,0	0,1125	0,0	0,8875	0,0	0,1125
C	0,0192	0,0192	0,9425	0,0192	-	-	-	-
D	0,0	0,0575	0,0	0,9425	0,0	0,0575	0,0	0,9425

Erläuterungen:

A, B, C, D: vgl. Abb. 10: Standardabweichung s zu $\bar{x}$ = 0,8875: s = 0,0483 und zu $\bar{x}$ = 0,9425: s = 0,0545

Tabelle 11b: Bedingte Wahrscheinlichkeit für Reklassifizierungen aufgrund der letzten Diagnosestufe (illustratives, nicht definitives Material!)

identisch für die Gruppen 1-16 der Abb. 9															
A_1		B_1		C_1		D_1		A_2		B_2		C_2		D_2	
$\bar{x}$	s	$\bar{x}$	s	$\bar{x}$	s	$\bar{x}$	s	$\bar{x}$	s	$\bar{x}$	s	$\bar{x}$	s	$\bar{x}$	s
0,53	0,18	0,37	0,19	0,04	0,03	0,06	0,04	0,76	0,10	0,17	0,09	0,04	0,02	0,03	0,02

Erläuterungen:
$\bar{x}$: Mittelwert, s: Standardabweichung, A_1, B_1, C_1, D_1, A_2, B_2, C_2, D_2: vgl. Tab. 8

Tabelle 12a: Bedingte Wahrscheinlichkeit für die Zuordnung zu den Diagnosekategorien A_1 bis D_2 bei gegebener Zuordnung zu den Kategorien "DBD > 120" bzw. "95 < DBD ≤ 120" (vgl. Abb. 10);
Quelle: Trifon und Gafni (1979:19), modfiziert

nach / von	identisch für die Gruppen 1-16 der Abb. 9							
	A_1	B_1	C_1	D_1	A_2	B_2	C_2	D_2
	$\bar{x}$ (s)	$\bar{x}$ (s)	$\bar{x}$ (s)	$\bar{x}$ (s)	$\bar{x}$ (s)	$\bar{x}$ (s)	$\bar{x}$ (s)	$\bar{x}$ (s)
A_1	0,59(0,19)	0,29(0,17)	0,06(0,06)	0,06(0,03)				
B_1		0,85(0,13)		0,15(0,13)				
C_1	0,43(0,27)		0,28(0,24)	0,29(0,21)				
D_1		0,51(0,30)		0,49(0,31)				
A_2					0,73(0,13)	0,18(0,12)	0,04(0,03)	0,05(0,03)
B_2						0,87(0,19)		0,13(0,13)
C_2					0,46(0,28)		0,33(0,25)	0,21(0,20)
D_2						0,52(0,28)		0,48(0,27)

Erläuterungen:
$\bar{x}$: Mittelwert, s: Standardabweichung, A_1, B_1, C_1, D_1, A_2, B_2, C_2, D_2: vgl. Tab. 8

Tabelle 12b: Bedingte Wahrscheinlichkeit für Reklassifizierungen aufgrund der letzten Diagnosestufe;
Quelle: Trifon und Gafni (1979:19), modifiziert

und Qualitätskontrolle zu - könnten hier zutreffenderes Material liefern.

Zu den Effektivitätsparametern

Für die Parametergruppe $w_s(i,m)$ gaben die von Barthold (1981) und Möckel (1981) befragten Ärzte keine Schätzungen ab. Die Mittel-, sowie die Maximal- und Minimalwerte der israelischen Schätzungen listet Tabelle 13 auf. Sie liegen den weiteren (illustrativen) Berechnungen zugrunde.

An dieser Stelle sei als Ergänzung eine Möglichkeit angedeutet, die gesuchten Effektivitätsparameter $w_s(i,m)$ bzw. $l_s(i,m)$ mittels eines aufwendigen analytischen Ansatzes näherungsweise zu bestimmen. Er entspricht dem von McNeil et al. (1975b) vorgeschlagenen Konzept zur Lösung eines im wesentlichen gleichen Problems (allerdings geringeren Umfangs). Die Kernidee ist hierbei:

- Das Diagnosepaket der dritten Stufe wird explizit in die einzelnen diagnostischen Verrichtungen aufgefächert, wie dies prinzipiell Abb. 7 veranschaulicht.
- Auch die an den Endpunkten des Diagnosebaums anschließende Therapie (operativ, nicht operativ) wird aufgeschlüsselt. Bei chirurgischen Eingriffen gehen Komplikationsraten in die Berechnungen ein. Der Erfolg nichtoperativer Behandlungen (sie betreffen ca. 99,5 % aller Hypertoniefälle, vgl. Abschnitt 4.2.1.) könnte in Abhängigkeit von Alter, Geschlecht, Ausgangsblutdruck und evtl. weiteren Risikofaktoren mit Hilfe von Risikofunktionen unter gewissen Annahmen geschätzt werden. Abschnitt 4.3.3. stellte im Zusammenhang mit der Besprechung der Studie von Ravindran et al. (1980) eine derartige Risikofunktion vor. Da die Hypertonie eine ganze Palette tödlicher und nicht-tödlicher kardiovaskulärer Erkrankungen nach sich zieht, hätte eine solche Risikofunktion diese Erkrankungen zu berücksichtigen. In der Bundesrepublik sind jedoch nicht nicht genügend Daten für die Erstellung einer solchen Risikofunktion vorhanden, die insbesondere die Auswirkung der Hypertonie auf die Schlaganfallinzidenz einbezieht. Als erste grobe Näherung könnte auf die von Kannel et al. (1976) für Framingham (Massachusetts, U.S.A.) ermittelte Risikofunktion zurückgegriffen werden.
- Erwartungswerte über solche stochastischen Bäume, die sich an den jeweiligen Endpunkten des Baums der Abb. 10 anschließen, würden die gewünschten analytischen Näherungswerte für die Koeffizienten $w_s(i,m)$ bzw. $l_s(i,m)$ liefern.

Untersuchungs-stufe	Gesundheitszustand	Abnahme der Wahr-scheinlichkeit		
		Min.	Mittelw.	Max.
nach mehreren aufeinander-folgenden Blut-druckmessungen	DBD >120	0,07	0,23	0,39
	95 < DBD ≤ 120	0,07	0,20	0,33
nach Anamnese und körperli-cher Untersu-chung	A_1	0,17	0,35	0,53
	B_1	0,24	0,40	0,56
	C_1	0,15	0,38	0,61
	D_1	0,18	0,39	0,60
	A_2	0,13	0,27	0,41
	B_2	0,20	0,35	0,50
	C_2	0,07	0,29	0,51
	D_2	0,15	0,34	0,53
nach speziel-len Untersu-chungen	A_1	0,24	0,45	0,66
	B_1	0,33	0,48	0,63
	C_1	0,34	0,57	0,80
	D_1	0,36	0,53	0,70
	A_2	0,14	0,31	0,48
	B_2	0,26	0,43	0,60
	C_2	0,24	0,53	0,82
	D_2	0,39	0,56	o,73

Erläuterungen:

A_1, B_1, C_1, D_1, A_2, B_2, C_2, D_2, DBD: vgl. Tab. 8

Tabelle 13: Die für die Gruppen 1-16 (der Abb. 9) abgegebenen israelischen Effektivitätsschätzungen, ausgedrückt in der Reduktion der Wahrscheinlichkeit, schwere hypertoniebedingte Herz-Kreislaufkomplikationen zu erleiden, bezogen auf das restliche Leben des Patienten und die jeweilige Diagnosestufe
Quelle: Trifon und Gafni (1979:20) und Trifon (1980)

Die Schwierigkeiten der Effektivitätsbestimmung schließlich wirken sich auch auf die Kostenermittlung aus. An direkten Kosten werden nur die durch die Hypertoniepräventionsprogramme induzierten Diagnose- und Behandlungskosten berücksichtigt, nicht jedoch die Einsparungen, die sich aufgrund vermiedener Komplikationen ergeben. Diese Einsparungen hängen nämlich davon ab, wann welche Komplikationen (z.B. Herzversagen, Schlaganfall) vermieden werden: Ein Herzversagen verursacht z.B. andere Kosten als ein Schlaganfall; zu wissen wann eine Komplikation auftritt, ist für die Diskontierung notwendig. Die Effektivitätsdaten der Tabelle 13 liefern diese Informationen jedoch nicht.

4.4.5.2. Illustrative LP-Koeffizienten

Das oben zusammengetragene Zahlenmaterial wird im folgenden der Berechnung eines illustrativen Satzes von Koeffizienten für das im Abschnitt 4.4.3.2. entwickelte Modell der linearen 0/1-Programmierung zugrundegelegt. "Illustrativ" bezieht sich hierbei sowohl auf die Art der Berechnung als auch auf die Struktur der Koeffizienten, d.h. ihre relative Größenordnung zueinander (vgl. auch das in Abschnitt 4.4.3.3. durchgerechnete Beispiel). Die Tabelle 14a und 14b zeigen für die Koeffizienten k_3, k_{31}, k_{31A}, e_3, e_{31}, e_{31A} der Gruppe 3 exemplarisch die Umsetzung der in 4.4.5.1. bereitgestellten Daten in die für das LP-Modell benötigten Kosten- und Effektivitätsparameter. Anhand dieser Beispielrechnungen kann die Ermittlung der in den Tabellen 15a-d zusammengestellten restlichen Koeffizienten nachvollzogen werden.

Für sämtliche nachfolgenden, illustrativen Beispiele wird aufgrund der Datensituation das Konzept der "vermiedenen Komplikationen" verwendet (vgl. S. 181). Es ist nicht bekannt, in welchem zeitlichen Verlauf diese Komplikationen angefallen wären. Deshalb wird auf eine Diskontierung der Effektivitätsgrößen verzichtet, und zwar unter folgender Annahme: Die Komplikationen wären ohne Prävention gruppen- und diagnosestufenbezogen mit

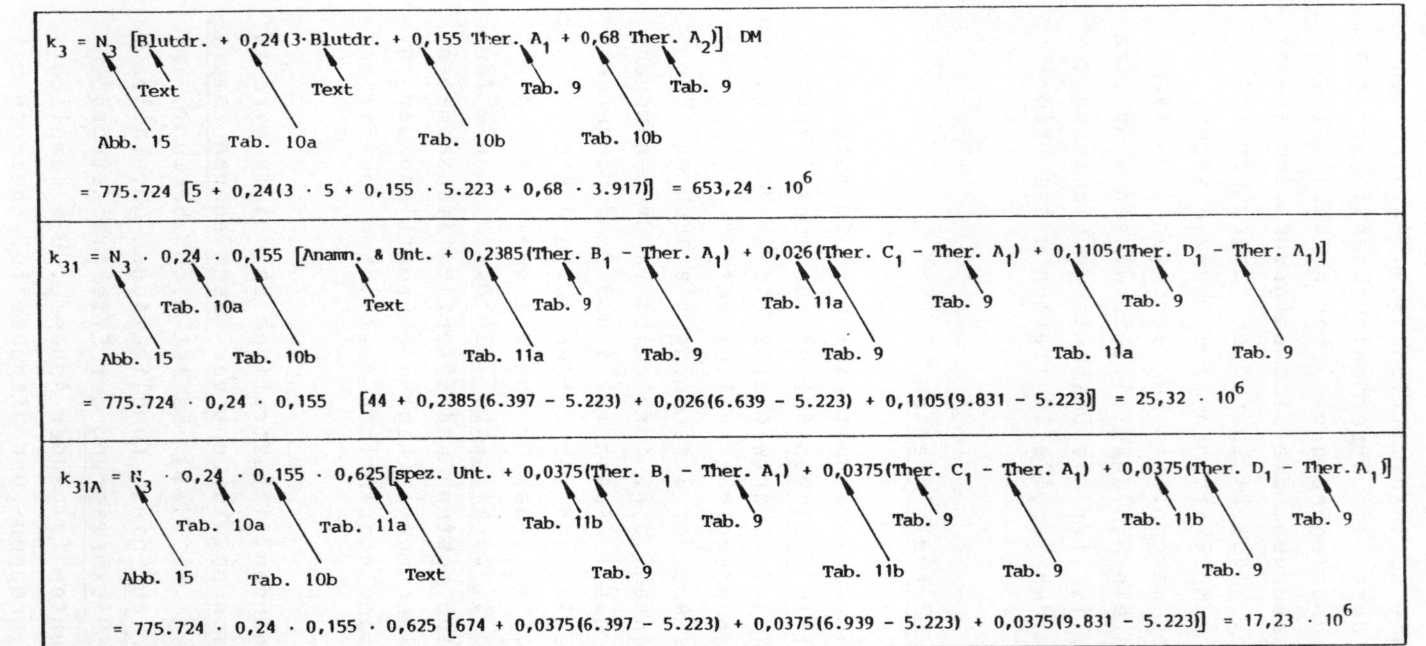

<u>Erläuterungen:</u>

Text: Kosten im Text angegeben

Blutdr.: Kosten für einmalige Blutdruckmessung; Anamn. & Unt.: Kosten für Anamnese und körperliche Untersuchung

spez. Unt.: Kosten für spezielle Untersuchungen; Ther. Λ_1, Ther. B_1, ...: Behandlungskosten für die Kategorien Λ_1, B_1, ...

Λ_1, B_1, C_1, D_1: vgl. Tab. 8; Kosten in DM

<u>Tabelle 14a</u>: Berechnungsbeispiel für die Kostenkoeffizienten k_3, k_{31} und k_{31A} des 0/1-Modells aus Abschnitt 4.4.3.2. mit den Daten des Abschnitts des 4.4.5.1.

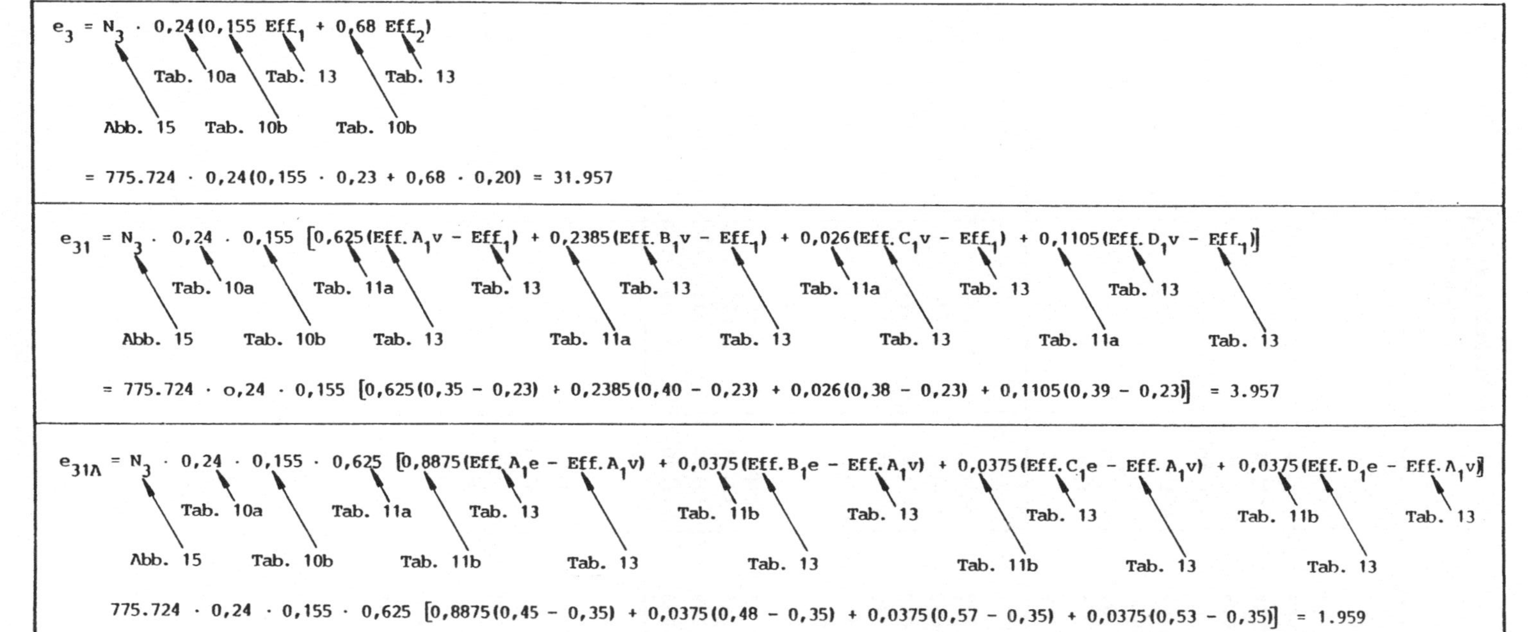

$$e_3 = N_3 \cdot 0{,}24(0{,}155\ Eff._1 + 0{,}68\ Eff._2)$$

$$= 775.724 \cdot 0{,}24(0{,}155 \cdot 0{,}23 + 0{,}68 \cdot 0{,}20) = 31.957$$

$$e_{31} = N_3 \cdot 0{,}24 \cdot 0{,}155\ [0{,}625(Eff.\ A_1v - Eff._1) + 0{,}2385(Eff.\ B_1v - Eff._1) + 0{,}026(Eff.\ C_1v - Eff._1) + 0{,}1105(Eff.\ D_1v - Eff._1)]$$

$$= 775.724 \cdot 0{,}24 \cdot 0{,}155\ [0{,}625(0{,}35 - 0{,}23) + 0{,}2385(0{,}40 - 0{,}23) + 0{,}026(0{,}38 - 0{,}23) + 0{,}1105(0{,}39 - 0{,}23)] = 3.957$$

$$e_{31A} = N_3 \cdot 0{,}24 \cdot 0{,}155 \cdot 0{,}625\ [0{,}8875(Eff.\ A_1e - Eff.\ A_1v) + 0{,}0375(Eff.\ B_1e - Eff.\ A_1v) + 0{,}0375(Eff.\ C_1e - Eff.\ A_1v) + 0{,}0375(Eff.\ D_1e - Eff.\ A_1v)]$$

$$775.724 \cdot 0{,}24 \cdot 0{,}155 \cdot 0{,}625\ [0{,}8875(0{,}45 - 0{,}35) + 0{,}0375(0{,}48 - 0{,}35) + 0{,}0375(0{,}57 - 0{,}35) + 0{,}0375(0{,}53 - 0{,}35)] = 1.959$$

Erläuterungen:

$Eff._1$: Effektivität für Diagnosekategorie "DBD > 120"; $Eff._2$: Effektivität für Diagnosekategorie "95 < DBD ≤ 120"

Eff. A_1v: Effektivität für Diagnosekategorie A_1/vorläufig (analog: Eff. B_1v, Eff. C_1v, Eff. D_1v)

Eff. A_1e: Effektivität für Diagnosekategorien A_1/endgültig (analog: Eff. B_1e, Eff. C_1e, Eff. D_1e)

A_1, B_1, C_1, D_1, DBD: vgl. Tab. 8 und Abb. 10; Effektivität in vermiedenen Komplikationen

Tabelle 14b: Berechnungsbeispiel für die Effektivitätskoeffizienten e_3, e_{31}, e_{31A} des 0/1-Modells aus Abschnitt 4.4.3.2. mit den Daten des Abschnitts 4.4.5.1.

Gruppe	Kostenkoeffizienten (k)		Effektivitäts-koeffizienten (e)	k/e
Gruppe 1				
k(1)	687.600.352	e(1)	44.310	15.518
k(1)1	21.409.352	e(1)1	4.658	4.597
k(1)1A	19.145.956	e(1)1A	2.306	8.303
k(1)1B	8.259.559	e(1)1B	694	11.907
k(1)1C	572.695	e(1)1C	164	3.501
k(1)1D	1.869.665	e(1)1D	515	3.633
k(1)2	96.528.286	e(1)2	16.599	5.815
k(1)2A	116.809.082	e(1)2A	7.896	14.793
k(1)2B	35.366.296	e(1)2B	3.264	10.836
k(1)2C	5.088.973	e(1)2C	1.861	2.734
k(1)2D	6.415.519	e(1)2D	2.754	2.330
Gruppe 2				
k(2)	1.626.328.799	e(2)	94.000	17.301
k(2)1	56.394.839	e(2)1	10.228	5.514
k(2)1A	43.615.063	e(2)1A	5.064	8.613
k(2)1B	18.670.278	e(2)1B	1.523	12.257
k(2)1C	1.277.089	e(2)1C	359	3.555
k(2)1D	3.979.819	e(2)1D	1.130	3.521
k(2)2	236.931.709	e(2)2	34.948	6.779
k(2)2A	254.296.718	e(2)2A	16.625	15.296
k(2)2B	73.084.265	e(2)2B	6.871	10.636
k(2)2C	10.528.289	e(2)2C	3.919	2.687
k(2)2D	13.771.955	e(2)2D	5.798	2.375
Gruppe 3				
k(3)	653.248.949	e(3)	31.957	20.442
k(3)1	25.325.727	e(3)1	3.957	6.400
k(3)1A	17.234.946	e(3)1A	1.959	8.797
k(3)1B	7.300.691	e(3)1B	589	12.389
k(3)1C	515.219	e(3)1C	139	3.708
k(3)1D	1.521.222	e(3)1D	437	3.479
k(3)2	90.376.739	e(3)2	11.515	7.848
k(3)2A	87.241.746	e(3)2A	5.478	15.926
k(3)2B	26.297.743	e(3)2B	2.264	11.615
k(3)2C	3.628.779	e(3)2C	1.291	2.810
k(3)2D	4.112.157	e(3)2D	1.910	2.153

Erläuterungen:

Kosten in DM; Effektivität in vermiedenen Komplikationen. Aus schreibtechnischen Gründen wurde hier die Notation leicht modifiziert: k(1)1A z.B. entspricht dem im Text verwendeten Symbol k_{11A}; (in der Klammer jeweils die Gruppennummer)

Tabelle 15a: Kosten- und Effektivitätskoeffizienten des 0/1-Modells aus Abschnitt 4.4.3.2., berechnet aus den Daten des Abschnitts 4.4.5.1.

Gruppe	Kostenkoeffizienten (k)		Effektivitäts-koeffizienten (e)	k/e
Gruppe 4				
k(4)	449.457.877	e(4)	32.312	13.910
k(4)1	17.154.619	e(4)1	3.597	4.769
k(4)1A	10.406.149	e(4)1A	1.229	8.467
k(4)1B	10.157.973	e(4)1B	828	12.262
k(4)1C	0	e(4)1C	0	
k(4)1D	1.698.684	e(4)1D	483	3.520
k(4)2	92.082.487	e(4)2	14.169	6.499
k(4)2A	64.634.168	e(4)2A	4.277	15.112
k(4)2B	48.741.856	e(4)2B	4.370	11.155
k(4)2C	0	e(4)2C	0	
k(4)2D	7.948.349	e(4)2D	3.521	2.257
Gruppe 5				
k(5)	1.448.046.780	e(5)	87.189	16.608
k(5)1	54.041.811	e(5)1	10.047	5.379
k(5)1A	29.360.628	e(5)1A	3.433	8.552
k(5)1B	27.260.367	e(5)1B	2.314	11.781
k(5)1C	0	e(5)1C	0	
k(5)1D	4.951.821	e(5)1D	1.348	3.673
k(5)2	281.737.685	e(5)2	37.945	7.425
k(5)2A	178.021.881	e(5)2A	11.454	15.543
k(5)2B	131.920.982	e(5)2B	11.702	11.274
k(5)2C	0	e(5)2C	0	
k(5)2D	21.031.064	e(5)2D	9.430	2.230
Gruppe 6				
k(6)	755.266.743	e(6)	37.542	20.118
k(6)1	23.219.672	e(6)1	4.923	4.717
k(6)1A	14.223.502	e(6)1A	1.682	8.455
k(6)1B	13.927.225	e(6)1B	1.134	12.284
k(6)1C	0	e(6)1C	0	
k(6)1D	2.320.247	e(6)1D	661	3.513
k(6)2	129.149.790	e(6)2	15.835	8.156
k(6)2A	76.419.309	e(6)2A	4.780	15.988
k(6)2B	56.911.480	e(6)2B	4.883	11.654
k(6)2C	0	e(6)2C	0	
k(6)2D	8.435.813	e(6)2D	3.935	2.144

Tabelle 15b: Fortsetzung von Tabelle 15a

Gruppe	Kostenkoeffizienten (k)		Effektivitäts-koeffizienten (e)	k/e
Gruppe 7				
k(7)	646.207.730	e(7)	39.934	16.182
k(7)1	20.296.869	e(7)1	4.196	4.837
k(7)1A	17.394.195	e(7)1A	2.078	8.369
k(7)1B	7.366.650	e(7)1B	612	12.036
k(7)1C	535.301	e(7)1C	153	3.497
k(7)1D	1.726.255	e(7)1D	481	3.592
k(7)2	92.353.014	e(7)2	14.996	6.159
k(7)2A	105.558.851	e(7)2A	7.076	14.919
k(7)2B	32.051.768	e(7)2B	2.926	10.955
k(7)2C	4.684.009	e(7)2C	1.716	2.730
k(7)2D	6.036.959	e(7)2D	2.621	2.303
Gruppe 8				
k(8)	658.551.416	e(8)	36.771	17.909
k(8)1	23.159.802	e(8)1	3.999	5.791
k(8)1A	17.213.739	e(8)1A	1.981	8.689
k(8)1B	7.232.086	e(8)1B	583	12.397
k(8)1C	518.390	e(8)1C	146	3.553
k(8)1D	1.592.733	e(8)1D	458	3.477
k(8)2	98.102.746	e(8)2	13.704	7.158
k(8)2A	99.823.243	e(8)2A	6.466	15.438
k(8)2B	28.738.017	e(8)2B	2.674	10.748
k(8)2C	4.203.656	e(8)2C	1.568	2.681
k(8)2D	5.629.762	e(8)2D	2.396	2.350
Gruppe 9				
k(9)	523.747.571	e(9)	24.805	21.115
k(9)1	20.584.917	e(9)1	3.070	6.705
k(9)1A	13.503.684	e(9)1A	1.521	8.880
k(9)1B	5.612.628	e(9)1B	448	12.533
k(9)1C	415.533	e(9)1C	112	3.710
k(9)1D	1.207.340	e(9)1D	352	3.433
k(9)2	74.372.873	e(9)2	8.960	8.301
k(9)2A	68.013.772	e(9)2A	4.228	16.088
k(9)2B	20.555.226	e(9)2B	1.748	11.759
k(9)2C	2.879.259	e(9)2C	1.025	2.808
k(9)2D	3.320.584	e(9)2D	1.566	2.120

Tabelle 15c: Fortsetzung von Tabelle 15b

Gruppe	Kostenkoeffizienten (k)		Effektivitäts-koeffizienten (e)	k/e
Gruppe 10				
k(10)	434.716.614	e(10)	28.753	15.119
k(10)1	16.823.513	e(10)1	3.200	5.258
k(10)1A	9.448.735	e(10)1A	1.094	8.637
k(10)1B	9.176.257	e(10)1B	727	12.616
k(10)1C	0	e(10)1C	0	
k(10)1D	1.515.614	e(10)1D	445	3.407
k(10)2	90.361.577	e(10)2	12.612	7.165
k(10)2A	58.639.481	e(10)2A	3.799	15.437
k(10)2B	44.122.711	e(10)2B	3.843	11.480
k(10)2C	0	e(10)2C	0	
k(10)2D	7.116.012	e(10)2D	3.259	2.183
Gruppe 11				
k(11)	1.237.299.096	e(11)	68.945	17.946
k(11)1	46.880.927	e(11)1	7.942	5.903
k(11)1A	23.704.357	e(11)1A	2.715	8.730
k(11)1B	21.838.209	e(11)1B	1.805	12.096
k(11)1C	0	e(11)1C	0	
k(11)1D	3.945.232	e(11)1D	1.104	3.573
k(11)2	245.277.122	e(11)2	30.014	8.172
k(11)2A	143.753.870	e(11)2A	9.040	15.902
k(11)2B	106.175.543	e(11)2B	9.147	11.608
k(11)2C	0	e(11)2C	0	
k(11)2D	16.708.013	e(11)2D	7.756	2.154
Gruppe 12				
k(12)	1.206.912.025	e(12)	55.477	21.755
k(12)1	37.828.589	e(12)1	7.272	5.202
k(12)1A	21.445.423	e(12)1A	2.486	8.625
k(12)1B	20.894.896	e(12)1B	1.653	12.639
k(12)1C	0	e(12)1C	0	
k(12)1D	3.437.066	e(12)1D	1.011	3.399
k(12)2	210.171.237	e(12)2	23.407	8.979
k(12)2A	115.501.093	e(12)2A	7.050	16.383
k(12)2B	85.737.237	e(12)2B	7.133	12.020
k(12)2C	0	e(12)2C	0	
k(12)2D	12.463.964	e(12)2D	6.049	2.061

Tabelle 15d: Fortsetzung von Tabelle 15c

der gleichen zeitlichen Verteilung auftreten. Zur Effektivitätsquantifizierung kann, falls entsprechende Daten zur Verfügung stehen, auch jeder andere relevante Indikator dienen (vgl. 3.1.2.3.). Um die LP-Modelle vorzustellen (s.o.), scheint das Konzept der "zusätzlichen Lebensjahre" am besten geeignet zu sein. Für diese Parametergruppe konnten jedoch keine realitätsnahen Daten erschlossen werden.

An Untersuchungskosten wurden für die Berechnungen angesetzt:

- für Anamnese und körperliche Untersuchung 44 DM,
- für die letzte Diagnosestufe 674 DM (= 23 DM + 94 DM + 557 DM).

Sie orientieren sich an den von Barthold (1981) und Möckel (1981) vorgeschlagenen Daten (Abschnitt 4.4.5.1.).
Sowohl für die Behandlungskosten als auch für die Verzweigungswahrscheinlichkeiten sowie für die Effektivitäten wurden die in den Tabellen 8 (als Grundlage für Tabelle 9), 10a, 10b, 11a, 11b und 13 aufgeführten Mittelwerte verwendet. Auf alternative - aus den Daten des Abschnitts 4.4.5.1. unter gewissen Prämissen ableitbare - Parametersätze geht Abschnitt 4.4.6. kurz ein, im Rahmen der Diskussion über Probleme und Elemente einer Sensitivitätsanalyse.

Auch für eine nicht-budgetorientierte (bzw. nicht explizit ressourcenorientierte) Kosten-Effektivitäts-Analyse lassen sich die LP-Koeffizienten heranziehen, durch Anwendung des Quotientenkriteriums. Die mit "k/e" gekennzeichnete Spalte der Tabellen 15a-d zeigt die marginalen Kosten pro zusätzlicher Effektivitätseinheit für den jeweiligen zusätzlichen gruppenspezifischen Diagnoseschritt. Auf den Informationsverlust bzgl. des absoluten Betrags der beteiligten Größen, der durch alleinige Anwendung des Quotientenkriteriums entsteht, wurde bereits wiederholt hingewiesen.

Noch zwei Anmerkungen zur Struktur der Koeffizienten der Tabellen 15a-d:

- In den Gruppen 4,5,6,10,11 und 12 sind diejenigen Koeffizienten gleich Null, die der Diagnosekategorie C entsprechen. Diese Tatsache rührt von der Aussage der befragten Ärzte her, in der zweiten Altersstufe treffe man keine komplikationsfreien Hypertoniker an (vgl. Abschnitt 4.4.5.1.).

- Für die benutzten Daten unterscheidet sich die Größenordnung der von Null verschiedenen Kostenkoeffizienten maximal um den Faktor 1000 und die der Effektivitätskoeffizienten maximal um den Faktor 100.

4.4.6. Software für die LP-Modelle: Ansätze und Probleme

Im Anschluß an die Bemühungen, realitätsnahe Daten für die mathematischen Modelle des Abschnitts 4.4. (Trifon-Gafni-Modell, LP-Modelle) zu finden, ergab sich die Frage nach der EDV-mäßigen Umsetzbarkeit der oben entwickelten, auf der linearen Programmierung basierenden Konzepte. Ohne auf programmtechnische Details einzugehen, wird nunmehr über Ideen und Probleme dieser Umsetzung berichtet, insbesondere auch im Hinblick auf eine Sensitivitätsanalyse.

4.4.6.1. Batch-Software

Abbildung 16 zeigt zunächst die Elemente eines solchen Softwarerahmens im Überblick:

In einem ersten Schritt werden, z.B. über Bildschirm, die Gruppenstärken, die Diagnosekosten und die jährlichen Behandlungskosten, der Diskontsatz, die Verzweigungswahrscheinlichkeiten und die Effektivitätsgrößen (vgl. Abschnitt 4.4.5.1.) in Dateien eingelesen, bzw. variiert. Im Anschluß erfolgt mit diesen Daten die Berechnung der freien, noch nicht durch die Struktur des LP-Modells festgelegten Koeffizienten, d.h. der Kosten- und Effektivitätsparameter (vgl. Abschnitt 4.4.5.2.). Ein Matrixgenerator baut nun aus diesen Koeffizienten und aus der Information über die Struktur des LP-Problems eine Matrix $\underline{A}$ sowie Vektoren $\underline{b}$ und $\underline{c}$ so auf, daß sich das in Abschnitt 4.4.3. entwickelte Modell in der Form

$$\underline{c}^T \underline{x} \longrightarrow \max!$$
$$\underline{A}\ \underline{x} \leq \underline{b}\ ;\ \underline{x} \in \{0,1\}^n$$

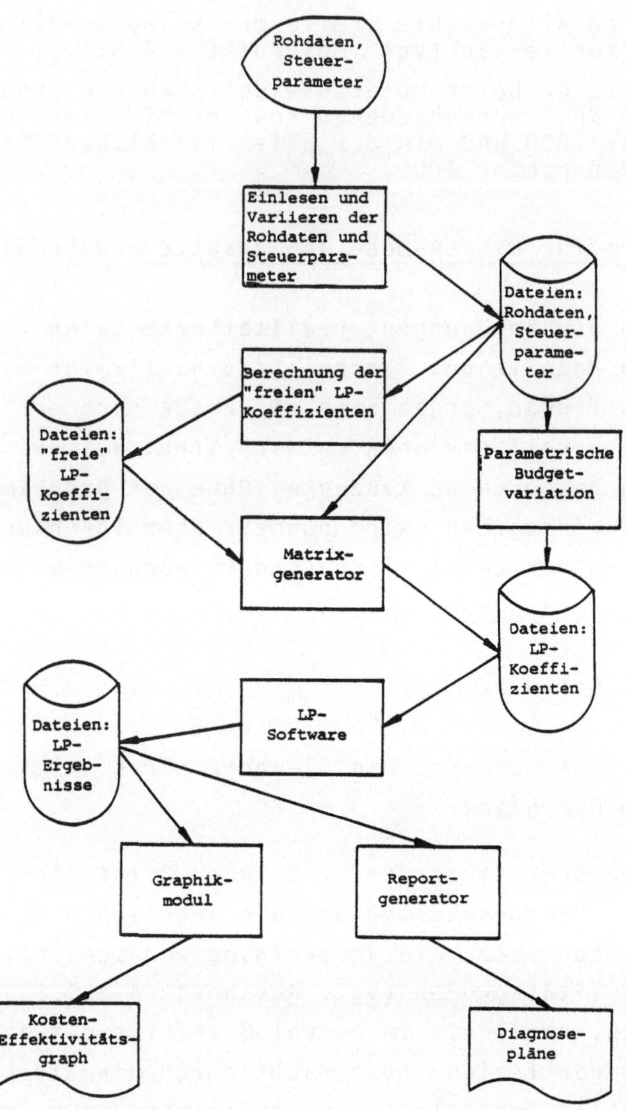

Abbildung 16: Überblick über das Konzept eines Softwarerahmens für die LP-Modelle des Abschnitts 4.4.3. anhand eines vereinfachten Datenflußplans

formulieren läßt; $\underline{x}$ ist hierbei der Vektor der 0/1 Variablen. Diese mit Zusatzinformationen (Steuerparameter) versehene, auf das Eingabeformat der verwendeten LP-Standardsoftware abgestimmte Inputdatei wird nun durch einen LP-Standardsoftwaremodul ausgewertet. Die Ergebnisdateien nehmen die Outputinformation, vor allem die Werte des Variablenvektors $\underline{x}$ und den Zielfunktionswert auf und stellen sie zur Weiterverarbeitung bereit. Ein Reportgenerator und ein Graphikmodul schließlich bereiten die Resultate benutzerfreundlich auf; sie drucken Diagnosepläne aus und zeichnen Kosten-Effektivitäts-Graphen.

Nach diesem allgemein gehaltenen Überblick seien wichtige Einzelelemente herausgegriffen:

- Der o.a. Beschreibung der Rohdaten ist zu entnehmen, daß die jährlichen Behandlungskosten und der Diskontsatz eingelesen und hieraus die über die Restlebenszeit angesetzten Kosten, wie in Abschnitt 4.4.5.1. beschrieben, durch das Programm errechnet werden.
- Die parametrische Variation des Budgets ist im Programm verankert. Der Benutzer legt durch die Angabe einer Ober-, einer Untergrenze sowie einer Schrittweite, eine Menge von Budgetwerten fest. Sowohl das 0/1-Modell (des Abschnitts 4.4.3.2.) als auch das zugehörige nichtganzzahlige relaxierte Modell (Abschnitt 4.4.4.) wird für diese Menge von Budgetwerten programmgesteuert jeweils sukzessive neu durchgerechnet. Korrespondierende Budget- und Effektivitätswerte werden zur Erstellung von approximativen Kosten-Effektivitäts-Graphen gespeichert. Diese Graphen entstehen durch Interpolation der vom Programm bereitgestellten diskreten Funktionswerte.
- Durch eine stufenweise vom Benutzer festzulegende Verengung der Ober- und Untergrenze des Budgetintervalls läßt sich ein "Zoomeffekt" erreichen. D.h. der Benutzer kann einen beliebigen Ausschnitt aus einem den maximalen Budgetbereich umfassenden Kosten-Effektivitäts-Graphen beliebig vergrößern. Dies ist deshalb sinnvoll, weil die Rechenzeit für die Erstellung der Kosten-Effektivitäts-Graphen in etwa proportional zu der Anzahl der berechneten Kurvenpunkte ist. Es ist also unzweckmäßig, von vorneherein für einen großen Budgetbereich durch Wahl einer kleinen Schrittweite eine möglichst gute Approximation des Kosten-Effektivitäts-Graphen zu erreichen. Der Benutzer kann, anhand des Grobverlaufs dieses Graphen, für ihn interessante Bereiche herausgreifen und anschließend mit Hilfe des Zoomeffekts genauer analysieren. Die Abbildungen 17 und 18 veranschaulichen die obigen Überlegungen. Zugrunde liegt den in den Abbildungen dargestellten

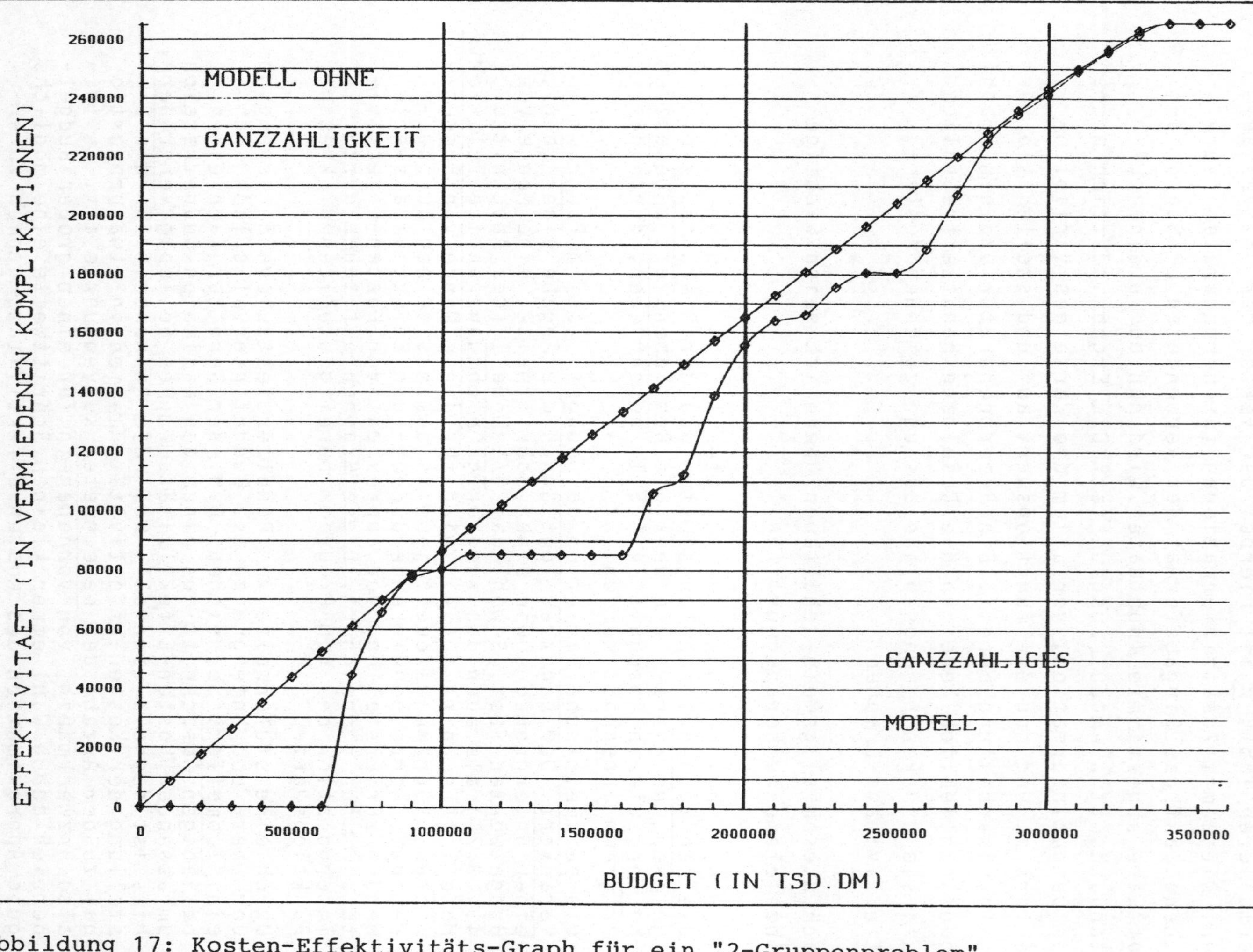

Abbildung 17: Kosten-Effektivitäts-Graph für ein "2-Gruppenproblem" (Gruppe 1 und Gruppe 2, Daten der Tabelle 15a)

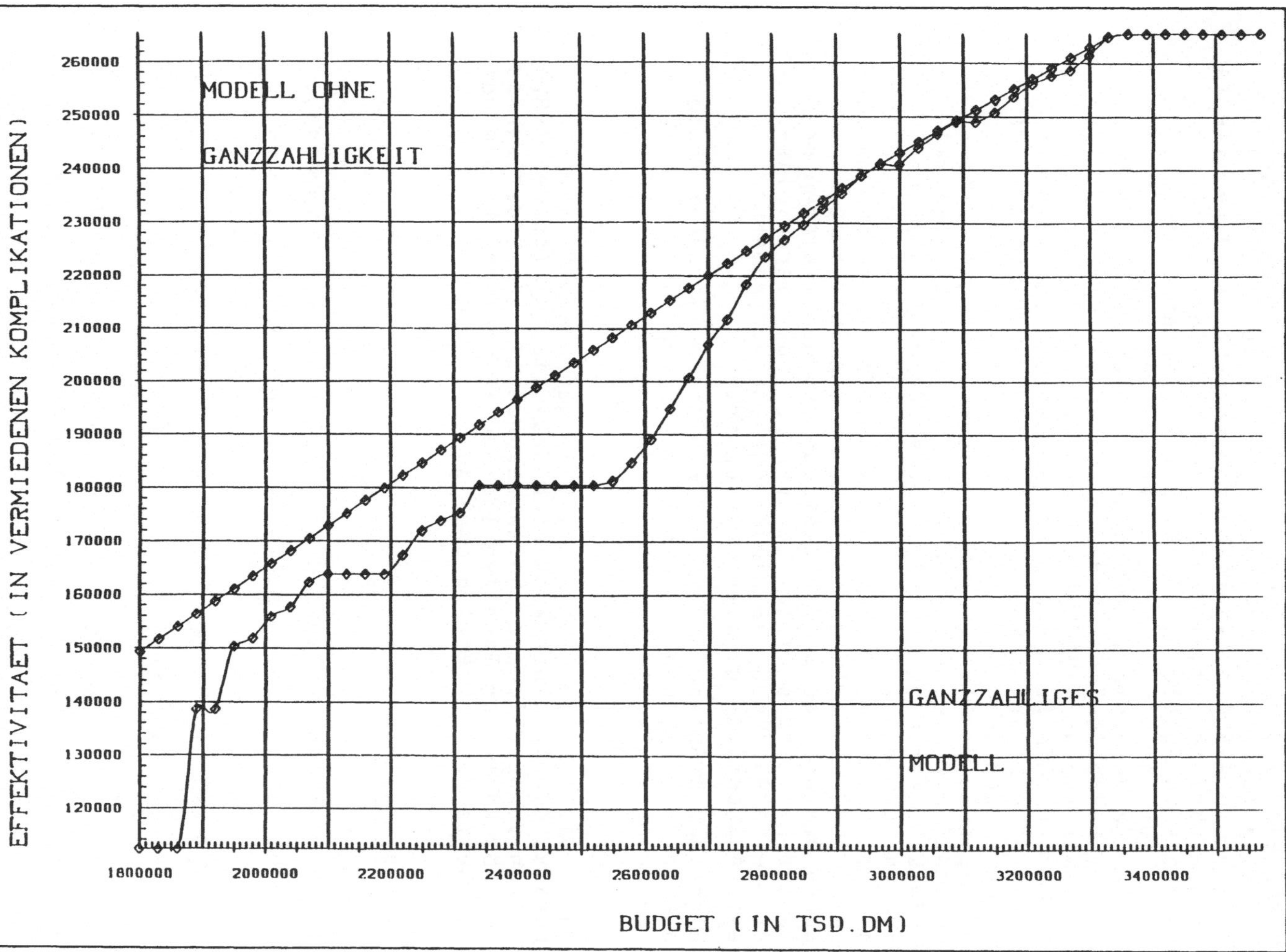

Abbildung 18 : Vergrößerter Ausschnitt des Graphen der Abb. 17

Graphen ein "2-Gruppen-Problem"; d.h. das in Abschnitt 4.4.3.2. allgemein beschriebene ganzzahlige 0/1-Modell und seine in 4.4.4. beschriebene nichtganzzahlig relaxierte Variante wurde auf zwei Gruppen spezialisiert. Konkret wurden die in Abbildung 15 charakterisierten Gruppen 1 und 2 ausgewählt; die verwendeten LP-Koeffizienten sind Tabelle 15a entnommen. Abbildung 17 zeigt einen für dieses "2-Gruppen-Problem" durch das Graphikprogramm eines Softwarepakets (Körner 1982, s.u.) erzeugten Kosten-Effektivitäts-Graphen. Die Funktionswerte an den Stützstellen des Graphen (durch Rauten markiert) wurden durch Budgetvariation berechnet, und ein nichtlineares Interpolationsverfahren diente der Integrierung dieser diskreten Werte in eine stetige Kurve. Da die durch Interpolation ermittelten Zwischenwerte nur Anhaltspunkte für den möglichen "exakten" Kurvenverlauf liefern, kann bei Bedarf mit Hilfe des Zoomeffektes dem exakten Kurvenverlauf genauer nachgespürt werden. Falls beispielsweise die Analyse des Graphen der Abbildung 17 ergibt, der Budgetbereich oberhalb 1,8 Milliarden DM sei genauer zu analysieren, liefert die in Abbildung 18 wiedergegebene Vergrößerung dieses Ausschnitts genauere Kurvenwerte.

- Wünscht der Benutzer nicht nur Grobinformation über Kosten und Effektivität, wie sie dem Kosten-Effektivitäts-Graphen zu entnehmen ist, sondern ist an den detaillierten Diagnoseempfehlungen interessiert, so stehen die in Listenform vom Reportgenerator erstellten <u>Diagnosepläne</u> zur Verfügung. Die Tabellen 16a und 16b zeigen exemplarisch die Schemata, die in einer konkreten Realisierung (Körner 1982) des oben vorgeschlagenen Softwarekonzepts, verwendet wurden. Jeder Abschnitt der Tabellen 16a und 16b entspricht hierbei einer Seite des Druckerprotokolls.

Probleme der Softwareerstellung

An dieser Stelle seien kurz drei Hauptprobleme angesprochen, die sich bei einer ersten softwaremäßigen Realisierung des oben skizzierten Grundkonzepts am regionalen Rechenzentrum Erlangen (RRZE), vor allem aufgrund des verwendeten LP-Modells, einstellten (vgl. Körner 1982).

Als Kern des Softwarepakets wurde das von Land und Powell (1973) publizierte, nichtkommerzielle Programmsystem zur Lösung gemischt-ganzzahliger Ansätze der linearen Programmierung gewählt, und zwar aus drei Gründen:

BUDGET: 800000000 DM

1. FALL:

DAS GLEICHHEITSPRINZIP INNERHALB DER JEWEILIGEN GRUPPEN WIRD NICHT BERÜCKSICHTIGT. ES WERDEN MIT DEM VORGEGEBENEN BUDGET 69960 KOMPLIKATIONEN VERMIEDEN, WENN DER AUF DEN NÄCHSTEN SEITEN FOLGENDE DIAGNOSEPLAN EINGEHALTEN WIRD:

91,5% DER PERSONEN AUS GRUPPE 1 WERDEN IN DAS SCREENING-PROGRAMM AUFGENOMMEN. KEINE EINZIGE PERSON AUS GRUPPE 2 WIRD IN DAS SCREENING-PROGRAMM AUFGENOMMEN.

DIAGNOSEPLAN FÜR GRUPPE 1:

FÜR 91,5% DER PATIENTEN MIT: HBD, $120 < DBD$ WIRD DIE ANAMNESE ERHOBEN UND EINE KÖRPERLICHE UNTERSUCHUNG DURCHGEFÜHRT.

FÜR 91,5% DER PATIENTEN MIT: HBD, $95 < DBD \leq 120$ WIRD DIE ANAMNESE ERHOBEN UND EINE KÖRPERLICHE UNTERSUCHUNG DURCHGEFÜHRT.

91,5% DER PATIENTEN MIT: HBD, $120 < DBD$, KATEGORIE A WERDEN SPEZIELL UNTERSUCHT.

91,5% DER PATIENTEN MIT: HBD, $120 < DBD$, KATEGORIE C WERDEN SPEZIELL UNTERSUCHT.

91,5% DER PATIENTEN MIT: HBD, $120 < DBD$, KATEGORIE D WERDEN SPEZIELL UNTERSUCHT.

91,5% DER PATIENTEN MIT: HBD, $95 < DBD \leq 120$, KATEGORIE B WERDEN SPEZIELL UNTERSUCHT.

91,5% DER PATIENTEN MIT: HBD, $95 < DBD \leq 120$, KATEGORIE C WERDEN SPEZIELL UNTERSUCHT.

91,5% DER PATIENTEN MIT: HBD, $95 < DBD \leq 120$, KATEGORIE D WERDEN SPEZIELL UNTERSUCHT:

Tabelle 16a: Exemplarischer Diagnoseplan für das "2-Gruppen-Problem" (Gruppe 1 und Gruppe 2) und ein Budget von 800 Millionen DM

2. FALL:

ALLE PERSONEN EINER GRUPPE WERDEN GLEICH BEHANDELT. ES WERDEN MIT DEM VORGEGEBENEN BUDGET FÜR ALLE PERSONEN 65523 KOMPLIKATIONEN VERMIEDEN, WENN DER AUF DEN NÄCHSTEN SEITEN FOLGENDE DIAGNOSEPLAN EINGEHALTEN WIRD.

ALLE PERSONEN AUS GRUPPE 1 WERDEN IN DAS SCREENING-PROGRAMM AUFGENOMMEN. KEINE EINZIGE PERSON AUS GRUPPE 2 WIRD IN DAS SCREENING-PROGRAMM AUFGENOMMEN.

DIAGNOSEPLAN FÜR GRUPPE 1:

FÜR PATIENTEN MIT: HBD, $95 < DBD \leq 120$ WIRD DIE ANAMNESE ERHOBEN UND EINE KÖRPERLICHE UNTERSUCHUNG DURCHGEFÜHRT.

PATIENTEN MIT: HBD, $95 < DBD \leq 120$, KATEGORIE C, WERDEN SPEZIELL UNTERSUCHT.

PATIENTEN MIT: HBD, $95 < DBD \leq 120$, KATEGORIE D, WERDEN SPEZIELL UNTERSUCHT.

Tabelle 16b: Fortsetzung von Tabelle 16a

- das System ist in der Programmbibliothek des RRZE vorhanden,
- das System wird international verwendet,
- eine detaillierte Programmbeschreibung und das Quellprogramm sind veröffentlicht.

Eine erste Schwierigkeit ergab sich durch die Anforderungen, die MPCODE an die Größenordnung der LP-Koeffizienten stellt. Land et al. (1974) bemerken, das Programmpaket arbeite für ganzzahlige Probleme nur dann zuverlässig, falls die Koeffizientenwerte der $\underline{A}$-Matrix (s.o.) im Bereich zwischen 0,01 und 10 lägen. Land und Powell (1973) weisen darauf hin, für den Programmteil BB ("Branch and Bound") sollten die Werte aller Koeffizienten möglichst nahe am Wert Eins gehalten werden. Bei Verletzung dieser Bedingungen sei mit fehlerbehafteten Ergebnissen zu rechnen. Die Struktur der Kosten- und Effektivitäts-Parameter genügt dieser Voraussetzung jedoch nicht. Durch entsprechende Normierung der Kostenkoeffizienten hätte diese Schwierigkeit beseitigt werden können, allerdings um den Preis einer tendenziellen Nivellierung der Parameter. Auf diese, die Unterschiede zwischen den Koeffizienten verwischende Nivellierung wurde jedoch verzichtet. Als Folge lieferte das von Körner (1982) entwickelte Softwarepaket in wenigen Ausnahmefällen nichtmonotone Kosten-Effektivitäts-Graphen für das ganzzahlige Modell (vgl. Abschnitt 4.4.3.4.).
Ein weiteres Problem stellte der unübersichtliche, nicht zur EDV-mäßigen Weiterverarbeitung geeignete Output dar. Die MPCODE-Ausgabe wurde deshalb durch Modifikation des Quellprogramms um eine Fortran-lesbare Variante erweitert.

Da MPCODE nicht als Unterprogramm aufrufbar ist, mußte schließlich die schrittweise Budgeterhöhung durch Einbeziehen des Betriebssystems erfolgen. Eine zusätzlich definierte Kommandoprozedur übernimmt hierbei die Funktion eines Hauptprogramms (Rechner: TR 440, RRZE).

Als Forderung läßt sich aus diesen Erfahrungen ableiten: Kernelement einer Realisierung des oben entwickelten Grundkonzepts sollte eine, für alle Koeffizientenstrukturen zuverlässige LP-

Software bilden, die als Unterprogramm aufrufbar ist und einen durch Anschlußprogramme leicht lesbaren Output erzeugt. Zum einen wären hier weitere, v.a. kommerzielle LP-Softwarepakete zu berücksichtigen und zu testen: z.B. APEX IV (CDC), MPSX/ MIP(IBM), LP 2900 (ICL), LP 5000 (Siemens) und FPMS 1100 (Univac). Zum anderen würde Zusatz-Software, in die die Optimierungssoftware eingebunden werden kann, das Datenmanagement sowie Matrix- und Reportgenerierung erheblich vereinfachen: Exemplarisch sei hier auf GAMMA 4 von Bonner und Moore hingewiesen (z.B. Meyer 1983). Diese Software steht am RRZE jedoch nicht zur Verfügung.

Rechenzeiten

Untersuchungen zum zu erwartenden Rechenaufwand für das in Abschnitt 4.4.3.1. beschriebene 0/1-Modell wurden nur in sehr begrenztem Umfang durchgeführt. Die im folgenden wiedergegebenen ersten, soft- und hardwareabhängigen Erfahrungswerte können jedoch Richtungen für eine weitere, systematischere Erforschung des Laufzeitverhaltens andeuten.

Ehe die in den Tabellen 15a-d aufgelisteten realitätsnahen Koeffizienten zur Verfügung standen, wurden als Testdaten willkürlich ausgewählte ganze Zahlen zwischen eins und zehn herangezogen. Für das 12-Gruppenproblem ergaben sich mit dem Programmpaket MPCODE auf einer TR 440 Rechenanlage des RRZE (s.o.) zwischen 5 und 8 Minuten CPU-Zeit (Heidenberger 1982b: 103). Die Daten der Tabellen 15a-d hingegen lieferten für dasselbe Problem mit demselben Softwarepaket auf demselben Rechner für fast alle betrachteten Budgets zwischen 45 und 60 Minuten (CPU-)Laufzeit. Variiert wurde hierbei nur das Budget. Die Einzelergebnisse legten die Vermutung nahe, der mittlere Budgetbereich sei besonders rechenintensiv. Für einen einzigen Budgetwert (aus diesem mittleren Bereich) wurde die 60-Minuten-Schranke stark überschritten und der MPCODE-Lauf nach 3 Stunden (CPU-Zeit) abgebrochen. Ungeklärt blieb, ob diese Resultate durch die Unzuverlässigkeit von MPCODE für die Struktur der verwendeten Daten bedingt waren (s.o.).

Die angeführten Rechenzeiten sind u.E. als Obergrenze anzusehen: Verbesserte LP-Standardsoftware für ganzzahlige Modelle und schnellere Rechner (heutiger Stand) können die Ausführungszeiten stark verkürzen. Über Rechenerfahrungen mit neu entwickelten, vom zu behandelnden Modelltyp unabhängigen Algorithmen der linearen 0/1-Programmierung berichten z.B. Crowder et al. (1981). Die dort ausgewerteten Ansätze besitzen bis zu 2.750 0/1-Variable. Derartige Algorithmen vermögen u.U. auch die im Abschnitt 4.4.3.4. angeführten Erweiterungen des 0/1-Modells - sie erhöhen Variablen- und Restriktionsanzahl - zu verarbeiten. Die fortschreitende Verbesserung der Hardwareleistungsfähigkeit wirkt hierbei unterstützend.

Ein grundsätzlich anderes Laufzeitverhalten zeigte die algorithmische Bearbeitung der nichtganzzahligen Relaxation (Abschnitt 4.4.4.) des 0/1-Modells:
Für die realitätsnahen Koeffizientenwerte der Tabellen 15a-d (12-Gruppen-Problem) und beliebige Budgets ergaben sich CPU-Zeiten in der Größenordnung von ca. 15 sec. (Programmpaket: MPCODE, Rechner: TR 440).

4.4.6.2. Elemente einer softwareunterstützten Sensitivitätsanalyse

Ziel einer Sensitivitätsanalyse ist es, die Empfindlichkeit der durch ein Modell bereitgestellten Information bezüglich Inputveränderungen festzustellen. Angewandt auf das oben entwickelte 0/1-Modell ergibt sich die folgende Fragestellung:
In welcher Weise wirkt sich die Bandbreite des in Abschnitt 4.4.5.1. zusammengetragenen Datenmaterials auf Diagnosepolitiken und Kosten-Effektivitäts-Graphen aus? Da die gesamte Arbeit als quantitativ orientierter Diskussionsbeitrag zur Ökonomie der Hypertoniefrüherkennung zu verstehen ist, an keiner Stelle jedoch konkrete Handlungsempfehlungen ausspricht, sind die folgenden Betrachtungen ebenfalls rein illustrativ; sie lassen - ohne weitere Erörterung, insbesondere durch Kliniker und Epidemiologen -, keine Rückschlüsse auf definitive Zusammen-

hänge zu. Sie zeigen jedoch mögliche Ansatzpunkte zu einer sinnvollen Variation der in Abschnitt 4.4.5.1. vorgestellten Daten im Rahmen einer als Diskussionsbasis dienenden Sensitivitätsanalyse auf.

Die nachfolgend entworfenen 19 Szenarien variieren jeweils nur eine Parametergruppe unter Konstanthaltung der übrigen Daten. Referenzszenario ist die den Koeffizienten der Tabellen 15a-d zugrundeliegende Datenkonstellation ("Standarddatensatz"). Der Kosten-Effektivitäts-Graph des nichtganzzahligen Modells (12-Gruppen-Problem) dient als Outputindikator (vgl. Abschnitt 4.4.4.). Er wurde aus zwei Gründen für die Illustration der Sensitivitätsanalyse gewählt:

- Datenabhängige Veränderungen in den Diagnosepolitiken würden einen zu breiten Raum zur Darstellung und Erörterung einnehmen.
- Datenabhängige Variationen des Kosten-Effektivitäts-Graphen des 0/1-Modells für das 12-Gruppen-Problem schieden aufgrund der in Abschnitt 4.4.6.1. erörterten Schwierigkeiten mit der zur Verfügung stehenden Soft- und Hardware aus.

Der pro Szenario erstellte Graph umfaßt den vollen, szenariospezifischen Budgetbereich; dieser reicht vom Budget Null bis zum Sättigungsniveau, das der betragsmäßig größte kritische Budgetwert (vgl. Abschnitt 4.4.3.4.) markiert.

Die Abbildungen 19a-d zeigen die Elemente und die Resultate der vorgeschlagenen Sensitivitätsanalyse. Sie wurde mit Hilfe eines von Klinga (1983) entwickelten Softwarepakets durchgeführt, das insbesondere die flexible Umsetzung der Rohdaten in LP-Koeffizienten und die programmgesteuerte Erstellung des Graphen mittels eines Plotters ermöglichte. Die durch geometrische Symbole (Quadrat, Kreis, Dreieck etc.) hervorgehobenen Funktionswerte der Graphen wurden berechnet. Die Zwischenwerte lieferte eine Interpolationsverfahren.
Die identischen Szenarien 1,7,13 und 19 beziehen sich auf den oben definierten "Standarddatensatz". Jeweils durch eine nichtunterbrochene Linie gekennzeichnet, bieten die zugehörigen Referenzgraphen einen Anhaltspunkt für die Outputveränderungen, die die übrigen Szenarien bewirken.

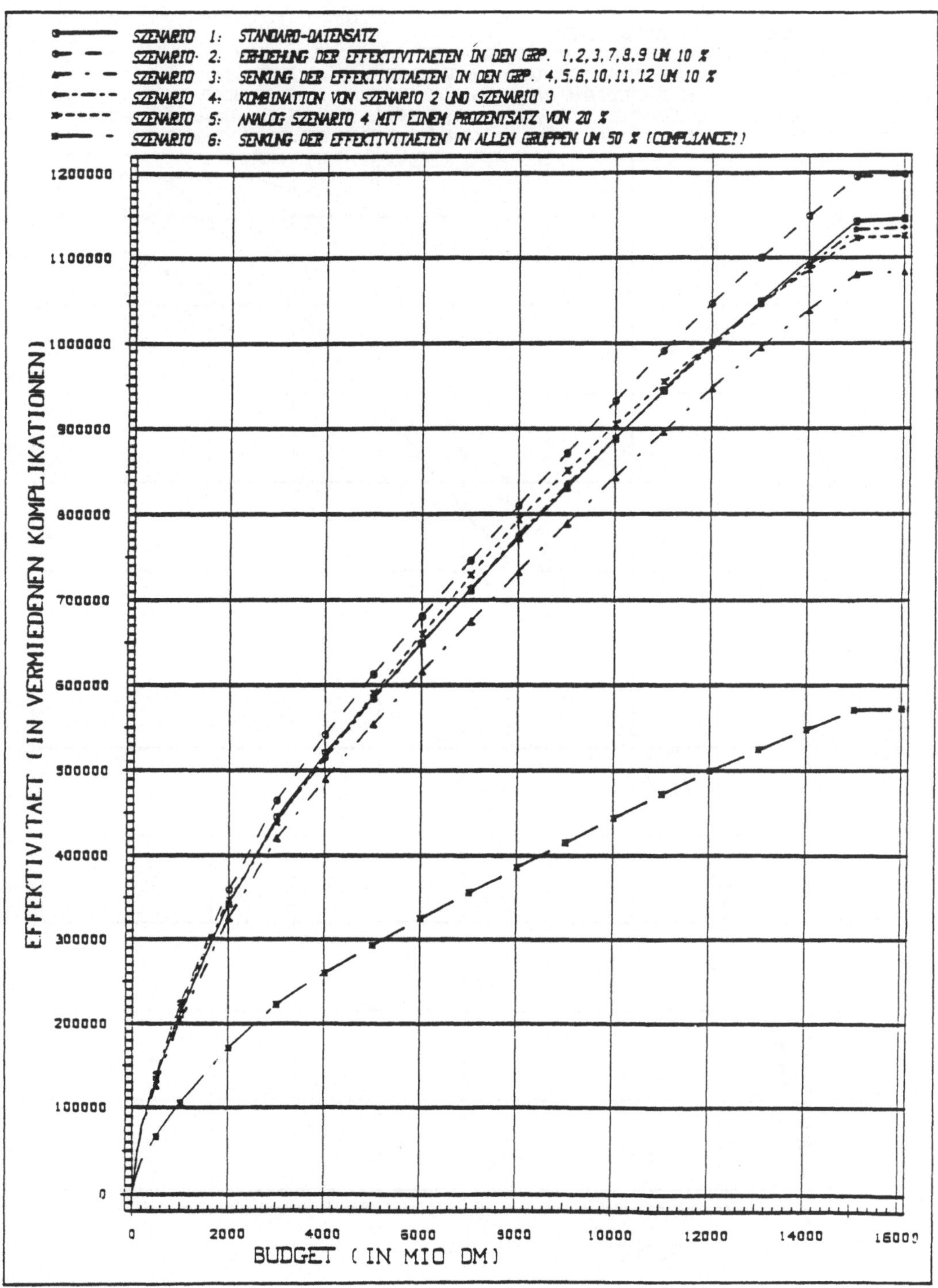

Abbildung 19a: Die Szenarien 1-6 der Sensitivitätsanalyse

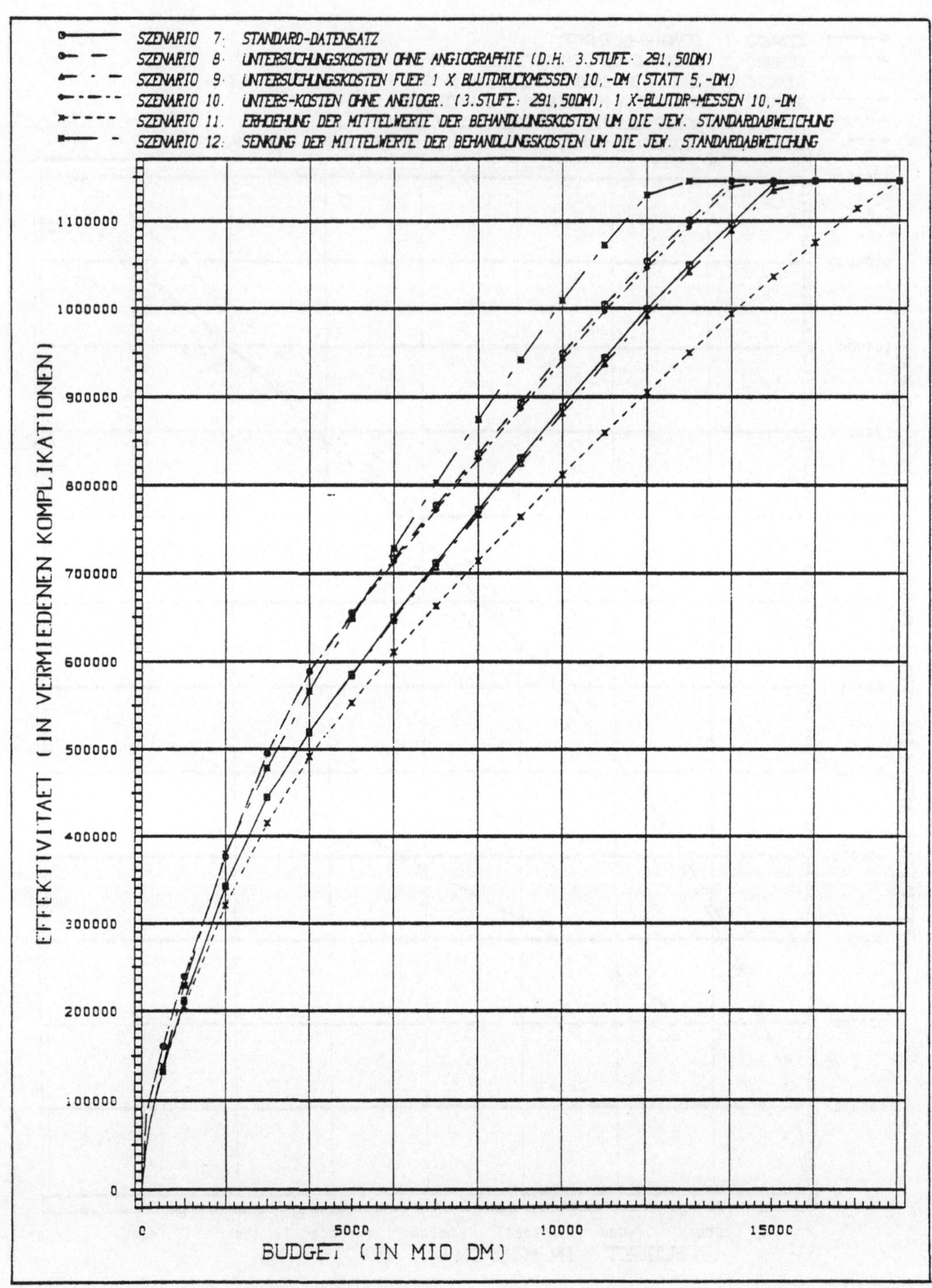

Abbildung 19b: Die Szenarien 7-12 der Sensitivitätsanalyse

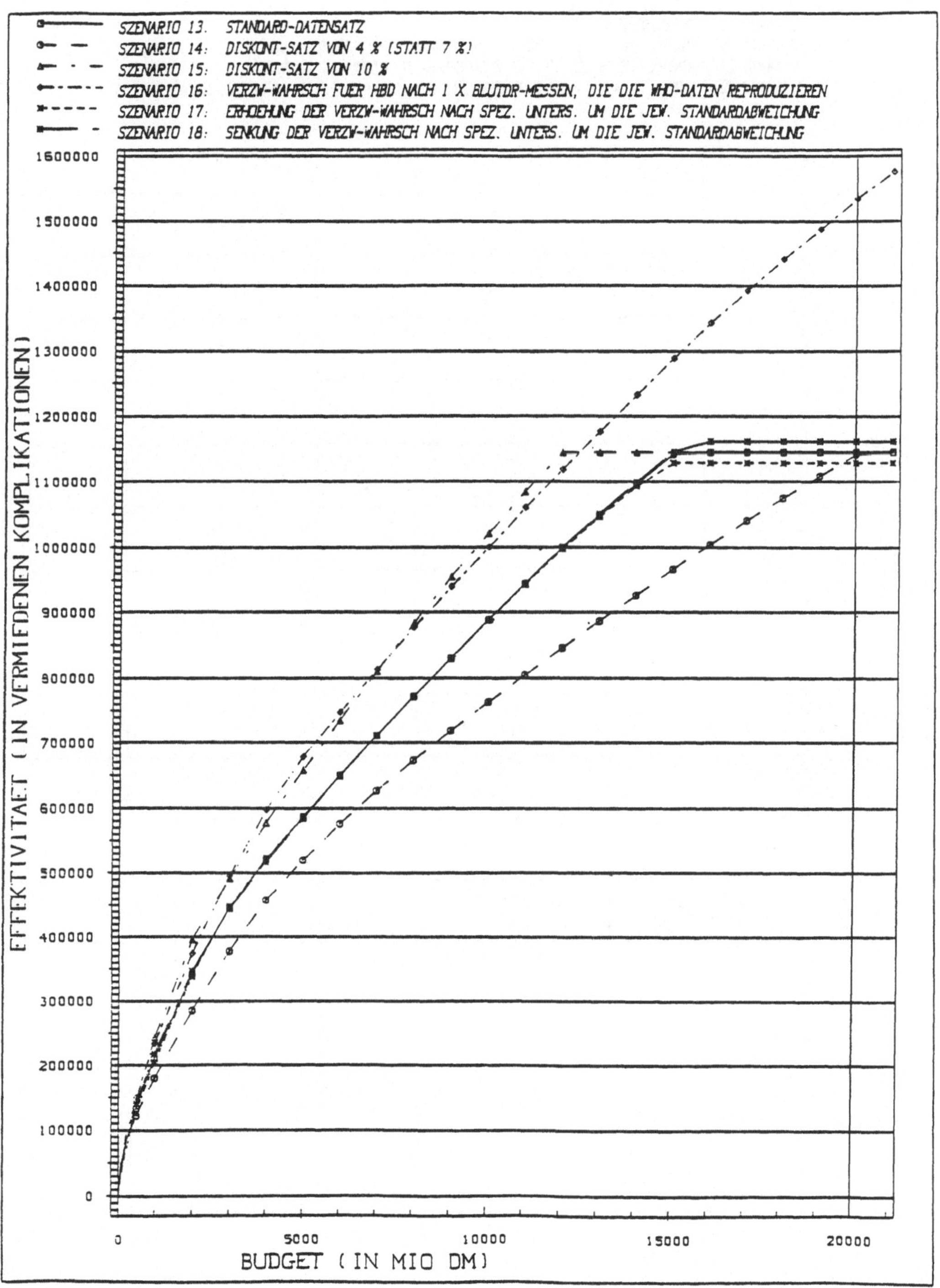

Abbildung 19c: Die Szenarien 13-18 der Sensitivitätsanalyse

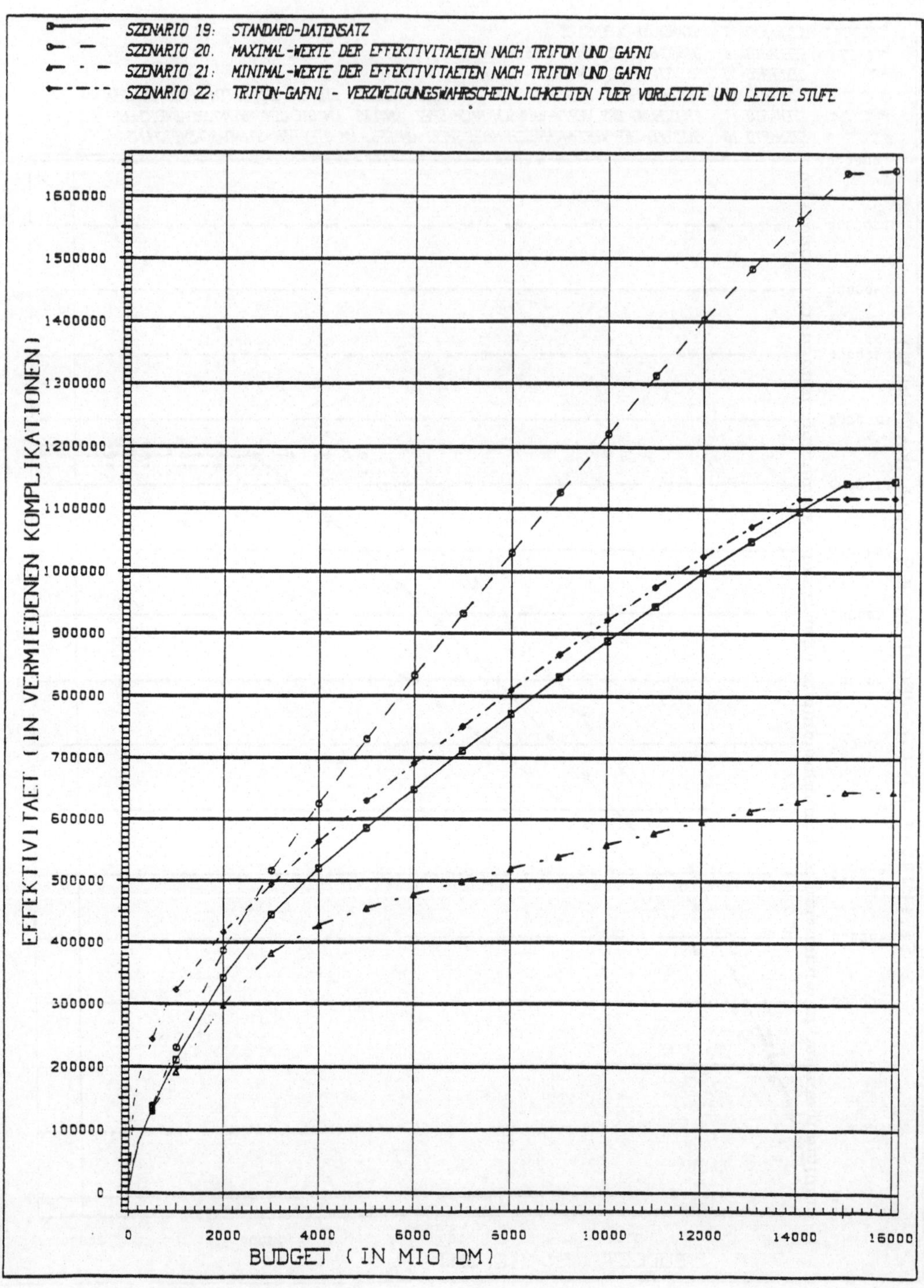

<u>Abbildung 19d</u>: Die Szenarien 19-22 der Sensitivitätsanalyse

Zu den einzelnen Nicht-Standard-Szenarien (Abb. 19a-d):

- Szenario 2 sieht in den Gruppen 1,2,3,7,8,9 (vgl. Abb. 15) eine Erhöhung der in Tabelle 13 aufgeführten Effektivitätsmittelwerte um 10 % vor. Diesem Vorgehen liegt die Überlegung zugrunde, die als Standarddaten verwendeten, für alle Gruppen identisch angesetzten Effektivitätsparameter (Tabelle 13) in den jüngeren Altersgruppen zu erhöhen, da sich in diesen Gruppen der angenommene Nutzen einer frühzeitigen Hypertoniebehandlung über einen längeren Zeitraum hinweg als bei den älteren Altersgruppen auswirkt.
- Szenario 3 senkt die Effektivitätsmittelwerte in den älteren Altersgruppen um 10 % aufgrund einer analogen Argumentation.
- Szenario 4 kombiniert Szenario 2 und 3.
- Szenario 5 wurde analog zu Szenario 4, jedoch mit einem Prozentsatz von 20 % angelegt.
- Szenario 6 schließlich geht von einer nur 50%-igen Patientencompliance für alle Gruppen aus.
- Szenario 8 setzt die Untersuchungskosten der 3. Diagnosestufe mit nur 291,50 DM an (Standarddatensatz: 674 DM). Diese Kostensenkung ergibt sich, falls die Angiographie aus dem Diagnosepaket herausgenommen wird.
- Szenario 9 bewertet die Kosten einer einzelnen Blutdruckmessung mit 10 DM (Standarddatensatz: 5 DM). Als Überlegung gilt hier, eine höhere Vergütung für die Blutdruckmessung erhöhe evtl. den Anreiz zur routinemäßigen Blutdruckkontrolle.
- Szenario 10 kombiniert die Szenarien 8 und 9.
- Die Szenarien 11 und 12 beziehen sich auf Tabelle 8. Die im Referenzszenario verwendeten Mittelwerte der Behandlungskosten werden um eine Standardabweichung erhöht (Szenario 11) bzw. gesenkt (Szenario 12).
- Den im Standarddatensatz mit 7 % vorgegebenen Diskontsatz (er geht in die Berechnung der auf die Restlebenszeit bezogenen Behandlungskosten ein) erniedrigt Szenario 14 auf 4 % und setzt Szenario 15 auf 10 % herauf.
- Szenario 16 schenkt den Verzweigungswahrscheinlichkeiten der obersten Stufe des Diagnosebaums (Abb. 10) besondere Aufmerksamkeit. Als Alternative zu den Angaben der Tabelle 10a (Teil des Standarddatensatzes) werden Daten eingesetzt, die zusammen mit den Werten der Tabelle 10b die in Tabelle 10c aufgeführten WHO-Daten (der Eberbach/Wiesloch-Studie) reproduzieren.
- Die Szenarien 17 und 18 variieren die Verzweigungswahrscheinlichkeiten der untersten Stufe des Diagnosebaums (Abb. 10) um eine Standardabweichung gemäß Tabelle 11b. Zu beachten ist hierbei (vgl. Abschnitt 4.4.5.1.), daß nur Schätzwerte zum Gesamtanteil der Fehleinstufungen vorliegen. Deshalb wird der Gesamtanteil variiert und jeweils gleichmäßig auf die in Frage kommenden Diagnosekategorien verteilt.

- Die Verzweigungswahrscheinlichkeiten der mittleren Baumstufe (Tabelle 11a) werden in Szenario 22 zusammen mit den Verzweigungswahrscheinlichkeiten der untersten Stufe durch die von Trifon und Gafni (1979: 19) aufgelisteten Mittelwerte (Tabelle 12a und 12b) ersetzt. Dieser simultane Austausch der beiden Datensätze liegt aufgrund ihrer engen Zusammengehörigkeit nahe: Die Wahrscheinlichkeiten für die Ergebnisse einer Reklassifizierung auf der letzten Diagnosestufe sind nicht unabhängig von der Güte der diagnostischen Tests der vorangehenden Stufe und damit von den zugehörigen Verzweigungswahrscheinlichkeiten.
- Tabelle 13 zeigt neben den Effektivitätsmittelwerten auch die Maximal- und Minimalwerte der von den israelischen Ärzten abgegebenen Schätzungen. Die Szenarien 20 und 21 substituieren diese Mittelwerte durch die angeführten Extremwerte.

Auf eine datenbezogene Interpretation der Veränderungen des Kosten-Effektivitäts-Graphen wird bewußt verzichtet. Eine solche Interpretation könnte leicht vergessen lassen, daß auch die jeweils nicht variierten Daten und das Referenzszenario keine konkreten Aussagen erlauben. Die als Beispiel konstruierten Szenarien zeigen jedoch zum einen auf, welche Datenelemente in welcher Weise begründet modifiziert werden können. Zum anderen veranschaulichen die resultierenden Kosten-Effektivitäts-Graphen hinreichend die Informationen, die eine Sensitivitätsanalyse bereitstellen kann. Zu diesen Informationen zählen z.B. die datenabhängigen Sättigungsniveaus und die zugehörige Maximaleffektivität eines Vorsorgeprogramms, aber auch die Spannweite der Graphen für optimistische und pessimistische Annahmen, wie dies der Vergleich der Szenarien 20 und 21 demonstriert.

4.4.6.3. Dialogsystem

Die Abschnitte 4.4.5., 4.4.6.1. und 4.4.6.2. berichteten über erste Schritte in Richtung auf eine anwendungsorientierte Umsetzung der in den Abschnitten 4.4.3. und 4.4.4. entwickelten Modelle der linearen Programmierung. Zwei zentrale Erfahrungen aus diesen Vorstufen einer Implementierung seien hier nochmals festgehalten: Erstens liegen fast ausschließlich nur Daten für die mathematischen Modelle vor, die aus Expertenschätzungen hervorgegangen sind, nicht jedoch aus kontrollierten epidemieologischen und klinischen Studien. Und zweitens ist die softwaremäßige Einbindung des 0/1-Modells in ein umfassenderes, benutzerfreundliches EDV-System,mit den heute verfügbaren LP-Standardprogrammpaketen vermutlich nur im Batch-Betrieb realisierbar. D.h. der Entscheidungsträger (wünschenswerterweise ein Gremium, das Vertreter aller Betroffenen umfaßt) entwirft Szenarien, die mit Hilfe eines Softwarepakets modellmäßig ausgewertet werden; die Resultate dieser Auswertung (Kosten-Effektivitäts-Graphen, Diagnosepläne) gehen dann an den Entscheidungsträger zur Diskussion zurück, der aufgrund dieser Ergebnisse evtl. neue Szenarien entwirft und den beschriebenen Zyklus des Modelleinsatzes neu anstößt. Die EDV-mäßige Behandlung liegt hierbei in den Händen eines Modellbetreuers, nicht jedoch in den Händen der Endbenutzer, also dem Diskussions- und Entscheidungsforum.

Der eben beschriebene zyklische Modelleinsatz ist zeitaufwendig, erfordert die Zwischenschaltung eines Modellbetreuers und setzt eine hinreichende Vertrautheit der Endbenutzer mit dem Modell voraus. Er geht ferner davon aus, daß evtl. weitere Modelle (vgl. Abschnitt 4.3.) und Untersuchungsergebnisse ergänzend in den Diskussionsprozeß eingebracht werden und das jeweilige Modell relativieren.

Eine interaktiv vom Entscheidungsträger(-gremium) nutzbare Daten- und Modellbank zum Problemkreis Hypertoniefrüherkennung könnte zur Vorbereitung, Vertiefung und Beschleunigung der Diskussion beitragen:

- Die einzelnen Diskussionsteilnehmer hätten die Möglichkeit, sich im Dialog mit der Daten- und Modellbank in die den Modellen zugrundeliegenden, spezifischen Fragestellungen gründlich einzuarbeiten und mit der modellmäßigen Umsetzung vertraut zu machen.
- Sie könnten sich einen fundierten Überblick über die Datensituation verschaffen.
- Sie würden angeregt, interaktiv mehrere Szenarien durchzuspielen.
- Die kritische, synoptische Modellbetrachtung würde durch die angebotene Modellvielfalt gefördert (vgl. a. Abschnitt 3.2.3.).

Wiederum nur als ein erster illustrativer Schritt zur Verwirklichung der Idee einer interaktiv einsetzbaren Daten- und Modellbank zur Hypertoniefrüherkennung ist das vorzustellende Dialogsystem zu verstehen. Es wurde vom Verfasser konzipiert und von Wohlmannstetter (1982) EDV-technisch realisiert (vgl. a. Heidenberger 1982c,d, Heidenberger und Wohlmannstetter 1983). Ziel des Dialogsystems ist es, Einsichten zu vermitteln, nicht jedoch konkrete Planungskennziffern zu liefern.

Das Systemkonzept

Abschnitt 4.4.1. beschrieb das mit dem Dialogsystem zu analysierende Kernproblem der gruppenspezifischen Auswahl von Diagnosestrategien bei beschränkten Ressourcen. Der Entscheidungsbaum der Abbildung 10 wird jedoch als Basis für die in Mensch-Maschine-Kommunikation zu bearbeitenden Fragen erweitert:

- Eine der obersten Diagnosestufe vorgelagerte Entscheidungsebene erlaubt bereits nach einer einmaligen Blutdruckmessung die Therapie (vgl. Trifon und Gafni 1979: 5). Diese Baummodifikation dient der Demonstration der Konsequenzen von möglichen Fehlentscheidungen.
- Den Endpunkten des Baums wird jeweils eine Verzweigung hinzugefügt, die die Einbeziehung compliancefördernder Maßnahmen zur Entscheidung stellt (vgl. Heidenberger 1981).
- Für Grenzwerthypertoniker, die weitere Risikofaktoren für Herz-Kreislauf-Erkrankungen aufweisen, ist es möglich, eine Therapie vorzusehen (vgl. Heidenberger 1981).

Abbildung 20 zeigt nun das Dialogsystem im Überblick. Der Dialog beginnt mit einer Reihe von Bildschirmmasken, die den Benutzer in den zugrundeliegenden Fragenkreis einführen. Falls der Benutzer auf diese Einführung verzichten möchte, ist das System vom Laienmodus auf den weniger ausführlich kommentierenden Expertenmodus umzuschalten.

Im Anschluß an diese Vorbereitungsphase beginnt die Problemspezifikationsphase einer Dialogsitzung. Der Benutzer kann sich aus einer Vielzahl von angebotenen Modellbausteinen in

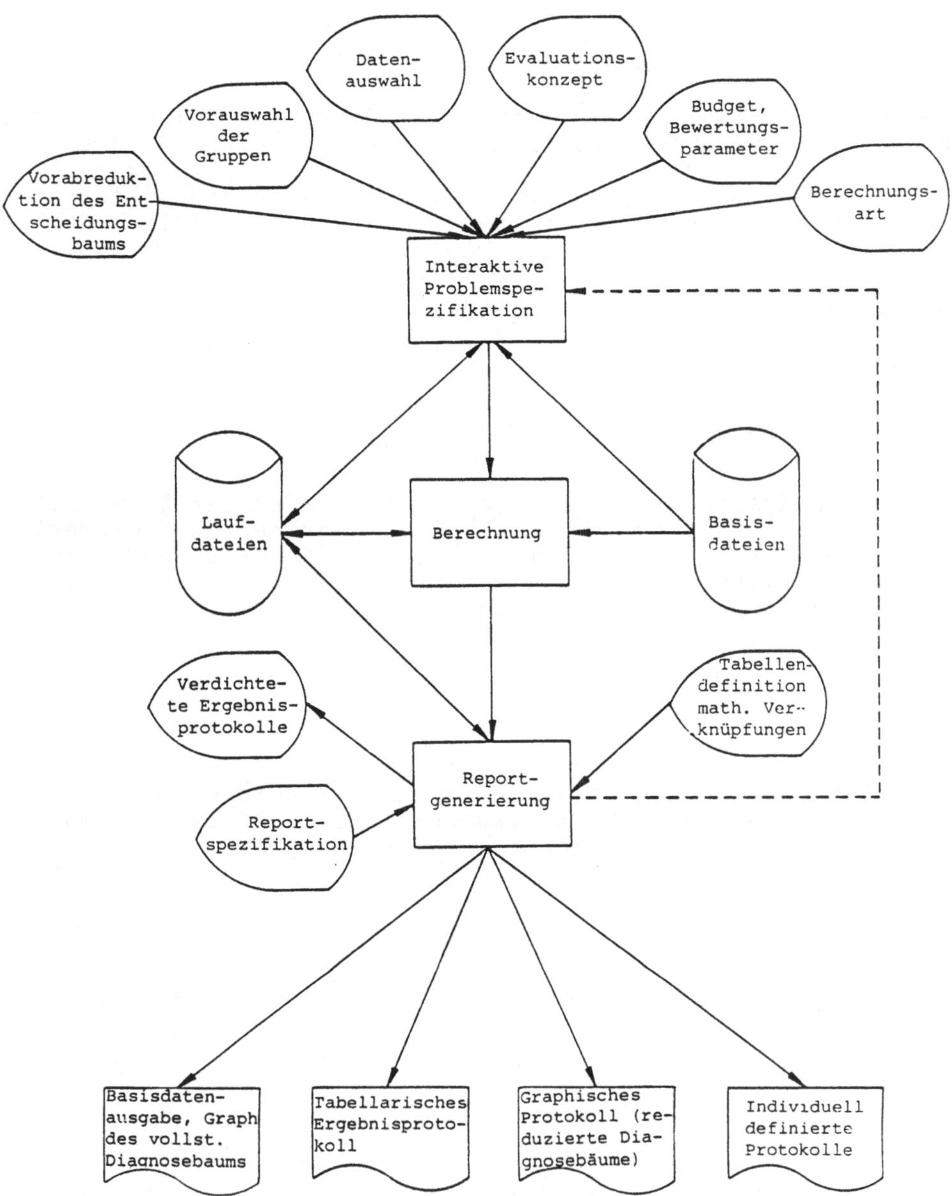

Abbildung 20: Überblick über das Dialogsystem

Menütechnik (allg. z.B. Mertens 1982) eine Variante eines Modellgrundtyps zusammenstellen. Er hat festzulegen:

- Welcher Teilbaum eines vorgegebenen maximalen Entscheidungsbaums soll für alle Gruppen zugrundegelegt werden? Interaktiv und laufspezifisch kann eine A-priori-Verkürzung dieses Baums durch eine Beschränkung der Zahl der Diagnosestufen vorgenommen werden, ferner dadurch, daß grundsätzlich Patienten mit Grenzblutdruck unbehandelt bleiben und auf compliancefördernde Maßnahmen verzichtet wird.
- Welche der zur Auswahl stehenden zwölf Standardgruppen (Abb. 15) der betrachteten Population sollten überhaupt in die Überlegung einbezogen werden?
- Mit welchen Daten soll gearbeitet werden? Falls die angebotenen Standarddaten vom Benutzer abgelehnt werden, kann er sie interaktiv modifizieren.
- Soll eine Kosten-Nutzen-Analyse oder eine Kosten-Effektivitäts-Analyse (vgl. Abschnitt 3.1.2.5.) durchgeführt werden? Ist die Effektivität in vermiedenen bluthochdruckbedingten kardiovaskulären Komplikationen zu messen, oder in zusätzlichen Lebensjahren? Diese Spezifikationen legen das grundsätzlich verwendete Evaluationskonzept fest.
- Welches Programmbudget bzw. welcher monetäre Bewertungsparameter für eine verhinderte Komplikation oder ein zusätzliches Lebensjahr ist anzusetzen?
- Welche der zur Verfügung stehenden Berechnungsarten wird gewählt? Der Benutzer hat zunächst zu entscheiden, ob er die gespeicherten Algorithmen verwenden oder schrittweise im Dialog eine eigene Strategie entwickeln will.

Entscheidet er sich für eine algorithmische Datenauswertung, so werden im Fall einer Kosten-Effektivitäts-Analyse zwei Algorithmen angeboten, die unterschiedliche Sichtweisen - eine kollektive und eine individuelle - widerspiegeln: Zum einen den Trifon-Gafni-Algorithmus (vgl. Abschnitt 4.4.2.), angewandt als heuristisches Näherungsverfahren zur Maximierung der Gesamteffektivität eines Hypertoniefrüherkennungsprogramms bei gegebenem Budget. (Exakte Verfahren, die den im Abschnitt 4.4.3. entwickelten Ansatz der linearen 0/1-Programmierung bearbeiten können, sind für den interaktiven Einsatz - wie zu Beginn dieses Abschnitts resümiert wurde - noch zu langsam.) Zum anderen wird ein Algorithmus zu Wahl gestellt, der die einzelnen Gruppen in der Reihenfolge der pro Individuum erwarteten Wirksamkeit solange aufnimmt, bis das Budget erschöpft ist.

Diese erwartete Wirksamkeit bezieht sich hierbei auf ein gruppenspezifisches effektivitätsoptimales Durchlaufen des Entscheidungsbaums. D.h. falls nachfolgende Baumstufen niedrigere Effektivitätswerte mit sich brächten, würde der Algorithmus dies durch das Verlassen des Entscheidungsbaums auf einer vorgelagerten Stufe berücksichtigen.
Für den Fall einer Kosten-Nutzen-Analyse ist keine Wahlmöglichkeit zwischen verschiedenen Algorithmen vorgesehen. Als Verfahren wird der in Abschnitt 4.4.2.2. mit "Nettosozialnutzenmaximierung" benannte Teil des Trifon-Gafni-Algorithmus verwendet. Liegt keine Budgetrestriktion vor, so ist dieses Verfahren exakt. Eine Kosten-Nutzen-Analyse bei gegebenem Budget ist innerhalb des Dialogsystems jedoch nicht durchführbar. Dies rührt wiederum daher, daß das 0/1-Modell, das diese Aufgabe bewältigen könnte (Abschnitt 4.4.3.), noch nicht dialogfähig ist.

Nach den obigen Spezifikationen ist die Problemdefinitionsphase einer Dialogsitzung beendet. Temporäre Laufdateien nehmen die vom Benutzer zusammengestellten Daten auf. Die algorithmische bzw. individuelle Strategienentwicklung schließt sich an. Die Laufzeiten der Algorithmen liegen in der Größenordnung von einer Minute.

Die Ergebnisse der Berechnungen, auf den Laufdateien festgehalten, werden in der Auswertungsphase der Dialogsitzung nach den Wünschen des BEnützers - ebenfalls in Menütechnik - aufbereitet:

- Kernresultate sind auf dem Bildschirm tabellarisch und in Diagrammform komprimiert verfügbar. Zu diesen verdichteten Protokolloptionen gehört der Vergleich der Resultate des aktuellen Laufs mit den Ergebnissen von 10 gespeicherten Vergleichsläufen hinsichtlich summarisch aufgelisteter Kosten sowie monetär und nichtmonetär bewerteter Effektivitäten. Ebenfalls dazu gehören Histogramme, die diese Größen pro Gruppe oder pro Entscheidungsstufe einander gegenüberstellen.
- Ausführlichere Auswertungen werden in Listenform über den Drucker ausgegeben. Diese Auswertungen umfassen u.a. auch die Protokollierung der dem Lauf zugrundeliegenden interaktiv modifizierten Daten.

- Darüberhinaus zeigen reduzierte Entscheidungsbäume graphisch die gruppenspezifischen Strategien. D.h., pro Gruppe werden nur diejenigen Äste des für den Lauf (a priori) ausgewählten Entscheidungsbaums ausgedruckt, die unter der jeweiligen Strategie durchlaufen werden.
- Auch die auf langfristigen Dateien abgelegten Basisdaten können abgerufen werden. Insbesondere ist der "maximale" Entscheidungsbaum als Graph ausdruckbar.
- Nur für den fortgeschrittenen Benutzer ist die von Wohlmannstetter (1982: 74) vorgeschlagene Option individuell gestalteter Auswertungen gedacht. Hierbei können die einzelnen gespeicherten Daten über Rechenoperationen verknüpft und die resultierenden Funktionswerte in individuell definierten Tabellen neben den Standarddaten ausgedruckt werden. Zu diesen Rechenoperationen zählt neben den Grundrechenarten und der Potenzierung auch die Aufsummierung über einen vorzugebenden Index. Tritt ein individuelles Auswertungsschema mehrmals auf, so läßt es sich abspeichern und anschließend wie eine Routineausgabe abrufen.

Hat der Benutzer die Auswertung der Laufergebnisse abgeschlossen, so kann er zum Dialogbeginn zurückkehren und - wieder beginnend bei der Problemspezifikationsphase - eine veränderte Fragestellung analysieren (vgl. Abb. 20: unterbrochener Pfeil).

Soweit der Überblick über das Grundkonzept und den Dialogablauf.

Konstruktionsprinzipien des Dialogsystems

An die EDV-technische Realisierung des Dialogsystems werden die Forderungen Portabilität, Erweiterbarkeit, Flexibilität und die Fähigkeit, sich verschiedenen Populationen anzupassen, gestellt.

Portabilität wird hauptsächlich durch die Verwendung eines betriebssystemunabhängigen Maskensystems auf COBOL-Basis erreicht.

Ein modulares Programmkonzept sichert die Erweiterbarkeit. Z.B. können andere Modellvarianten, die die Bearbeitung neuer Problemkreise erlauben, integriert werden. Es ist vorgesehen, das in Abschnitt 4.4.4. entwickelte nichtganzzahlige LP-Modell aufzunehmen. Falls leistungsfähige Hard- und Software verfügbar ist, die das 0/1-Modell des Abschnitts 4.4.3. im Dialog bearbeiten kann, so läßt sich die Trifon-Gafni-Heuristik gegen das exakte Verfahren austauschen.

Flexibilität und die Fähigkeit des Systems sich verschiedenen Populationen anzupassen, wird vor allem dadurch erreicht, daß sämtliche Basisparameter, die vom Benutzer nicht permanent modifizierbar sind - auch die Baumstruktur - in einem gesonderten Programmodul rasch verändert werden können. Dies ist insbesondere deshalb von Bedeutung, weil viele permanente Basisparameter, z.B. die diagnosestufenabhängige Lebensverlängerung, erst in der Kommunikation mit forschenden Fachärzten besetzt werden können. Vor dieser Diskussion stehen im System nur die in Abschnitt 4.4.5. zusammengetragenen Basisdaten zur Verfügung (jeweils die dort angegebenen Mittelwerte). Gerade der Dialog mit dem EDV-System könnte jedoch zu dieser Diskussion gezielt anregen und beitragen.

Die gegenwärtige Programmversion ist in COBOL codiert und auf einer CYBER 173 (CDC) implementiert. Sie benötigt ungefähr 80 kB Internspeicherkapazität bei Verwendung der Overlay-Technik.

Exemplarische Ausschnitte eines Dialogs

Die folgenden Dialogausschnitte vermitteln einen Eindruck, wie sich das oben konzipierte System dem Benutzer präsentiert.

Im Anschluß an eine nach Wunsch ausführliche oder gekürzte Einführungsphase fordert die in Abbildung 21a wiedergegebene Bildschirmmaske auf, das zu untersuchende Problem zu spezifizieren. Die Antwort des Benutzers erfolgt mittels der angegebenen Schlüssel jeweils auf der letzten Bildschirmzeile. Die als Beispiel konkret gewählte Eingabe (Schlüsselfolge 1/1/0/0/1/0) gibt den Wunsch des Anwenders wieder, eine Vorauswahl aus den Beobachtungsgruppen zu treffen, die Patientenarbeit einzubeziehen, auf zusätzliche Risikofaktoren bei Grenzblutdruck generell zu verzichten, die Anzahl der Untersuchungsstufen a priori nicht zu begrenzen, die Effektivität (als nichtmonetäre Nutzenerfassung) in der Einheit "Leben"[1] zu messen und auf eine individuelle Strategienentwicklung zu verzichten. Die nächste Bildschirmmaske (Abb. 21b) bittet den Benutzer, die für die weitere Analyse einzubeziehenden Beobachtungsgruppen auszuwählen. Abb. 21c zeigt das vom Dialogsystem angebotene Auswahlschema ("Menü") für die Berechnungsvarianten. Soll hierbei der von der Algorithmen benötigte Budget- oder Bewertungsparameter aus dem vorangegangenen Lauf übernommen werden, so ist dies ebenfalls mitzuteilen. Die vierte Beispielsmaske markiert das Ende der Problemspezifikationsphase (Abb. 21d). Entschließt sich der Benutzer, die Problemspezifikation nochmals zu verändern, so kann er die Laufeingaben wiederholen. Andernfalls startet er den Programmlauf. Anschließend informiert das System grob über die zur Auswahl angebotenen Kurzinformationen zu den Laufresultaten (Abb. 21e) und bietet dem Benutzer - ebenfalls in Menütechnik - an (Abb. 21f), aus einer Palette verdichteter Ergebnisdarstellungen die gewünschte Kombination zu wählen. Auf die Anforderung eines Histogramms, z.B., das die Effektivitätsverteilung über die Gruppen zeigt, reagiert das System mit einer Maske des in Abb. 21g wiedergegebenen Typs. Wird in der Maske der Abb. 21f ein tabellarischer Vergleich mit den Ergebnissen abgespeicherter Läufe ausgewählt, so generiert das System eine entsprechende Bildschirmliste (Abb. 21h). Zusatzinformationen können über Hilfsbilder (Befehl *HI) angefordert werden. Der Dialogablauf wird durch flexibles An- und Abschalten des Druckerprotokolls in den vom Benutzer gewünschten Passagen festgehalten.

---

1 Eine vermiedene tödliche Komplikation (vgl. S. 180) ist gleichbedeutend mit der Rettung eines Menschenlebens vor dem Tod durch Schlaganfall, Herzversagen etc. Aus Platzgründen wird deshalb in den Masken die Kurzbezeichnung "Leben" für "vermiedene tödliche Komplikationen" verwendet. Die Kurzbezeichnung "Jahre" steht für "zusätzliche Lebensjahre".

```
**********************************************************************
   GRUPPENSPEZIFISCHE AUSWAHL VON DIAGNOSESTRATEGIEN     MODUL: *IN
**********************************************************************

   HANDLUNGSALTERNATIVEN - ALLGEMEINE AUSWAHL

   BITTE WAEHLEN SIE :                          (0 = NEIN, 1 = JA)


      0/1   AUSWAHL AUS BEOBACHTUNGSGRUPPEN ?
      0/1   PATIENTENMITARBEIT ?
      0/1   UNTERSUCHUNG AUF ZUSAETZL. RISIKEN BEI GRENZBLUTDRUCK ?
      0/1   BEGRENZUNG DER ANZAHL DER UNTERSUCHUNGSSTUFEN ?
      0/1   NUTZENBEWERTUNG NACH "JAHREN" (0) ODER "LEBEN" (1) ?
      0/1   PROGRAMMLAUF (0) ODER INDIVIDUELLE DEFINITION VON
            DIAGNOSESTRATEGIEN (1) ?


   EINGABE: 0 ODER 1, 6-MAL
1/1/0/0/1/0
```

Abbildung 21a : Erste Beispielmaske

```
**********************************************************************
   GRUPPENSPEZIFISCHE AUSWAHL VON DIAGNOSESTRATEGIEN     MODUL: *IN
**********************************************************************

   HANDLUNGSALTERNATIVEN - AUSWAHL EINZELNER BEOBACHTUNGSGRUPPEN

   BITTE BESTIMMEN SIE, WELCHE BEOBACHTUNGSGRUPPEN IN DIESEM LAUF
   BERUECKSICHTIGT WERDEN SOLLEN !

      -  ALLE GRUPPEN AUSSER ...,
         --> EINGABE:  1/..;..;..

      -  NUR FOLGENDE GRUPPEN ...,
         --> EINGABE:  2/..;..;..

   WERTEBEREICH FUER GRUPPEN :  1...32
   BESONDERE TRENNZEICHEN    :  "-" -->  VON .. BIS ..
                                "!" -->  FORTSETZUNGSZEILE FOLGT !
   EINGABE: SIEHE OBEN !
1/1
```

Abbildung 21b : Zweite Beispielmaske

```
*****************************************************************************
GRUPPENSPEZIFISCHE AUSWAHL VON DIAGNOSESTRATEGIEN     MODUL: *IN
*****************************************************************************

HANDLUNGSALTERNATIVEN - PROGRAMMLAUF

BITTE WAEHLEN SIE JE EINE MOEGLICHKEIT :

A)   1   BERECHNUNG NACH "TRIFON-GAFNI-ALGORITHMUS"
     2   BERECHNUNG NACH "INDIVIDUAL-NUTZEN-KONZEPT"
B)   1   "BUDGET" ALS GEGEBENE VARIABLE
     2   BEWERTUNGSPARAMETER "BETA" ALS GEGEBENE VARIABLE
     3   VERWENDUNG DER SPEZIFIKATION "BUDGET" AUS VORLAUF
     4   VERWENDUNG DER SPEZIFIKATION "BETA" AUS VORLAUF

BEACHTE :  FALLS IN "A)" ALTERNATIVE 2 GEWAEHLT WIRD, SIND IN "B)"
           NUR DIE MOEGLICHKEITEN 1 ODER 3 ZULAESSIG (--> BUDGET)!

EINGABE: 1 ODER 2/ 1...4
1/1
```

Abbildung 21c: Dritte Beispielmaske

```
*****************************************************************************
GRUPPENSPEZIFISCHE AUSWAHL VON DIAGNOSESTRATEGIEN     MODUL: *IN
*****************************************************************************

START DES PROGRAMMLAUFS

DIE EINGABEN FUER DIE LAUFPOLITIK SIND ABGESCHLOSSEN.

BITTE ENTSCHEIDEN SIE, OB


    1  DER PROGRAMMLAUF GESTARTET,

    2  DIE LAUFEINGABEN WIEDERHOLT ODER

    3  DER LAUF ABGEBROCHEN WERDEN SOLL (ENDE).


EINGABE: 1, 2 ODER 3
1
```

Abbildung 21d: Vierte Beispielmaske

```
*****************************************************************************
  GRUPPENSPEZIFISCHE AUSWAHL VON DIAGNOSESTRATEGIEN     MODUL: *IN
*****************************************************************************

  VERDICHTETE ERGEBNISSE - INFORMATIONEN

  IN DEN FOLGENDEN BILDERN SIND DIE BERECHNETEN ERGEBNISSE IN VER-
  DICHTETER FORM ZUSAMMENGEFASST. DIE AUSWERTUNGEN KOENNEN NACH 3
  KRITERIEN ERFOLGEN :
      - VERGLEICH MIT ANDEREN LAUF-ERGEBNISSEN
      - VERGLEICH ZWISCHEN GRUPPEN-ERGEBNISSEN
      - VERGLEICH DER ERGEBNISSE VERSCHIEDENER UNTERSUCHUNGSSTUFEN
  BEACHTE: DIE IM NAECHSTEN BILD ZUR WAHL GESTELLTEN AUSWERTUNGEN
      SOLLEN DEN BENUTZER LEDIGLICH BEI DER ENTSCHEIDUNG UNTERSTUET-
      ZEN, OB DIE ERGEBNISSE DES LETZTEN LAUFES VOLLSTAENDIG ABGE-
      SPEICHERT UND AUF LISTEN (STANDARD-AUSGABE) AUSGEGEBEN WERDEN
      SOLLEN. SIE ERLAUBEN JEDOCH KEINE EXAKTE ANALYSE DES LAUFS.

  EINGABE: -SEND-
```

Abbildung 21e: Fünfte Beispielmaske

```
*****************************************************************************
  GRUPPENSPEZIFISCHE AUSWAHL VON DIAGNOSESTRATEGIEN     MODUL: *IN
*****************************************************************************

  VERDICHTETE ERGEBNISSE - AUSWAHL
  BITTE WAEHLEN SIE :
     1  STABDIAGRAMM MIT MONETAEREM NUTZEN UND KOSTEN JE GRUPPE
     2  STABDIAGRAMM MIT MONET. NUTZEN UND KOSTEN JE UNTERS.-STUFE
     3  STABDIAGRAMM MIT NUTZEN "LEBEN" JE BEOBACHTUNGSGRUPPE
     4  STABDIAGRAMM MIT NUTZEN "LEBEN" JE UNTERSUCHUNGSSTUFE
     5  STABDIAGRAMM MIT KOSTEN JE BEOBACHTUNGSGRUPPE
     6  STABDIAGRAMM MIT KOSTEN JE UNTERSUCHUNGSSTUFE
     7  STABDIAGRAMM MIT NETTOSOZIALNUTZEN (NSN) JE BEOB.-GRUPPE
     8  STABDIAGRAMM MIT NETTOSOZIALNUTZEN (NSN) JE UNTERS.-STUFE
     9  TABELLARISCHER VERGLEICH MIT ABGESPEICHERTEN LAEUFEN
    10  ENDE DER AUSGABE VERDICHTETER ERGEBNISSE


  EINGABE: 1...10
3
```

Abbildung 21f : Sechste Beispielmaske

```
***************************************************************************
   GRUPPENSPEZIFISCHE AUSWAHL VON DIAGNOSESTRATEGIEN       MODUL: *IN
***************************************************************************

NUTZEN JE GRUPPE (LEBEN)
        1560 I
        1534 I           ++
        1508 I           ++
        1482 I           ++
        1456 I           ++
        1430 I           ++
        1404 I           ++
        1378 I           ++
        1352 I           ++
        1326 I           ++
        1300 I           ++
        1274 I       ++  ++
        1248 II..III..III03III04II> GRUPPEN
   EINGABE: -SEND-
```

Abbildung 21g: Siebte Beispielmaske

```
***************************************************************************
   GRUPPENSPEZIFISCHE AUSWAHL VON DIAGNOSESTRATEGIEN       MODUL: *IN
***************************************************************************
LAUFI VERFAH- I BETA     I KOSTEN  I NUTZEN  I NUTZEN      I NETTOS.- I
   I  REN     I          I         I (MONET) I (J/L)       I NUTZEN   I
----I---------I---------I---------I---------I------------I----------I
NEU I T-GAFNI I     5600I  1795259I 15845756I      2829 L I  14050496I
001 I T-GAFNI I    10000I  2445911I 29444202I      2944 L I  26998291I
002 I  I-N-K  I  ---    I  2372181I        0I      2803 L I  ----     I
003 I T-GAFNI I     1360I   135432I  1064806I       782 L I    929374I
004 I T-GAFNI I     5600I  1795259I 15845756I      2829 L I  14050496I
005 I  I-N-K  I  ---    I  1284645I        0I      1541 L I  ----     I
006 I T-GAFNI I     4200I  1396911I  6319991I      1504 L I   4923079I
007 I T-GAFNI I     2300I  3426783I  7430131I      3230 L I   5716739I
008 I  I-N-K  I  ---    I  2855358I        0I      3595 L I  ----     I
009 I T-GAFNI I     2300I  1235027I  6100318I      2652 L I   4865290I
010 I T-GAFNI I      500I   973705I   673254I      1346 L I    186401I

   EINGABE: -SEND-    (BEACHTE: HINWEISE IN *HI !)
```

Abbildung 21h.: Achte Beispielmaske

Die über den Bildschirm ausgegebenen Ergebnisse erlauben jedoch nicht, die gruppenspezifischen Diagnosestrategien, d.h. das gruppenbezogene Durchlaufen des Entscheidungsbaums, zu verfolgen. Diese Strategien sind nicht nur in Listenform, sondern auch graphisch abrufbar, ebenso wie der maximale Entscheidungsbaum (vgl. Abb. 20). Abbildung 22a zeigt einen Ausschnitt aus dem durch das EDV-Paket erstellten Ausdruck des maximalen Entscheidungsbaums. Er unterscheidet sich in der Darstellungsform etwas von dem in Abb. 10 angegebenen Baum, da er - aus Platzgründen - auf die explizite Angabe von Endeknoten verzichtet. Zusatzknoten beziehen die Patientenmitarbeit (im Graphen abgekürzt: PMA) ein. Die Kurzbezeichnungen A_2, B_2, C_2 und D_2 wurden in Tabelle 8 erläutert. Die in jedem Knoten über den Diagnosekategorien angegebenen Zahlen sind die Knotennummern. Anhand der strategiebezogenen Reduktion dieses Ausschnitts aus dem maximalen Diagnosebaum, sei in den nächsten beiden Abbildungen das graphische Protokollieren illustriert. Empfiehlt z.B. eine Strategie, für Patienten der Diagnosekategorie "B_2/vorläufig" keine weiteren Untersuchungen anzusetzen, sondern mit der Therapie zu beginnen, so bewirkt dies im Protokoll den Wegfall der Knoten 45, 46, 47 und ihrer Folgeknoten 73 und 74 (Abb. 22b). Eine andere Strategie lege darüberhinaus nahe, nur für Patienten der Diagnosekategorie "C_2/endgültig" und "D_2/endgültig" besondere Anstrengungen zur Erhöhung der Patientenkooperation zu unternehmen. Diese Strategie drückt sich im Wegfall der Knoten 75 und 76 aus (Abb. 22c).

Die gezeigten Dialog- und Protokollausschnitte mögen zur Illustration des Systemkonzepts genügen.

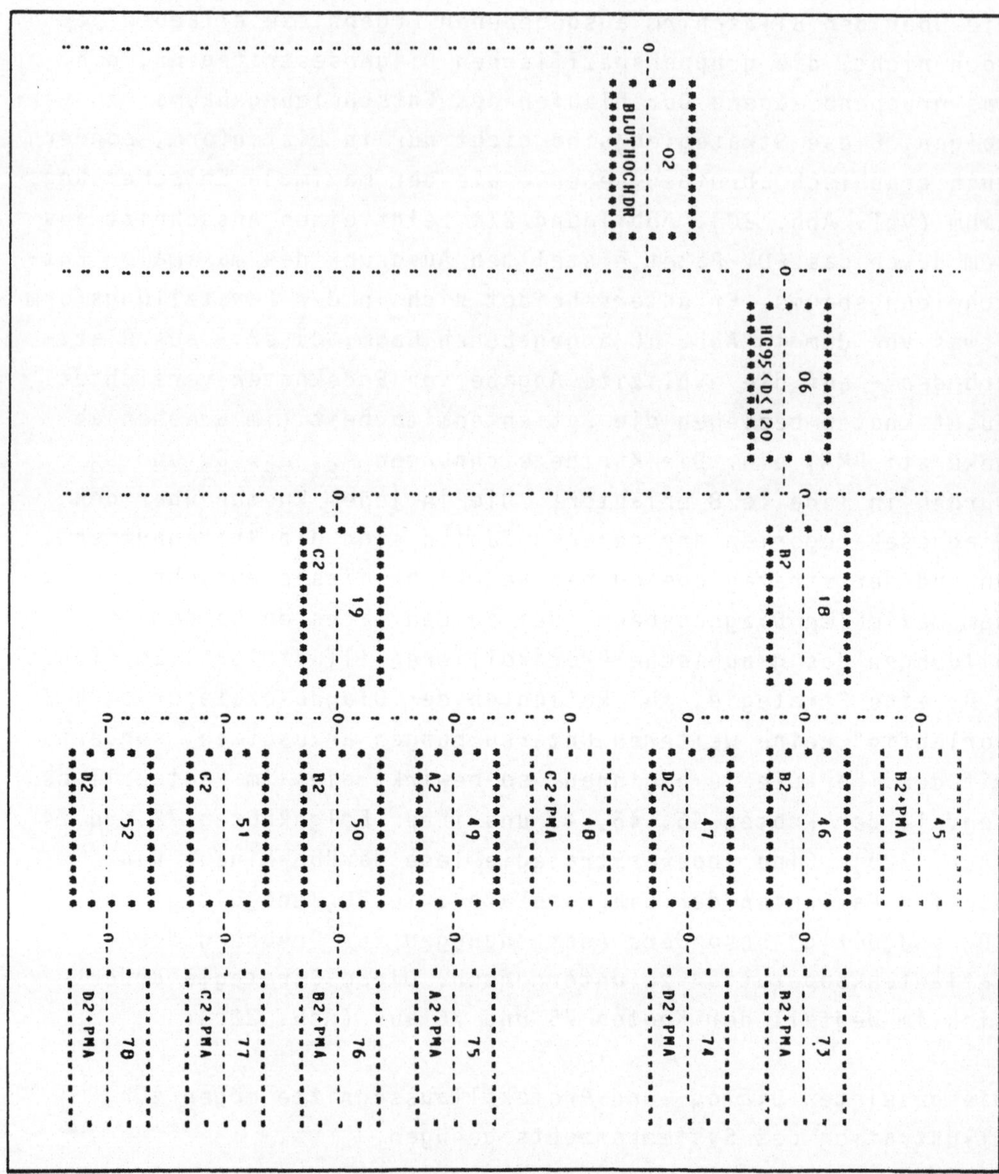

Abbildung 22a: Ausschnitt aus dem maximalen Entscheidungsbaum (Rechnerausdruck), Erläuterung: siehe Text

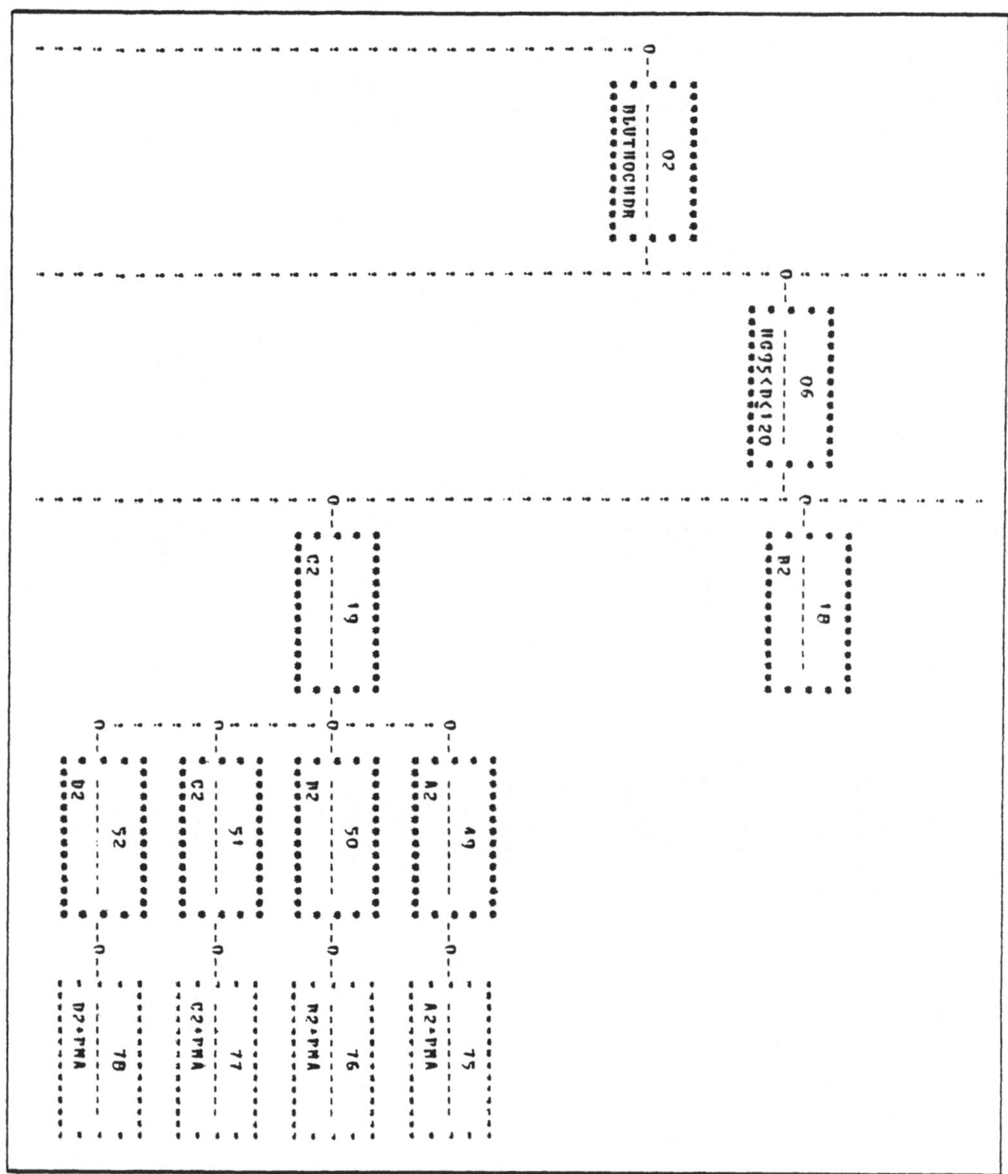

<u>Abbildung 22b</u>: Strategieempfehlung mittels eines reduzierten Entscheidungsbaums (Ausschnitt, vgl. Abb. 21a)

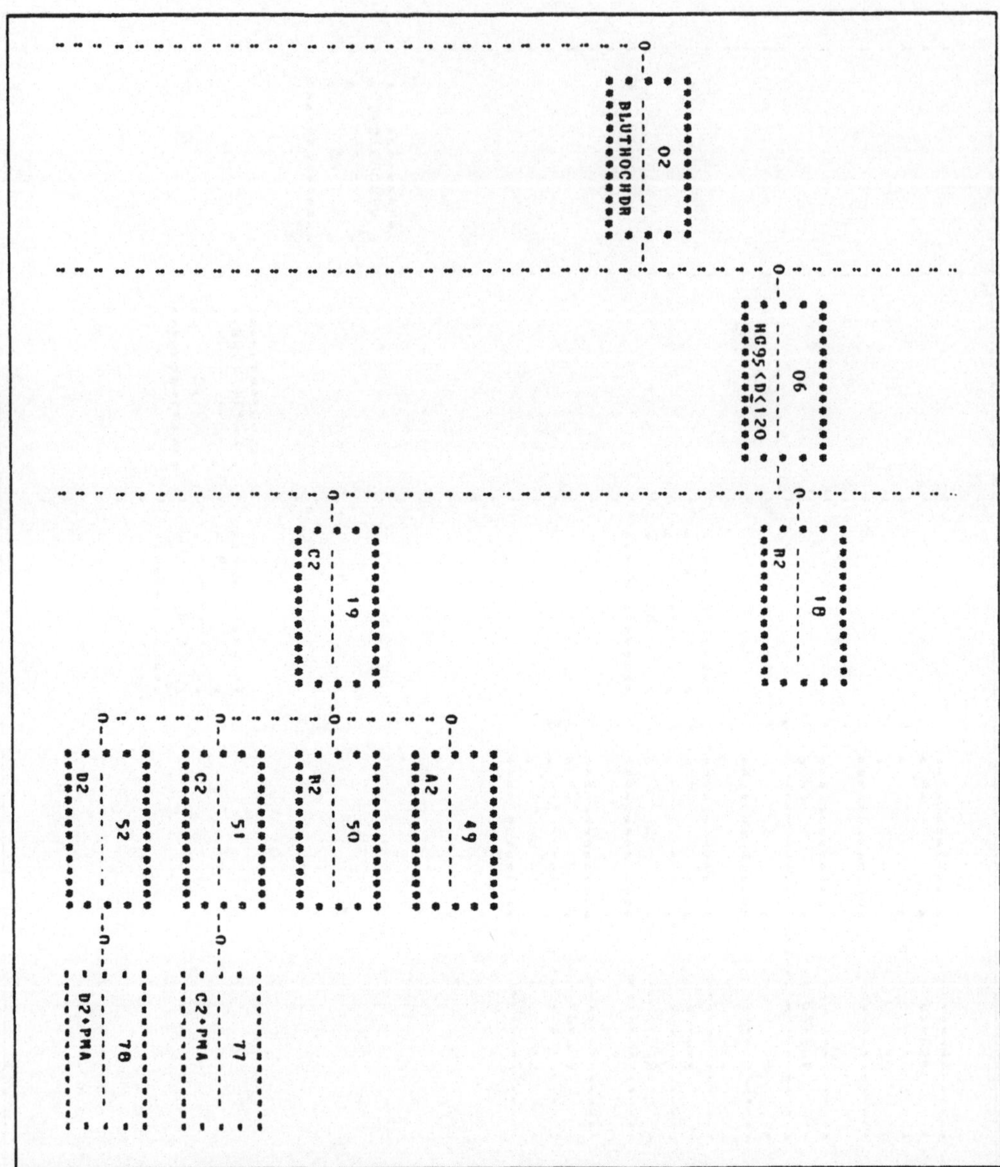

Abbildung 22c: Strategieempfehlungen mittels eines reduzierten Entscheidungsbaums (Ausschnitt, vgl. Abb. 21a)

5. Schlußdiskussion

An dieser Stelle sei, nun speziell im Hinblick auf die in den vorangegangenen Abschnitten (4.4.1. bis 4.4.6.) entwickelten Probleme und mathematischen Modelle, nochmals die das dritte Kapitel abschließende kritische Diskussion aufgenommen. Diese Diskussion wies auf Manipulationsmöglichkeiten hin, die derjenige besitzt, der solche Modelle entwirft oder mit ihrer Hilfe argumentiert.

Sie ergeben sich insbesondere durch die Problemspezifikation. Die Idee, gruppenabhängige Diagnosestrategien einzusetzen, findet sich vage bereits bei McNeil et al. (1975a,b). Trifon und Gafni (1979) erweitern diesen Gedanken um die Einführung von Diagnosestufen und die Berücksichtigung eines Budgets, das die Auswahl dieser Strategien steuert, ohne jedoch ein Zielkriterium näher zu präzisieren. Als Erweiterungen dieser Problemdefinition wurde in den vorangegangenen Abschnitten u.a. die explizite Einführung der Zielgröße Effektivität, die potentielle Aufnahme weiterer Ressourcenrestriktionen und die Einbeziehung der Patientenmitwirkung hinzugefügt. Jede dieser Problemspezifikationen formuliert konkret und scheinbar präzise, ein zunächst nur verschwommen artikuliertes Unbehagen an einer Über- oder Unterdiagnostizierung, insbesondere auch in bezug auf Früherkennungsuntersuchungen (z.B. Jahn in WIdO 1981: 66, Ferber in WIdO: 111, Anlauf 1981: 1250). Gerade die Präzision einer solchen Formulierung darf aber nicht darüber hinwegtäuschen, daß mit dieser Spezifizierung dem verschwommenen Unbehagen eine ganz bestimmte Konkretisierung, eine neue ökonomische Blickrichtung, ein bislang unbekanntes Deutungsmuster (allg. z.B. Bretzke 1980: 41 ff.) gegeben wird. Dieses neue Deutungsmuster kann sich u.U. in der Weise verselbständigen, daß es als griffiges Argumentationsinstrument ohne beständige Hinterfragung eingesetzt wird und dadurch weniger strukturierte Alternativansätze (z.B. aus dem Bereich der gesellschaftlichen Prävention) überschattet. Besonders deutlich zeigt das oben (Abschnitt 4.4.4.) eingeführte Konzept der gruppeninternen gemischten

Diagnosestrategien die Brisanz der Problemgenerierung. Hier wird ein Schema vorgelegt, das unter ökonomischen Aspekten, für als nichtunterscheidbar angesehene potentielle Patienten ressourcenabhängig unterschiedliche diagnostische Vorgehensweisen denkbar macht. In einer von ethischen Überlegungen getragenen dialektischen Debatte dient dieses, dem Bestand an Deutungsmustern hinzugefügte Problem eventuell jedoch der Erzeugung wiederum neuer oder der Neuformulierung bestehender Fragenkreise im Lichte dieses zusätzlichen Problems (vgl. allg. a. Bretzke 1980: 55 ff.).

Daß Problemdefinition und Modellentwurf häufig simultan entstehen, zeigt wiederum das eben angeführte Beispiel. Das nichtganzzahlig relaxierte Modell der Linearen Programmierung (Abschnitt 4.4.4.) bietet ein handliches (mathematisches)Sprachelement zur Formulierung des genannten Problems der gruppeninternen gemischten Strategien; es ist ein Werkzeug zur Entscheidungsfeldbildung. Auch das ganzzahlige Modell (Abschnitt 4.4.3.) verschärft die durch die Problemdefinition entstandene Sichtweise. Die Zurechnung marginaler (bzgl. der Gruppengröße summarischer) Kosten und Effektivitäten pro Diagnoseschritt, z.B.,korrespondiert mit der Bewertung der 0/1-Variablen, die die Entscheidung über die Fortsetzung des Diagnoseprozesses abbilden. Diese Art der gruppen- und diagnoseschrittbezogenen Kosten- und Effektivitätszurechnung sieht das Trifon-Gafni-Modell nicht vor. Es berücksichtigt ferner das Problem der Interdependenz der gruppenspezifischen Entscheidungsfelder untereinander nur unbestimmt und eher am Rande. Die Modelle der (ganzzahligen und nichtganzzahligen) Linearen Programmierung beziehen hingegen gerade diese Interdependenz über die Budgetrestriktion (und mögliche weitere Ressourcenrestriktionen) sowie über die Zielfunktion explizit ein und stellen sie dar.

Es bleibt zu fragen, inwieweit und in welcher Weise, die Modellwahl restringierend auf die Problemdefinition zurückgewirkt hat. Erinnert man sich z.B. an das in Abschnitt 3.1.2.5., in der Kernidee skizzierte, ökonomische Evaluationskonzept von Sintonen, so liegt es zunächst nahe, zu versuchen, das auf das Kosten-Effektivitäts-Konzept zugeschnittene, aber auch trivialerweise unmittelbar auf das Kosten-Nutzen-Konzept (Abschnitt 3.1.2.5.) übertragbare 0/1-Modell und seine Varianten auch für das Sintonen'sche Bewertungsschema zu modifizieren, dessen zentrales Anliegen der Verteilungsaspekt ist. Die Alternativenmenge könnte z.B. wiederum über die entsprechenden zulässigen Vektoren von 0/1-Variablen, definiert werden. "Zulässig" bezieht sich hierbei auf die aus den Definitionen logisch ableitbaren Restriktionen, die die vorgegebene Baumstruktur abbilden. Hinsichtlich der Gruppeneinteilung könnte man daran denken, die in den vorangegangenen Abschnitten beispielhaft unter epidemiologischen Gesichtspunkten vorgenommene Gruppeneinteilung unter sozialpolitischen Aspekten neu vorzunehmen oder weiter zu verfeinern. Z.B. könnte jede der in Abbildung 15 dargestellten Gruppen nochmals in eine Untergruppe der am wenigsten Bevorzugten (Sintonen 1981) und eine Untergruppe der sozial besser Gestellten aufgespalten werden. Bei der Bewertung der einzelnen Alternativen jedoch stößt man auf folgende beiden Hauptschwierigkeiten: Folgt man zum einen der Sintonen'schen Idee der Erfassung von Gesundheits- und Einkommensveränderungen, bezogen auf ein repräsentatives Individuum der jeweiligen Gruppe und die diese Veränderungen bewirkende Alternative, so müßten gruppen- und diagnosestufenbezogene Einkommensveränderungen bestimmt werden. Diese Einkommensveränderungen sind aber auch unter erheblichem Aufwand nicht ohne vereinfachende Annahmen festzustellen: Sie wären insbesondere jeweils für <u>vollständige</u> Alternativen, d.h. im Hinblick auf den ganzen <u>Vektor</u> von 0/1-Variablen einer Alternative, zu bestimmen, bedingt durch die vernetzten Abhängigkeiten in einem Wirtschaftssystem. Die Vielzahl von Alternativen (z.B. 296^{12} für 12 Gruppen und den Standardbaum der Abb. 10) setzt hier Grenzen. Weniger als diese Schwierigkeit wiegt ein weiteres Hindernis: Die betroffenen Individuen der jeweiligen Gruppen müßten die Gesundheits- <u>und</u> Einkommensveränderungen in (eindimensionale, gruppenspezifische) Nutzenfunktionen überführen. Angenommen, diese beiden Hauptschwierigkeiten zur Datenermittlung könnten, durch die

Prämisse etwa, Interdependenzen zu ignorieren, überwunden werden, so führte die konsequente Weiterentwicklung des 0/1-Modells zu einem Ansatz der nichtlinearen 0/1-Programmierung mit mehreren Zielfunktionen (für jede Gruppe von "Benachteiligten" je eine!). Er entspräche der Version des Sintonen'schen Evaluationskonzept, die in dem Kernpunkt der Berücksichtigung wirtschaftlicher Interdependenzen bereits abgeschwächt wäre. Im Falle "unhandlicher" Nutzenfunktionen könnte dieses Modell nur mit heuristischen Verfahren algorithmisch behandelt werden. Nichtlinearitäten erschienen nämlich über die Nutzenfunktionen auch in den für die bessergestellten Gruppen einzuführenden Restriktionen, die ein Absinken der Lebensqualität dieser Gruppen unter den Status quo vermeiden (vgl. Abschnitt 3.1.2.5.). Für lineare Nutzenfunktion schließlich ließe sich das abgeschwächte Sintonen'sche Konzept mit dem 0/1-Modell vereinbaren. Das Kosten-Effektivitäts-Konzept jedoch und das Kosten-Nutzen-Konzept, sind für die Konstruktion des Modells naheliegende und nützliche Prämissen. Insofern favorisiert das Modell diese Evaluationsansätze und wirkt damit auf die Problemdefinition zurück.

Die obigen Überlegungen verdeutlichen anhand der entwickelten Modelle und Konzepte, daß Problemdefinition und Modellwahl in enger Wechselbeziehung stehen und sich aus der modellgestützten Argumentation Chancen, aber auch Gefahren ergeben. Die vorliegende Arbeit versucht, unter Erhaltung der Chancen, die Gefahren zu mildern, indem zum einen im zweiten Kapitel auf primär nichtökonomisch ausgerichtete Perspektiven der Prävention hingewiesen wird, zum anderen dadurch, daß im dritten Kapitel unterschiedliche ökonomische Sichtweisen zunächst allgemein und dann im Hinblick auf spezielle Evaluationsinstrumente aufgezeigt werden, und schließlich zu Beginn des vierten Kapitels, mit dem Hinweis auf eine Reihe komplementärer Evaluationsstudien und Modelle.

Diese Modelle als Partialmodelle einzustufen, ist mit der in der vorliegenden Arbeit eingenommenen Position unvereinbar,

die Modellkonstruktion im Lichte von Struktur<u>gebung</u> und nicht Struktur<u>übernahme</u> sieht. Folgt man Bretzke (1980: 125 ff.), so setzt die Kennzeichnung eines Modells als <u>Partial</u>modell implizit die potentielle Existenz eines maßstabsetzenden "totalen Simultanmodells" (a.a.O.: 128) voraus; die Idee dieses totalen Simultanmodells ist jedoch nicht nur aus praktischen, sondern auch aus theoretischen Überlegungen heraus grundsätzlich nicht realisierbar (a.a.O.: 131).
Mathematische Modelle stellen vielmehr <u>Facetten</u> einer umfassenderen Betrachtung dar, die jedoch den Blick auf weitere Alternativen nicht verstellen dürfen. Menges (zit. in Bretzke 1980: 130) bemerkt in diesem Zusammenhang: "Gerade radikale, inoppertune und zukunftsweisende Aktionen unterliegen der Gefahr, nicht als Alternativen erkannt zu werden".

Entscheidungsmodelle stellen eine spezielle Klasse mathematischer Modelle dar. Sie sind nach Bretzke (1980: 8) "das Ergebnis eines Versuchs, die für wesentlich gehaltenen Elemente und Beziehungen einer als 'Problem' empfundenen Handlungssituation in einer formalisierten Sprache so zu definieren, daß aus dem resultierenden Strukturkomplex die Problemlösung als logische Implikation abgeleitet werden kann". Die in den vorangegangenen Abschnitten entwickelten Modelle besitzen diese Eigenschaft. Die gefundenen scheinbar exakten Problem<u>lösungen</u> dürfen keinesfalls darüber hinwegtäuschen, daß sie <u>nur</u> Lösungen in bezug auf das jeweilige Modell und seine Prämissen sind, das seinerseits jedoch erst ein neues Problemfeld geschaffen hat.

Abschließend sei noch darauf hingewiesen, daß sich die im Abschnitt 4.4. herausgearbeiteten Probleme und Modelle auch auf weitere medizinische Bereiche übertragen lassen. So können z.B. Probleme, die <u>simultan</u> den Krebs- und Herz-Kreislauf-Bereich betreffen, mit dem entwickelten Instrumentarium strukturiert werden. Auch eine Übertragbarkeit der Modelle auf Problemfelder, die außerhalb der Medizinökonomie liegen, ist denkbar. So kann z.B. das in Abschnitt 4.4.4. als neue Modellierungstechnik entwickelte "doppelt stochastische" Entscheidungsbaumverfahren, für ökonomische Probleme, in denen die notwendigen Prämissen und Strukturierungsannahmen sinnvoll erscheinen, als Planungsinstrument Verwendung finden. "Doppelt stochastisch" deshalb, da zum einen wie bei stochastischen Entscheidungsbäumen, stochastische Ereignisse berücksichtigt werden; zum anderen aber erfolgen auch die an den jeweiligen Entscheidungsknoten zu treffenden optimalen Entscheidungen, bezüglich errechneter Wahrscheinlichkeitsverteilungen, stochastisch.

LITERATURVERZEICHNIS

Abbey H. (1952) An Examination of the Reed-Frost Theory of Epidemics. Human Biology 24: 201-233

Abholz H.H., Borgers D., Karmaus W., Korporal J. (1982) Risikofaktorenmedizin, Konzept und Kontroverse. Berlin/New York 1982

Acheson R.M., Hall D.J., Aird L. (1976) Seminars in Community Medicine, Vol. 2: Health Information, Planning and Monitoring. Oxford 1976

Acton J.P. (1974) Evaluating Public Programs to Save Lives: The Case of Heart Attacks. R-950-RC, The Rand Corporation, Santa Monica, CA 1973

Acton J.P. (1975) Measuring the Social Impact of Heart and Circulatory Disease Programs: Preliminary Framework and Estimates. R-1697-NHLI, The Rand Corporation, Santa Monica, CA 1975

Ahmed R. (1978) On Optimal Resource Allocation in Community Hypertension Programs. Management Science 24: 1749-1752

Albritton R.B. (1978) Cost-Benefits of Measles Eradication: Effects of a Federal Intervention. Policy Analysis 4: 1-21

Alderman M.H. (1977) High Blood Pressure: Do We Really Know Whom to Treat and How? The New England Journal of Medicine 296: 753-755

Anlauf M., Bock K.D. (1981) Rationelle Diagnostik bei Hypertonie. Münchener medizinische Wochenschrift 123: 1785-1790

Anlauf M., Distler A., Hayduk K. (1981) Diagnostik und Klinik der Hypertonie. Deutsches Ärzteblatt Heft 25: 1245-1250

Atkinson P. (1979) The Production of Medical Practitioners. In: Atkinson P., Dingwall P., Murcott A. (Hrsg.), Prospects for the National Health. London 1979

Auchowski-Boisvert C., Boisvert J.M. (1979) Le marketing de la santé: avant tout une question de prevention. Administration Hospitaliére et Sociale Nov.-Dec.: 4-11

Badura B. (1981) Soziale Unterstützung und chronische Krankheit: Zum Stand sozialepidemiologischer Forschung. Frankfurt/ a.M. 1981

Baier H. (1982) Big Brother läßt grüßen. Präventive Medizin - ein Herrschaftsmittel des Sozialstaates. Medikament und Meinung, 5. Jg., No. 3: 3

Barlow R. (1967) The Economic Effects of Malaria Eradication. American Economic Review 57 (Appendix): 130-148

Barthold R. (1981) Voruntersuchung über die Anwendbarkeit des Trifon-Gafni-Modells zur Erhöhung der Effizienz bei der Hypertoniebekämpfung in der Bundesrepublik - Probleme der Datenbeschaffung. Diplomarbeit, Betriebswirtschaftliches Institut, Universität Erlangen-Nürnberg, Nürnberg 1981

Bauer K.G. (1980) Improving the Chances for Health: Lifestyle Change and Health Evaluation. National Center for Health Education, San Francisco, CA 1980

Baumol W.I. (1968) On the Social Rate of Discount. American Economic Review 58: 788-802

Bay K.S., Flathman D., Nestman L. (1976) The Worth of a Screening-Program: An Application of a Statistical Decision Model for the Benefit Evaluation of Screening Projects. American Journal of Public Health 66: 145-150

Behrens R., Lee E., Jones L., Longe M. (1981) Past Year Saw Large Increase in Number of Hospital Programs. Hospitals 55: 105-110

Belloc N.B. (1973) Relationship of Health Practices and Mortality. Preventive Medicine 2: 67-81

Berg R.L., Hallauer D.S., Berk S.N. (1976) Neglected Aspects of the Quality of Life. Health Services Research 11: 391-395

Berglund G., Sannerstedt R., Andersson O., Wedel H., Wilhelmsen L., Hansson L., Sivertsson R., Wikstrand J. (1978) Coronary Heart-Disease After Treatment of Hypertension. The Lancet I: 1-5

Berry R.E. (1976) Estimating the Economic Costs of Alcohol Abuse. The New England Journal of Medicine 295: 620-621

Berry R.E., Boland J.P. (1977) The Economic Cost of Alcohol Abuse. New York/London 1977

Bircher T., zusammengefaßt von Hasler P.A. (o.D.) Ökonomik des Gesundheitswesens. Pharma Information, Basel

Blohm H., Lüder K. (1978) Investition. München 1978

Blohmke M., Ferber C.v., Kisker K.P., Schaefer H. (1977) Handbuch der Sozialmedizin, Band II: Epidemiologie und präventive Medizin. Stuttgart 1977

Blomberg, A., Keicher M., Weber F. (1982) Die Möglichkeiten zur Durchführung systematischer Früherkennungsuntersuchungen bei Krebserkrankungen. In: Fleischmann B. et al. (Hrsg.), OR Proceedings 1981, DGOR, Vorträge der 10. Jahrestagung. Berlin/Heidelberg/New York 1982

Blum E., Oettli W. (1975) Mathematische Optimierung. Grundlagen und Verfahren. Berlin/Heidelberg/New York 1975

Bock K.D. (1981) Hochdruck - Ein Leitfaden für die Praxis. Stuttgart 1981

Bock K.D., Hoffmann L. (1978) Sozialmedizinische Probleme der Hypertonie in der Bundesrepublik Deutschland. Stuttgart 1978

Bommer R.W., Menz F.C. (1976) A Cost-Benefit Analysis of a Kidney Disease Prevention-Program. Paper prepared for presentation at the ORSA/TIMS 1976 Meeting. Clarkson College of Technology, Potsdam, NY 1976

Borgers D., Kern K., Leibing C., Müller-Späth D. (1981) Mortalitäts- und Frühberentungsdaten als Grundlage der Ressourcenverteilung im Gesundheitswesen. Das öffentliche Gesundheitswesen 43: 163-170

Breslow L. (1972) A Quantitative Approach to the World Health Organization Definition of Health: Physical, Mental and Social Well-Being. International Journal of Epidemiology 1: 347-355

Breslow L. (1978) Prospects for Improving Health Through Reducing Risk Factors. Preventive Medicine 7: 449-458

Breslow L. (1981) Health Habits, Social Network and Mortality. Vortrag auf dem German-American Workshop Heidelberg: Cardiovascular Intervention Studies in the Federal Republic of Germany: Prospects for Mutual Cooperation, Heidelberg, 6-7 April 1981

Breslow L., Somers A.R. (1977) The Lifetime Health Monitoring Program: A Practical Approach to Preventive Medicine. The New England Journal of Medicine 296: 601-608

Bretzke W.-R. (1980) Der Problembezug von Entscheidungsmodellen. Tübingen 1980

Brüngger H. (1974) Die Kosten-Nutzen-Analyse als Instrument der Planung im Gesundheitswesen. Zürich 1974

Bryers F., Hawthorne V.M. (1978) Screening for Mild Hypertension: Costs and Benefits. Journal of Epidemiology and Community Health 32: 171-174

Bühler F.R., de Léche A.S., Schüler G., Gutzwiller F., Baumann F., Schweizer W. (1976) Das Hypertonieproblem in der Schweiz. Analyse einer Blutdruckuntersuchung an 21.589 Personen. Schweizerische medizinische Wochenschrift 106: 99-107

Bush J.W., Chen M.M., Zaremba J. (1971) Estimating Health Program Outcomes Using a Markov Equilibrium Analysis of Disease Development. American Journal of Public Health 61: 2362-2375

Bush J.W., Fanshel S., Chen M.M. (1972) Analysis of a Tuberculin Testing Program Using a Health Status Index. Socio-Economic Planning Sciences 6: 49-68

Byrne E.B., Schaffner W., Dini E.F., Case G.E. (1970) Infant Immunization Surveillance: Cost vs. Effect. Journal of the American Medical Association 212: 770-773

Cayler G., Warren M.C. (1970) Benefits from Mass Evaluation of School Children for Heart Disease (Experience with 6.625 Children). Chest 58: 349-351

Chamberlain J. (1975) Evaluation of Screening Procedures. In: Hobson W. (Hrsg.) Theory and Practice of Public Health. London/New York/Toronto 1975

Chambers L.W., Sackett D.L., Goldsmith C.H., Macpherson A.S., Mc Auley R.G. (1976) Development and Application of an Index of Social Function. Health Services Research 11: 430-441

Chen M.M., Bush J.W. (1979) Health Status Measures, Policy, and Biomedical Research. In: Mushkin S.J., Dunlop D.W. (Hrsg.), Health: What Is It Worth? Measures of Health Benefits. New York/Oxford/Toronto/Sydney/Frankfurt a.M./Paris 1979

Chiang C.L. (1976) Making Annual Indexes of Health. Health Services Research 11: 442-451

Chorba R.W., Sanders J.L. (1971) Planning Models for Tuberculosis Control Programs. Health Services Research 6: 144-164

Cochrane A.L. (1971) Effectiveness and Efficiency-Random Reflections on Health Services. London 1971

Cohen M.L., Fontaine R.E., Pollard R.A., von Allmen S.D., Vernon T.M., Gangarosa E.J. (1978) An Assessment of Patient Related Economic Costs in an Outbreak of Salmonellosis. The New England Journal of Medicine 299: 459-460

Collen M.F., Dales L.G., Friedman G.D., Flagle C.D., Feldman R., Siegelaub A.B. (1973) Multiphasic Checkup Evaluation Study: 4. Preliminary Cost Benefit Analysis for Middle-Aged Men. Preventive Medicine 2: 236-246

Collen M.F., Feldman R., Siegelaub A.B., Crawford D. (1970) Dollar Cost per Positive Test for Automated Multiphasic Screening. The New England Journal of Medicine 283: 459-463

Collis P.B., Dudding B.A., Winter P.E., Russel P.K., Buescher E.L. (1973) Adenovirus Vaccines in Military Recruit Populations - a Cost Benefit Analysis. The Journal of Infectious Diseases 128: 745-751

Cooper B.S., Rice D.P. (1976) The Economic Cost of Illness Revisited. Social Security Bulletin 39: 21-36

Cornfield J. (1962) Joint Dependence of Risk of Coronary Hearth Disease on Serum Cholesterol and Systolic Blood Pressure: A Discriminant Function Analysis. Federation Proceedings 21, Supplement 11: 58-62

Cox D.R. (1967) Renewal Theory. London 1967

Crowder H., Johnson E.L., Padberg M.W. (1981) Solving Large-Scale Zero-One Linear Programming Problems. Draft, IBM Thomas J. Watson Research Center, Yorktown Heights, NY 1981

Culyer A.J. (1976) Need and the National Health Service-Economics and Social Choice. London 1976

Cvjetanović B., Grab B., Uemura K. (1971) Epidemiological Model of Typhoid Fever and Its Use in the Planning and Evaluation of Antityphoid Immunization and Sanitation Programs. Bulletin of the World Health Organization 45: 53-75

Cvjetanović B., Grab B., Uemura K., Bytchenko B. (1972) Epidemiological Model of Tetanus and Its Use in the Planning of Immunization Programmes. International Journal of Epidemiology 1: 125-137

Dahm J., Schorr R. (1980) Zu einigen Auswirkungen eines hohen Niveaus der Prophylaxe auf die ambulante medizinische Betreuung. Zeitschrift für ärztliche Fortbildung 74: 1140-1143

Dasgupta A.K., Pearce D.W. (1972) Cost-Benefit Analysis. Theory and Practice. London 1972

Davies C. (1979) Hospital-Centered Health Care: Policies and Politics in the NHS. In: Atkinson P., Dingwall R., Murcott A. (Hrsg.): Prospects for the National Health. London 1979

Davies G.N. (1973) Fluoride in the Prevention of Dental Caries: A Tentative Cost-Benefit Analysis. 3.-School Fluoridation. British Dental Journal. (Aug. 21): 173-174

de Lèche A.S., Bühler F.R., Gutzwiller F. (1977) Treffsicherheit und Auswirkungen einer Hochdruckerfassungsaktion: eine Arztbefragung. Schweizerische Rundschau für Medizin (PRAXIS) 18: 552-556

Demanet J.C., Samii K., Rorive G., Carlier H., Van Cauwenberge H., Smets P. (1976) Epidemiological Survey and Screening for Hypertension in Belgium. In: Rorive G., Van Cauwenberge H. (Hrsg.), The Arterial Hypertensive Disease. New York 1976

Der Bundesminister für Forschung und Technologie (1978) Programm der Bundesregierung zur Förderung von Forschung und Entwicklung im Dienste der Gesundheit 1978-1981. Bonn 1978

Deutsches Institut zur Bekämpfung des hohen Blutdrucks (Hrsg.) (1980) Weißbuch Hypertonie. Die Blutdruckkrankheit: Wissensstand-Analysen-Konsequenzen. Stuttgart/New York 1980

Dickinson L. (1972) Evaluation of the Effectiveness of Cytologic Screening for Cervical Cancer-III. Cost-Benefit Analysis. Mayo Clinic Proceedings 47: 550-555

Dinkel R., Schulze-Röbbecke T. (1982) Kosten-Effektivitäts-Analyse der Zytostatiktherapie von akuter Leukämie im Kindesalter. Pharma Dialog 73: 1-19

Dinkelbach W. (1969) Sensitivitätsanalysen und parametrische Programmierung. Berlin/Heidelberg/New York 1969

Donabedian A. (1982) An Exploration of Structure, Process and Outcome as Approaches to Quality Assessment. In: Selbmann H.K., Überla K.K. (Hrsg.), Quality Assessment of Medical Care. Schriftenreihe der Robert Bosch Stiftung GmbH. Gerlingen 1982

Dowell T.B. (1976) The Economics of Fluoridation. British Dental Journal (Febr. 3): 103-106

Drummund M.F. (1980) Principles of Economic Appraisal in Health Care. Oxford/New York/Toronto/Melbourne 1980

Eastaugh S.R. (1982) Recent Conceptual Developments in WTP Measures for Cost Benefit Analysis. Paper presented at the ORSA/TIMS-Meeting, Detroit, MI April 1982

Eddy D.M. (1980) Screening for Cancer. Theory, Analysis and Design. Englewood Cliffs, NJ 1980

Eichner H. (1979) Gesundheitsvorsorge und Krankheitsfrüherkennung Teil 1: Bestandsaufnahme. WIdO-Materialien 4, Wissenschaftliches Institut der Ortskrankenkassen. Bonn 1979

Eisenberg L. (1977) The Perils of Prevention: A Cautionary Note. The New England Journal of Medicine 297: 1230-1232

Elandt-Johnson R.C., Johnson N.L. (1980) Survival Models and Data Analysis. New York/Chichester/Brisbane/Toronto 1980

Elveback L.R., Fox J.P., Ackermann E., Langworthy A., Boyd M., Gatewood L. (1976) An Influenza Simulation Model for Immunization Studies. American Journal of Epidemiology 103: 152-165

Elveback L., Akcermann E., Gatewood L., Fox J.P. (1971) Stochastic Two-Agent Epidemic Simulation Model for a Community of Families. American Journal of Epidemiology 93: 267-280

Elveback L.R., Ackermann E., Young G., Fox J.P. (1968) A Stochastic Model for Competition between Viral Agents in the Presence of Interference: 1. Live Virus Vaccine in a Randomly Mixing Population. American Journal of Epidemiology 87: 373-384

Erich U., Hepp W., Hermeking H., Kraut W., Wenzel H. (1981) Pilotuntersuchung zur Früherkennung von Herz-Kreislauf-Erkrankungen. Kurzfassung des Abschlußberichts. Dornier System GmbH, Friedrichshafen 1981

Escher M. (1977) Entwicklung der Hypertoniemortalität und des Antihypertensivaverbrauchs in der Schweiz. Berlin/Heidelberg/New York 1977

Fairman W.L., Goldman J., Nackel J. (1977) Effectiveness Evaluation-Recource Allocation Process. Paper presented at the ORSA/TIMS-Meeting, Atlanta, GA, November 1977

Fanshel S., Bush J.W. (1970) A Health-Status Index and Its Application to Health Services Outcomes. Operations Research 10: 1021-1066

Farber M.E., Finkelstein S.N. (1979) A Cost-Benefit Analysis of a Mandatory Premarital Rubella-Antibody Screening Program. The New England Journal of Medicine 300: 856-859

Feagans T.B., Biller W.F. (1980) Fuzzy Concepts in the Analysis of Public Health Risks. In: Wang P.P., Chang S.K., Fuzzy Sets-Theory and Applications to Policy Analysis and Information Systems. New York/London 1980

Fein R. (1977) But on the Other Hand: High Blood Pressure, Economics and Equity. The New England Journal of Medicine 296: 751-753

Feingold A.O. (1975) Cost Effectiveness of Screening for Tuberculosis in a General Medical Clinic. Public Health Reports 90: 544-547

Feldstein M.S., Piot M.A., Sundaresan T.K. (1973) Resource Allocation Model for Public Health Planning: A Case Study of Tuberculosis Control. The Bulletin of the World Health Organization 48 (Suppl.): 1-110

Ferber C.v. (1981) Wie läßt sich die Wirtschaftlichkeit im Gesundheitswesen verbessern? Wie können medizinische und soziale Dienstleistungen einander wirksam ergänzen? In: Wissenschaftliches Institut der Ortskrankenkassen (Hrsg.), Leistungssteigerungen im Gesundheitswesen bei Nullwachstum, Fragen und Antworten zur rationellen Mittelverwendung im Gesundheitswesen. WIdO-Materialien 14, Bonn 1981

Ferguson R.K. (1975) Cost and Yield of the Hypertensive Evaluation. Experience of a Community-Based Referral Clinic. Annals of Internal Medicine 82: 761-765

Fiandaca S. (1978) Dati attuariali e danni economi nell' ipertensione arteriosa. Minerva Cardioangiologica 26: 21-30

Fielding J.E. (1978) Successes of Prevention. Health and Society 56: 275-302

Forbes W.F., Thompson M.E. (1981a) Why One Should not Smoke - a Risk-Benefit Analysis. Manuskript, WHO Collaborating Centre for Reference on the Assessment of Smoking Habits, Waterloo, Ont. 1981

Forbes W.F., Thompson M.E. (1981b) Why a Person Should not Smoke - the Economic Perspective. Manuskript, WHO Collaborating Centre for Reference on the Assessment of Smoking Habits, Waterloo, Ont. 1981

Freis E.D. (1976) Salt, Volume and the Preventation of Hypertension. Circulation 53: 589-595

Freis E.D. (Hrsg.) (1978) The Treatment of Hypertension. Lancaster 1978

Frentzel-Beyme R., Leutner R., Wagner G., Wiebelt H. (1979) Krebsatlas der Bundesrepublik Deutschland: Krebssterblichkeit in den Ländern der Bundesrepublik Deutschland 1955-1975. Berlin/Heidelberg/New York 1979

Frerichs R.R., Prawda J. (1975) A Computer Simulation Model for the Control of Rabies in an Urban Area of Colombia. Management Science 22: 411-421

Füller A., Ganten D., Keil U., Laaser U. (1981a) Volkskrankheit Bluthochdruck. Begründung eines Aufklärungs- und Fortbildungsprogramms. Deutsches Ärzteblatt, Heft 15: 717-720

Füller A., Keil U., Nissinen A., Laaser U. (1981b) Epidemiologie des Hochdruckrisikos. Keine Konsequenzen für die Bundesrepublik? Münchener medizinische Wochenschrift 123: 1775-1779

Gäfgen G. (1974) Theorie der wirtschaftlichen Entscheidung. Tübingen 1974

Gäfgen G. (1981) Stand und Entwicklungstendenzen der Gesundheitsökonomie. Pharma Dialog 71: 3-27

Garfield S.R. (1979) Health Testing - a New Concept of Health Care Delivery. In: Chacko G.K. (Hrsg.), Health Handbook. Amsterdam 1979

Garg D.P. (1974) Socio-demographic Impacts of Genetic Defect Incidence Using Genetic Counseling. In: Vogt G.W., Mickle M.H. (Hrsg.), Proceedings of the 5th Annual Pittsburgh Conference on Modelling and Simulation, Pittsburgh 1974

Geißler U. (1980) Der Verlust an Lebensjahren durch vorzeitigen Tod nach Krankheitsarten, 1952 und 1975. WIdO-Materialien 5, Wissenschaftliches Institut der Ortskrankenkassen. Bonn 1980

Gessner P., Wacker H. (1972) Dynamische Optimierung. Einführung - Modelle - Computerprogramme. München 1972

Giglio R.J., Lewis D.A. (1981) An Aid to the Effective Utilization of Preventive Health Services. Draft, University of Massachusetts, Amherst, MA 1981

Giglio R.J., Lewis D.A., Garvey J.F. (1975) A Systematic Approach to Preventive Health: The Preventive Health Care Record. A Report Submitted to the Commissioners of Public Health, Commonwealth of Massachusetts by the Health Care Systems Program. University of Massachusetts, Amherst, MA 1979

Gilderdale S., Holland W.W. (1977) Die Entwicklung der Präventivmedizin in der westlichen Welt. In: Blohmke et al. (Hrsg.), Handbuch der Sozialmedizin, Bd. II.,Stuttgart 1977

Goerttler K. (1979) Überlegungen zur Kosten-Nutzen-Relation bei gynäkologischen Krebsvorsorgeuntersuchungen. In: Soost H.J. und Bockmühl B. (Hrsg.), Effektivität zytologischer Krebsvorsorgeuntersuchungen in der Gynäkologie, Köln 1979

Goerttler K., Köhler C.O., Wagner G., Wanzek L. (1975) War die "Woche der Krebsvorsorge" in Baden-Württemberg ein Erfolg? - Versuch einer Kosten-Nutzen-Analyse. Die Medizinische Welt 26 (N.F.): 961-971

Gohagan J., Spitznagel E., Darby W., Feiner J. (1980) Optimal Strategies for Breast Cancer Detection. Paper presented at the International Conference on Systems Science in Health Care, Montreal, Que 1980

Gohagan J. (o.J.) Final Report: Project for Benefit Cost Evaluation of Breast Cancer Detection Strategies. RO 1 HS 03 256 Department of Health and Human Services, Public Health Services, Office of Health Policy, Research and Statistics, Hyattsville, MD

Gori G.B., Richter B.J. (1978) Macroeconomics of Disease Prevention in the United States. Science 200: 1124-1130

Götze J., Eckstein M., Müller U., Heinemann L., Heine H. (1980) Konsequenzen aus Aufwandsanalysen im Präventionsmodell Schleiz. Das deutsche Gesundheitswesen 35: 1375-1378

Griffiths R.F. (Hrsg.) (1981) Dealing with Risk. The Planning, Management and Acceptability of Technological Risk. Manchester 1981

Grossarth-Maticek R. (1979) Krankheit als Biographie. Ein medizinsoziologisches Modell der Entstehung und Therapie der Krebserkrankung. Köln 1979

Grünewald K., Hermeking H. (1979) Früherkennung von Risikofaktoren der Herz-Kreislauf-Krankheiten. Statistische Datenanalyse zur Risikogruppenidentifizierung. Dornier System GmbH, Friedrichshafen 1979

Gsell R.O. (1972) Infectious Diseases: Prospects of Eradication through Prevention and Treatment. Pharma Information. Basel 1972

Gutzwiller F., Bühler F.R., Kamm M. (1976) Öffentliche Hypertonie-Erfassung und Problematik der individuellen Langzeitkontrolle. Schweizerische medizinische Wochenschrift 106: 1687-1692

Hagard S., Carter F., Milne R.G. (1976) Screening for Spina Bifida Cystica: A Cost-Benefit Analysis. British Journal of Preventive and Social Medicine 30: 40-53

Hage J. (1980) Theory of Organizations. Form, Process, and Transformation, New York/Chichester/Brisbane/Toronto 1980

Hamilton M., Thompson E.N., Wisniewski T.K.M. (1964) The Role of Blood-Pressure Control in Preventing Complications of Hypertension. The Lancet I: 235-238

Hammer (Jvănescu) P.L., Rudeanu (1968) Boolean Methods in Operations Research and Related Areas. Berlin/Heidelberg/New York 1968

Hatcher M.E. (1979) Decision Model for Triaging Hypertensive Patients. Paper presented at the National Conference on High Blood Pressure Control, Washington D.C. 1979

Hattwick M., Hart R., Zuckerman A. (1980) Healthy People and COSTAR: Using COSTAR in the Practice of Preventive Medicine. Paper presented at the Fourth Annual Symposium on Computer Applications in Medical Care, Washington D.C. 1980

Hauver J.H., Goodman J.A. (1980) The Evaluation of Performance and Cost in a Hypertension Control Program. Medical Care 18: 485-502

Hax H., Laux H. (1977) Entscheidungen über Investitionsprogramme auf der Grundlage von Kapitalwert und internem Zinsfuß. In: Lüder K. (Hrsg.), Investitionsplanung, München 1977: 205-216

Hebeisen H., Halhuber M.J. (1977) Epidemiologie des Hochdrucks. In: Blohmke M., Ferber C.v., Kisker K.P., Schaefer H. (Hrsg.), Handbuch der Sozialmedizin, Bd. II., Stuttgart 1977

Hehl F.J., Bausch B., Scola R. (1975) Mathematische Modelle zur Vorsorge von Herz-Kreislauf-Krankheiten (Teil I). Medizinische Technik 95: 121-123

Heidenberger K. (1981) Kosten-Effektivitäts-Untersuchung zur Früherkennung von Bluthochdruck auf der Grundlage des Trifon-Gafni-Modells. Arbeitsbericht Nr. 81-1 der Forschungsgruppe Medizinökonomie am Lehrstuhl für Betriebswirtschaftslehre und Operations Research. Betriebswirtschaftliches Institut, Universität Erlangen-Nürnberg, Nürnberg 1981

Heidenberger K. (1982a) Gruppenspezifische Auswahl von Diagnosestrategien im Bereich der Hypertoniefrüherkennung. Ein Modell der linearen 0/1-Programmierung. Operations Research Spektrum 4: 91-104

Heidenberger K. (1982b) Kosten-Effektivität-Untersuchung zur Früherkennung von Hypertonie mit Hilfe linearer Optimierung. In: Fleischmann B. et al. (Hrsg.), OR Proceedings 1981, DGOR, Vorträge der 10. Jahrestagung. Berlin/Heidelberg/ New York 1982

Heidenberger K. (1982c) Hypertension Policy Analysis Allowing for Group-Specific Diagnostic Strategies. Methods of Information in Medicine 21: 197-204

Heidenberger K. (1982d) Screening for Hypertension Using Diagnostic Triaging: An Interactive Policy Analysis System. In: Blum B.I. (Hrsg.), Proceedings of the Sixth Annual Symposium on Computer Applications in Medical Care. New York 1982

Heidenberger K., Wohlmannstetter V. (1983) Ein Dialogsystem zur Analyse von Hypertoniefrüherkennungsmaßnahmen. In: Bühler W. et al. (Hrsg.), OR Proceedings 1982, DGOR, Vorträge der 11. Jahrestagung. Berlin/Heidelberg/New York 1983

Henry S., Robinson D. (1979) The Self-Help Way to Health. In: Atkinson P., Dingwall R., Murcott A. (Hrsg.), Prospects for the National Health. London 1979

Hershey J.G. (1974) Consequence Evaluation in Decision Analytic Models of Medical Screening, Diagnosis and Treatment. Methods of Information in Medicine 13: 197-203

Hethcote H.W., Waltman P. (1973) Optimal Vaccination Schedules in a Deterministic Epidemic Model. Mathematical Biosciences 18: 365-381

Holtzman N. (1979) Prevention: Rhetoric and Reality. International Journal of Health Services 9: 25-39

Holzgreve H. (1981a) Die Prognose der arteriellen Hypertonie und ihre Beeinflussung durch antihypertensive Therapie. Der Internist 22: 156-161

Holzgreve H. (1981b) Blutdruckmessung von antihypertensiver Therapie. Muß der Blutdruck noch häufiger gemessen werden? Münchener medizinische Wochenschrift 123: 501-502

Homans R., Houston F.S. (o.D.) Marketing Research for Public Health: A Demonstration of Differential Responses to Advertising, Manuskript, University of Missouri-St. Louis, MO and Temple University-Philadelphia, PA

Hoppe R. (1978) Sozialmedizinische Probleme der Hypertonie aus der Sicht der Rentenversicherungsträger. In: Bock K.D., Hoffmann, L. (Hrsg.), Sozialmedizinische Probleme der Hypertonie in der Bundesrepublik Deutschland. Stuttgart 1978

Howard R.A. (1971) Dynamic Probabilistic Systems Vol. I, Vol. II. New York/London/Sydney/Toronto 1971

Howard R.A. (1980) An Assessment of Decision Analysis. Operations Research 28: 4-27

Hypertension Detection and Follow-up Program Cooperative Group (1979a) Five-Year Findings of the Hypertension Detection and Follow-up Program. I. Reduction in Mortality of Persons with High Blood Pressure, Including Mild Hypertension. Journal of the American Medical Association 242: 2562-2571

Hypertension Detection and Follow-up Program Cooperative Group (1979b) Five-Year Findings of the Hypertension Detection and Follow-up Program. II. Mortality by Race-Sex and Age. Journal of the American Medical Association 242: 2572-2577

Ignizio J.P. (1976) Goal Programming and Extensions. Toronto/ London 1976

Jacqmin N.E. (1980) Binary Integer Linear Programming. A Hybrid Implicit Enumeration Approach. Technical Report 80-30, Department of Operations Research, Stanford University, Stanford CA 1980

Jaquette D.L. (1970) A Stochastic Model for the Optimal Control of Epidemics and Pest Populations. Mathematical Biosciences 8: 343-354

Jenkins C.D., Tuthill R.W., Tannenbaum S.I., Craig K. (1979) Social Stressors and Excess Mortality from Hypertensive Diseases. Journal of Human Stress (September): 29-40

Joglekar P. (1980) Cost-Benefit Studies of Health Care Programs: Choosing Methods for Desired Results, Paper presented at the Joint National Meeting of TIMS/ORSA, Washington, D.C. 1980

Kaihara S., Fujimasa I., Atsumi K., Klementiev A. (1977) An Approach to Building a Universal Health Care Model: Morbidity Model of Degenerative Diseases. Research memorandum RM-77-6, International Institute for Applied Systems Analysis. Laxenburg 1977

Kannel W.B., McGee D., Gordon T. (1976) A General Cardiovascular Risk Profile: The Framingham Study. The American Journal of Cardiology 38: 46-51

Kannel W.B., Wolf P.A., Verter J., McNamara P.M. (1970) Epidemiologic Assessment of the Role of Blood Pressure in Stroke. The Framingham Study. The Journal of the American Medical Association 214: 301-310

Kaplan R.M., Bush J.W., Berry C.C. (1976) Health Status: Types of Validity and the Index of Well-Being. Health Services Research 11: 478-507

Keeney R.L. (1982) Evaluation of Mortality Risks for Institutional Decisions. Paper presented at the ORSA/TIMS Meeting, Detroit, MI 1982

Keil U., Stieber J., Döring A., Fricke H. (1982) Ergebnisse der Münchener-Blutdruckstudie und Aufbau des Münchener-Blutdruck-Programms. Das öffentliche Gesundheitswesen 44: 727-732

Kennedy F.D., Wright J.C., Anderson M.J., Cooley P.C. (1970) Simulation in Mental Health Planning. 4th Conference on Applications of Simulation. New York 1970

Kieser A., Kubicek H. (1977) Organisation. Berlin/New York 1977

Kirch R.L.A., Klein M. (1974a) Surveillance Schedules for Medical Examinations. Management Science 20: 1403-1409

Kirch R.L.A., Klein M. (1974b) Examination Schedules for Breast Cancer. Cancer 33: 1444-1450

Kirch R.L.A., Klein M. (1976) Prospective Evaluation of Periodic Breast Examination Programs. Cancer 38: 265-272

Klarman H.E., Guzick D. (1976) Economics of Influenza. In: Selby P. (Hrsg.), Influenza, Virus, Vaccines, and Strategy. London/New York 1976

Klementiev A.A. (1977) On the Estimation of Morbidity. Research memorandum RM-77-43, International Institute for Applied Systems Analysis, Laxenburg 1977

Klinga O. (1983) Sensitivitätsanalyse für ein medizinökonomisches Modell: Entwurf eines Softwarerahmens. Studienarbeit im Fach Informatik, angefertigt am Lehrstuhl für Operations Research, Betriebswirtschaftliches Institut, Universität Erlangen-Nürnberg, Nürnberg 1983

Knowles J.H., Barnes A.C. (1974) Health and the Quality of Life: Choice for a Domestic Health Policy. Unpublished paper. Zit. in: Nightingale et al. (1978) Perspectives of Health Promotion and Disease Prevention in the United States. National Accademy of Sciences, Washington,D.C. 1974

Knox E.G. (1980) Strategy for Rubella Vaccination. International Journal of Epidemiology 9: 13-23

Kochen M., Zeleny (1981) Self-Service Aspects of Health Maintenance: Assessment of Current Trends. Manuscript, Mental Health Research Institute, University of Michigan, Ann Arbor, MI and European Institute for Advanced Studies in Management, Brussels, Belgium, 1981

Kodling D. (1972) A Note on the Cost-Benefit Problem in Screening for Breast Cancer. Methods of Information in Medicine 11: 242-247

Körner T. (1982) Test und Erweiterung der Softwareprodukte MPCODE und APEX-III für ein spezielles Problem der linearen 0/1-Programmierung. Studienarbeit im Fach Informatik, angefertigt am Lehrstuhl für Operations Research, Betriebswirtschaftliches Institut der Universität Erlangen-Nürnberg, Nürnberg 1982

Kosters M. (1976) Comments on "The value of saving a life: evidence from the labor market." In: Terlechyj N.E. (Hrsg.) Household Production and Consumption. New York/London 1976

Krämer W. (1980) Ein Faß ohne Boden? Bemerkungen zur Kostenexpansion im Gesundheitswesen. Medikament und Meinung 10: 3

Kriedel T. (1980) Effizienzanalysen von Gesundheitsprojekten. Diskussion und Anwendung auf Epilepsieambulanzen. Berlin/Heidelberg/New York 1980

Kringsholm B., Hilden T. (1979) Expenses Concerning Evaluation and Treatment of Hypertension. Acta Medica Scandinavica (Suppl.) 626: 47-50

Krischer J.P. (1980) An Annoted Bibliography of Decision Analytic Applications to Health Care. Operations Research 28: 97-113

Kristein M.M. (1977) Economic Issues in Prevention. Preventive Medicine 6: 252-264

Kunze M. (1980) Möglichkeiten und Grenzen der Entlastung des Krankenhauswesens aus sozial- und präventivmedizinischer Sicht. Österreichische Krankenhaus Zeitung 21: 21-26

Labisch A. (1981) Die "gemeinschaftliche Gesundheitssicherung" (Primary Health Care) in der Bundesrepublik und in der Europäischen Gemeinschaft, Bericht über die Ergebnisse einer internationalen Arbeitsgruppe der EG-Kommission/ Brüssel. Das öffentliche Gesundheitswesen 43: 500-506

Lairson D.R., Swint J.M. (1979) Estimates of Preventive Versus Nonpreventive Medical Care in an HMO. Health Services Research 14: 33-43

Land A.H., Powell S. (1973) Fortran Codes for Mathematical Programming: Linear, Quadratic and Discrete. London/New York/ Sidney/Toronto 1973

Land A.H., Powell S., Poulley N.J., Wigan M.R. (1974) MPCODE: A Versatile Linear and Quadratic Mathematical Programming System. Transport and Road Research Laboratory. TRRL Supplementary Report 17 UC. Crowthorne (Berkshire) 1974

Laszlo C.A. (1982) CHAMP-A System and Computer Program Package for Health Hazard Appraisal. In: Trappl R., Ricciardi L., Pask G. (Hrsg.), Progress in Cybernetics and Systems Research, Vol. IX.Washington/New York/London 1982

Lauter H. (1977) Epidemiologie der großen psychiatrischen Störungen. In: Blohmke M., Ferber C.v., Kisker K.P., Schaefer H. (Hrsg.), Handbuch der Sozialmedizin, Bd. II. Stuttgart 1977

Lave J.R., Lave L.B. (1978) Cost-Benefit Concepts in Health: Examination of Some Preventive Efforts. Preventive medicine 7: 414-423

Layde P.M., Allmen S.D.v., Oakley G.P. (1979) Maternal Serum Alpha Fetoprotein Screening: A Cost-Benefit Analysis. American Journal of Public Health 69: 566-573

Levin G., Hirsch G., Roberts E. (1972) Narcotics and the Community. American Journal of Public Health 62: 861-873

Levine D.M., Green L.W., Patterson Russel R., Morisky D., Chwalow J., Benson P. (1979) Compliance in Hypertension Management: What the Physician Can Do. Practical Cardiology 5: 151-153

Lincoln T.L., Weiss G.H. (1964) A Statistical Evaluation of Recurrent Medical Examinations. Operations Research 12: 187-205

Lipscomb J. (1979) The Willingness-to-Pay Criterion and Public Program Evaluation in Health. In: Mushkin S.J., Dunlop D.W. (Hrsg.), Health What is it Worth? Measures of Health Benefits. New York/Oxford/Toronto/Sydney/Frankfurt a.M./Paris 1979

Lipsey R.E. (1976) Comments on "The value of saving a life: evidence from labor market". In: Terlechyj N.E. (Hrsg.), Household Production and Consumption. New York/London 1976

Lohmann F.W. (1978) Diagnostik bei arterieller Hypertonie. Medizinische Klinik 73: 995-1003

Lombardo J.V., Paul B.M., Baer R., Lewis S.B. (1980) The Cost-Effectiveness of Second Level Drugs in the Treatment of Essential Hypertension. In: O'Neil J.T. (Hrsg.), Proceedings of the Fourth Annual Symposium on Computer Applications in Medical Care. New York 1980

Luce B.R., Schweitzer S.O. (1978) Smoking and Alcohol Abuse: A Comparison of their Economic Consequences. The New England Journal of Medicine 298: 569-571

Luce B.R., Schweitzer S.O. (1980) The Use of Cost-Effectiveness Analysis for Disease Prevention Programs: An Application to Cervical Cancer Screening. Paper presented at the International Conference on Systems Science in Health Care. Montreal, Que 1980

Ludwig-Sievers-Stiftung, Hans-Neuffer-Stiftung, Stiftung Zentralinstitut für die Kassenärztliche Versorgung (Hrsg.) (1982) Gesundheitspolitik zwischen Staat und Selbstverwaltung. Köln 1982

Macki, J., Strauss A. (1982) Introduction to Optimal Control Theory. New York 1982

Martini C.J., Mc Dowell I. (1976) Health Status: Patient and Physician Judgments. Health Services Research 11: 508-515

Massachusetts Department of Public Health (1974) Cost-Benefit Analysis of Newborn Screening for Metabolic Disorders. The New England Journal of Medicine 291: 1414-1416

Mathisen H.S., Löken H., Brox D., Stenbaek Ø. (1969) The Prognosis in Long Term Treated and "Untreated" Essential Hypertension. Acta medica Scandinavica 185: 253-258

Mattig W. (1976) Komplikationsdichte ärztlicher Eingriffe. Berlin (Ost) 1976

McNeil B.J., Varaday P.D., Burrows B.A., Adelstein S.J. (1975a) Measures of Clinical Efficacy: Cost-Effectiveness Evaluations in the Diagnosis and Treatment of Hypertensive Renovascular Disease. The New England Journal of Medicine 293: 216-221

McNeil B.J., Adelstein S.J. (1975b) Measures of Clinical Efficacy: The Value of Case Finding in Hypertensive Renovascular Disease. The New England Journal of Medicine 293: 221-226

Menz F.C. (1971) Economics of Disease Prevention: Infectious Kidney Disease. Inquiry 8 (No. 4): 3-18

Menz F.C. (1975) The Cost of Detection and Treatment Programs for Infectious Kidney Disease. American Journal of Public Health 65: 401-407

Meredith J. (1977) Managing the Incidence of Sickle Cell Anemia through Genetic Counseling. Management Science 23: 1261-1272

Mertens P. (1982) Industrielle Datenverarbeitung. 1. Adimistrations- und Dispositionssysteme. Wiesbaden 1982

Mertens P. (1982) Simulation. Stuttgart 1982

Metropolitan Life Insurance Company (1961) Blood Pressure: Insurance Experience and Its Implications. New York 1961

Metropolitan Life Insurance Company (1969) Statistical Bulletin 50 (Dec.): 1

Metze I. (1982) Die Krankheit der gesetzlichen Krankenversicherung. Das öffentliche Gesundheitswesen 44: 6-10, 116-122, 187-190

Meyer M. (1983) Operations Research/Systemforschung. Stuttgart/New York 1983

Meyer M., Hansen K. (1979) Planungsverfahren des Operations Research. Band 1: Lineare Programmierung, Netzplantechniken. Essen 1979

Miller J.E. (1970) An Indicator to Aid Management in Assigning Program Priorities. Public Health Reports 85: 725-731

Modi J.A. (1970) Linear Programming in Occupational Medicine. Journal of occupational medicine 12: 77-84

Modi J.A. (1972) Test of a Technique for Planning Medical Procedures in Preventive Health Examination Programs. Socio-Economic Planning Sciences 6: 173-185

Moeckel R. (1981) Voruntersuchung über die Anwendbarkeit des Trifon-Gafni-Modells zur Erhöhung der Effizienz bei der Hypertoniebekämpfung in der Bundesrepublik - Probleme der Datenauswertung. Diplomarbeit, Betriebswirtschaftliches Institut, Universität Erlangen-Nürnberg, Nürnberg 1981

Möller R. (1981) Zur Möglichkeit interpersoneller Nutzenvergleiche und ihrer Bedeutung für die Wirtschafts- und Sozialpolitik. Habilitationsschrift, Wirtschafts- und Sozialwissenschaftliche Fakultät, Universität Erlangen-Nürnberg, Nürnberg 1981

Monahan G.E. (1982) A Survey of Partially Observable Markov Decision Processes: Theory, Models and Algorithms. Management Science 28: 1-16

Moody P.M., Gray R.M. (1972) Social Class, Social Integration, and the Use of Preventive Health Services. In: Jaco G.E. (Hrsg.) Patients, Physicians and Illness. New York 1972

Mooney G.H. (1972) The Valuation of Human Life. London 1977

Moser M. et al. (1977) Report of the Joint National Committee on Detection, Evaluation, and Treatment of High Blood Pressure. A Cooperative Study. Journal of the American Medical Association 237: 255-261

Moyé L.A., Roberts S.D. (1982) Modeling the Pharmacologic Treatment of Hypertension. Management Science 28: 781-797

Müller-Merbach H. (1981) Das Individuum und das Modell. In: Fandel G. (Hrsg.), OR Proceedings 1980, DGOR, Vorträge der 9. Jahrestagung. Berlin/Heidelberg/New York 1981

Multiple Risk Factor Intervention Trial Research Group (1982) Multiple Risk Factor Intervention Trial. Risk Factor Changes and Mortality Results. The Journal of the American Medical Association 248: 1465-1477

Murcott A. (1979) Health as Ideology. In: Atkinson P., Dingwall R., Murcott A. (Hrsg.), Prospects for the National Health. London 1979

Mushkin S.J., Dunlop D.W. (Hrsg.) (1979) Health: What is it Worth? Measures of Health Benefits. New York/Oxford/Toronto/Sydney/Frankfurt a.M./Paris 1979

Mushkin S.J. et al. (1978) Cost of Disease and Illness in the United States in the Year 2000. The Public Health Reports (Suppl.) 93: 494-588

Mushkin S.J. (1962) Health as an Investment. Journal of Political Economy 70: 129-157

Muurinen J.M. (1982) Demand for Health. A Generalised Grossman Model. Journal of Health Economics 1: 5-28

Neipp J.W. (1980) Wirtschaftlicher Nutzen von Vorsorgemaßnahmen - eine Modell-Analyse. Deutsches Ärzteblatt 17: 1129-1134

Nichols A.L., Weinstein M.C. (1978) Optimal Resource Allocation in Community Hypertension Programs. Management Science 24: 1526-1537

Niemeyer G. (1972) Die Simulation von Systemabläufen mit Hilfe von Fortran IV-GPSS auf FORTRAN-Basis. Berlin/New York 1972

Niemeyer G. (1973) Systemsimulation. Frankfurt a.M. 1973

Nightingale E.O., Cureton M., Kalmar V., Trudeau M.B. (1978) Perspectives on Health Promotion and Disease Prevention in the United States. IOM Publication 78-001, Institute of Medicine, National Academy of Sciences, Washington, D.C. 1978

Nissinen A., Tuomilehto J., Füller A., Keil U., Stieber J., Laaser U. (1982) Maßnahmen zur Senkung des hohen Blutdrucks: das Modell Finnland. Das öffentliche Gesundheitswesen 44: 242-246

Neuhauser D., Lewicki A.M. (1975) What Do We Gain from the Sixth Stool Guaiac. The New England Journal of Medicine 293: 226-228

Neuhauser D., Lewicki A.M. (1976) National Health Insurance and the Sixth Stool Guaiac. Policy Analysis: 175-196

Neumann G. (1975) Die Kosten der Krebsfrüherkennung. Geburtshilfe und Frauenheilkunde 35: 615-618

Nobrega F.T., Morrow G.W., Smoldt R.K., Offord K.P. (1977) Quality Assessment in Hypertension: Analysis of Process and Outcome Methods. The New England Journal of Medicine 296: 145-148

Nüssel E. (1979) Das WHO-Konzept des Comprehensive Community Control Program (CCCP) im Bereich der Herz-Kreislauf-Erkrankungen. In: WIdO (Hrsg.): Gesundheitspolitisch relevante Herz- und Kreislauferkrankungen. Epidemiologie, Prävention, Rehabilitation. WIdO Materialien 7, Wissenschaftliches Institut der Ortskrankenkassen, Bonn 1979: 253-267

Nüssel E. (1982) Auf die persönliche Einstellung kommt es an. 7-Punkte-Programm zur Behandlung der Hypertonie im Modell "kommunale Prävention". Medikament und Meinung 5: 5

Nüssel E., Buchholz L., Ebschmer K.J., Bergdolt H., Morgenstern W. (1980) Die Gemeinde als Ansatzstelle für eine Prävention. Der Internist 21: 437-445

Odenwälder K.F. (1981) Die Konzeption und Problematik einer durch quantitative Verfahren unterstützten Effizienzanalyse im Gesundheitswesen am Beispiel der medikamentösen Therapie einer "Volkskrankheit". Diplomarbeit, Lehrstuhl für Allgemeine Betriebswirtschaftslehre und Absatzwirtschaft, Universität Mannheim 1981

Oortmarssen G.J.v., Habbema J.D.F., Lubbe J.T.N., Jong G.A.d., Maas P.J.v.d. (1981) Predicting the Effects of Mass-Screening for Disease - a Simulation Approach. European Journal of Operational Research 6: 399-409

Oppenheim W.L. (1976) Monetärer Aufwand und Nutzen von Früherkennung und Behandlung. Die Ortskrankenkasse 3: 84-88

o.V. (1978) Gesundheitspolitische Leitsätze der SPD. Deutsches Ärzteblatt Heft 3: 140-145, Heft 4: 201-204, Heft 5: 261-264

o.V. (1980) Synopse der Vorstellungen zur Kostenentwicklung im Gesundheitswesen von: DGB, ÖTV, Bundesverband der Ortskrankenkassen (BdO), SPD und CDU. Ursachen der Kostenentwicklung, Vorsorge. Demokratisches Gesundheitswesen Nr. 2: III-VI

Packer A.H. (1968) Applying Cost-Effectiveness Concepts to the Community Health System. Operations Research 16: 227-253

Parker R.D., Ortíz J.E. (1975) Application of the Birth-Life-Death Model to Tumor Prediction. RD/14/8 Pan American Health Organization, Pan American Sanitary Bureau - Regional Office of the World Health Organization. Washington,D.C. 1975

Parsons T. (1972) Definitions of Health and Illness in the Light of American Values and Social Structure. In: Gartley J.E. (Hrsg.) Patients, Physicians and Illness. New York 1972: 107-127

Patrick K.M. (1980) A Decision Analysis Based Cost Benefit Analysis of an Immunization Program Aimed at the Prevention of Pneumococcal Pneumonia. Paper presented at the International Conference on Systems Science in Health Care. Montreal, Que 1980

Pflanz M. (1973) Allgemeine Epidemiologie. Stuttgart 1973

Phelps C.H. (1978) Illness Prevention and Medical Insurance. The Journal of Human Resources 13 (Suppl.): 183-207

Prest A.R., Turvey R. (1965) Cost-Benefit Analysis: A Survey. The Economic Journal 75: 683-735

programmed (1981) Bluthochdruck. Diagnose und Therapie. programmed - med.pharm. Verlags GmbH in Zusammenarbeit mit dem Verband der niedergelassenen Ärzte Deutschlands (NAV) e.V., Jahrgang 6 (Supplement): 1-99

Pschyrembel W. (1972) Klinisches Wörterbuch mit klinischen Syndromen. Berlin/New York 1972

Quelch J.A. (1980) Marketing Principles and the Future of Preventive Health Care. Milbank Memorial Fund Quarterly/ Health and Society 58: 310-347

Raiffa H. (1968) Decision Analysis: Introductory Lectures on Choices under Uncertainty. Reading/Menlo Park/London/Don Mills (Ont) 1968

Ravindran A., Sadagopan A., Petersen C.C., Hatsell C.P. (1980) Using Simulation in Cardiovascular Disease Control. Simulation (Juli): 13-20

Rawls J. (1975) Eine Theorie der Gerechtigkeit. Frankfurt a.M. 1975

Recktenwald H.C. (Hrsg.) (1970) Nutzen-Kosten-Analyse und Programmbudget. Tübingen 1970

Recktenwald H.C. (1971) Die Nutzen-Kosten-Analyse. Entscheidungshilfe der politischen Ökonomie. Tübingen 1971

Report by the Management Committee (1980) The Australien Trial in Mild Hypertension. The Lancet: 1262-1267

Revelle C., Lynn W.R., Feldman F. (1967) Mathematical Models for the Economic Allocation of Tuberculosis Control Activities in Developing Nations. American Review of Respiratory Diseases 96: 893-909

Revelle C., Feldman F., Lynn W. (1969) An Optimization Model of Tuberculosis Epidemiology. Management Science 16 B: 190-211

Revelle C., Male J. (1970) A Mathematical Model for Determining Case Finding and Treatment Activities in Tuberculosis Control Programs. American Review of Respiratory Disease 102: 403-411

Rich G., Glass N.J., Selkon J.B. (1976) Cost-Effectiveness of Two Methods of Screening for Asymptomatic Bacteriuria. British Journal of Preventive and Social Medicine 30: 54-59

Riddiough M. (1979) Cost Effectiveness Analysis of Vaccination, Office of Technology Assessment (Unveröffentlicht), Kapitel 4. Zit. in Joglekar P., Cost-Benefit Studies of Health Care Programs: Choosing Methods for Desired Results. Paper presented at the Joint National Meeting of TIMS/ORSA, Washington,D.C. 1980

Robertson L.S. (1976) Estimates of Motor Vehicle Seat Belt Effectiveness and Use: Implications for Occupant Crash Protection. American Journal of Public Health 66: 859-864

Robra B.P. (1979) Was ist ein Risikofaktor? In: WIdO (Hrsg.): Gesundheitspolitisch relevante Herz- und Kreislauferkrankungen. Epidemiologie, Prävention, Rehabilitation. WIdO Materialien 7, Wissenschaftliches Institut der Ortskrankenkassen, Bonn 1979

Robra B.P., Machens D. (1981) Fragen der Qualitätssicherung bei Früherkennungsprogrammen von Herz-Kreislauf-Erkrankungen. In: Selbmann H.K., Schwartz F.W., van Eimeren W. (Hrsg.) Qualitätssicherung in der Medizin, Probleme und Lösungsansätze. Berlin/Heidelberg/New York 1981

Robra B.P., Müller H.E., Fingscheidt E. (1981) Die Rötelntiterbestimmung in der Schwangerschaft - zur Effektivität eines Vorsorgeprogramms. Das öffentliche Gesundheitswesen 43: 559-563

Rosser R., Watts V. (1978) The Measurement of Illness. Journal of the Operational Research Society 29: 529-540

Rowe W.D. (1977) An Anatomy of Risk. New York/London/Sydney/Toronto 1977

Sackett D.L., Torrance G.W. (1978) The Utility of Different Health States as Perceived by the Public. Journal of Chronic Diseases 31: 697-704

Salkin H.M. (1975) Integer Programming. Menlo Park (CA)/London/Amsterdam/Don Mills (Ont)/Sydney 1975

Schaefer H. (1979) Plädoyer für eine neue Medizin. München/Zürich 1979

Schär M. (1976) Kosten-Nutzen-Anaylsen in der Präventivmedizin. In: Kocher G., Kosten-Nutzen-Analysen im Gesundheitswesen. Pharma Information. Basel 1976

Schelling T.C. (1968) The Life You Save May Be Your Own. In: Chase S.B. (Hrsg.), Problems in Public Expenditure Analysis. Washington D.C. 1968

Scheffler R.M., Paringer L. (1980) A Review of the Economic Evidence on Prevention. Medical Care 18: 473-484

Scheuch E.K. (1982) Das Verhalten der Bevölkerung als Teil des Gesundheitssystems. In: Ludwig-Sievers-Stiftung, Hans-Neuffer-Stiftung, Stiftung Zentralinstitut für die kassenärztliche Versorgung (Hrsg.), Gesundheitspolitik zwischen Staat und Selbstverwaltung. Köln 1982

Schicke R.K. (1977) Präventiv-Medizin: Kosten und Nutzen. Bonn-Bad Godesberg 1977

Schneeweiß H. (1971) Ökonometrie. Würzburg/Wien 1971

Schneider J., Twiggs L.B. (1972) The Costs of Carcinoma of the Cervix. Obstetrics and Gynecology 40: 851-859

Schoenbaum S.C., Hyde J.N., Bartoshesky L., Crampton K. (1976a) Benefit-Cost Analysis of Rubella Vaccination Policy. The New England Journal of Medicine 294: 306-310

Schoenbaum S.C., McNeil B.J., Kavet J. (1976b) The Swine-Influenza Decision. The New England Journal of Medicine 295: 759-765

Schoenfelder J.R., Shachtman R.H., Johnston G.J. (1980) The Comparison of Life Table and Markov Chain Techniques for Follow-Up Studies. Institute of Statistics Mimeo Series No. 1299, Department of Biostatistics, University of North Carolina, Chapel Hill, NC 1980

Schramm C.J. (1977) Measuring the Return on Program Costs: Evaluation of a Multi-Employer Alcoholism Treatment Program. American Journal of Public Health 67: 50-51

Schulman B.A. (1979) Active Patient Orientation and Outcomes in Hypertensive Treatment. Application of a Socio-Organizational Perspective. Medical Care 17: 267-280

Schultz T.W. (1972) Human Capital: Policy Issues and Research Priorities. In: Human Resources. Fiftieth Anniversary Colloquium VI. New York/London 1972

Schultz T.W. (1981) Investing in People: The Economics of Population Quality. Berkeley 1981

Schulze W., Ben-David S., Crocker T.D., Kneese A. (1979) Economics and Epidemiology: Application to Cancer. In: Mushkin S.J., Dunlop D.W.: (Hrsg.) Health: What Is It Worth? Measures of Health Benefits. New York /Oxford/Toronto/ Sydney/Frankfurt a.M./Paris 1979

Schupeta E. (1979) Prävention als Politik oder Politik als Prävention. Die Ersatzkasse 59: 389-392

Schwartz F.W., Holstein H., Brecht J.G. (1979) Ergebnisse der gesetzlichen Krebsfrüherkennung unter Effektivitätsgesichtspunkten. Das öffentliche Gesundheitswesen 41: 347-354

Schwarz W.B., Gorry G.A., Kassirer J.P., Essig A. (1973) Decision Analysis and Clinical Judgment. The American Journal of Medicine 55: 459-472

Schweitzer S.O. (1974) Cost Effectiveness of Early Detection of Disease, Health Services Research 9: 22-32

Schweitzer S.O., Luce B.R. (1979) A Cost-Effective Approach to Cervical Cancer Detection. DHEW Publication No. (PHS) 79-3237. U.S. Department of Health, Education and Welfare, Hyattsville, MD 1979

Scotto J., Chiazze L. (1977) Cancer Prevalence and Hospital Payments. Journal of the National Cancer Institute 59: 345-349

Sekita Y., Tabata Y. (1979) A Health Status Index Model Using a Fuzzy Approach. European Journal of Operational Research 3: 40-49

Selbmann H.K., Überla K.K. (Hrsg.) (1982) Quality Assessment of Medical Care. Schriftenreihe der Robert Bosch Stiftung GmbH. Gerlingen 1982

Senftleben H.U. (1980) Die Qualität ärztlicher Verrichtungen im ambulanten Versorgungsbereich. Köln 1980

Sengupta B. (1981) Control Limit Policies for Early Detection of Failure. European Journal of Operational Research 7: 257-264

Sethi S.P. (1974) Quantitative Guidelines for Communicable Disease Control Program: A Complete Synthesis. Biometrics 30: 681-691

Sethi S.P. (1978) Optimal Quarantine Programmes for Controlling an Epidemic Spread. Journal of the Operational Society 29: 265-268

Sethi S.P., Staats P.W. (1978) Optimal Control of Some Simple Deterministic Epidemic Models. Journal of the Operational Society 29: 129-136

Shachtman R.H. (1980) Decision Analysis Assessment of a National Medical Study. Operations Research 28: 44-59

Shepard D.S., Thompson M.S. (1979) Principles of Cost-Effectiveness Analysis in Health. Public Health Reports 94: 535-543

Shigan E.N., Hughes D.J., Kitsul P.I. (1979) Health Care Systems Modeling at IIASA: A Status Report. SR-79-4, International Institute for Applied Systems Analysis, Laxenburg 1979

Simpson P.R., Chamberlain J. (1978) Choice of Screening Tests. Journal of Epidemiology and Community Health 32: 166-170

Sintonen H. (1981) An Approach to Economic Evaluation of Actions for Health. Ministry of Social Affairs and Health Research Department, Helsinki 1981

Skrabal F. (1981) Prävention und nichtmedikamentöse Therapie des Hochdrucks. Münchener medizinische Wochenschrift 123: 1791-1794

Sondik E.J. (1978) A Markov Model for High Blood Pressure Education Strategies. Manuskript, National Heart, Lung, and Blood Institute, Bethesda, MD 1978

Sondik E.J., Stahr W., Haines C.M., Jones H.H., Remch P. (1979) Interactive Hypertension Treatment Model for the National High Blood Pressure Education Program. Paper presented at the National Conference on High Blood Pressure, Washington, D.C., April 1979

Starfield B., Holtzman N.A. (1975) A Comparison of Effectiveness of Screening for Phenylketonuria in the United States, United Kingdom and Ireland. The New England Journal of Medicine 293: 118-121

Stason W.B., Weinstein M.C. (1977) Allocation of Resources to Manage Hypertension. The New England Journal of Medicine 296: 732-739

Statistisches Bundesamt (1980) Statistisches Jahrbuch 1980. Stuttgart/Mainz 1980

Steiner K.C., Smith H.A. (1973) Application of Cost-Benefit Analysis to a PKU Screening Program. Inquiry 10: 34-40

Stieber J., Döring A., Keil U. (1982) Häufigkeit, Bekanntheits- und Behandlungsgrad der Hypertonie in einer Großstadtbevölkerung. Ergebnisse der Münchener Blutdruckstudie I. Münchener medizinische Wochenschrift 35: 747-752

Stilwell J.A. (1976) Benefits and Costs of the Schools' BCG Vaccination Programme. British Medical Journal 1: 1002-1004

Stimson D.H., Charles G., Heineken P.A. (1981) Use of a Information System to Evaluate a Health Care Screening Program. In: Heffernan H.G. (Hrsg.), Proceedings of the First Annual Symposium on Computer Applications in Medical Care. New York 1981

Strasser T. (1980) Hypertension Related to Health Care. In: WHO (Hrsg.), Hypertension Related to Health Care-Research Priorities. World Health Organization. Copenhagen 1980: 24-54

Szameitat K., Wuchter G. (1970) Was kostet die Gesundheit? Versuch einer Darstellung der im Zusammenhang mit der Erhaltung oder Wiederherstellung der Gesundheit entstehenden Aufwendungen. Statistische Monatshefte Baden-Württemberg 18: 126-131

Taylor H.M. (1968) Some Models in Epidemic Control. Mathematical Biosciences 3: 383-398

Thaler R., Rosen S. (1976) The Value of Saving a Life: Evidence from the Labor Market. In: Terleckyj N.E. (Hrsg.), Household Production and Consumption. New York/London 1976

Thienhaus-Grothjahn M. (1979) Strategien zur Verhütung von Herz- und Kreislauferkrankungen - primäre und sekundäre Prävention. In: WIdO (Hrsg.), Gesundheitspolitisch relevante Herz- und Kreislauferkrankungen. Epidemiologie, Prävention, Rehabilitation. WIdO-Materialien 7, Wissenschaftliches Institut der Ortskrankenkassen. Bonn 1979

Thompson M.E., Forbes W.F. (1981) The Methodology of Estimating Economic Benefits and Losses Associated with Cigarette Smoking. Manuskript, WHO Colloborating Centre for Reference on the Assessment of Smoking Habits. University of Waterloo. Waterloo, Ont 1981

Thompson D., Jacobi L. (1977) An Analysis of Screening Strategies for Colorectal Cancer. Paper presented at the ORSA/TIMS Meeting, Atlanta, GA 1977

Torrance G.W. (1972) The Operations Research Approach to Health Care Evaluation: An Introductory Survey. Paper presented at the Symposium "The Evaluation of Therapy and Health Care". Toronto, Ont 1972

Torrance G.W. (1976a) Social Preferences for Health States: An Empirical Evaluation of Three Measurement Techniques. Socio-Economic Planning Sciences 10: 129-136

Torrance G.W. (1976b) Measurement of Health Care Systems Output. Paper presented at the 1976 Annual North American Meeting of the Society for General Systems Research. Boston, MA 1976

Torrance G.W. (1976c) Health Status Index Models: A Unified Mathematical View. Management Science 22: 990-1001

Torrance G.W. (1976d) Toward a Utility Theory Foundation of Health Status Index Models. Health Services Research 11: 349-369

Torrance G.W., Boyle M.H., Horwood S.P. (1982) Application of Multi-Attribute Utility Theory to Measure Social Preferences for Health States. Operations Research 30: 1043-1069

Torrance G.W., Thomas W.H., Sackett D.L. (1972) A Utility Maximation Model for Evaluation of Health Care Programs. Health Services Research 7: 118-133

Torrance G.W., Stoddart G.L., Drummond M.F., Gafni A. (1981) Cost-Benefit Analysis versus Cost-Effectiveness Analysis for the Evaluation of Long-Term Care Programs. Health Services Research 16: 474-476

Trifon R., Gafni A. (1979) The Economics of Preventive Medicine: The Case of Hypertension. Operations Research, Statistics and Economics Mimeograph, Series No. 239, Technion,Israel Institute of Technology. Haifa/Israel 1979

Trifon R. (1980) Persönliche Kommunikation, 9. Juli 1980

United States Public Health Service Hospitals Cooperative Study Group (1972) Morbidity and Mortality in Mild Essential Hypertension. Circulation Research (Supplement II zu Vol. 30 und 31): 110-124

United States Public Health Service Hospitals Cooperative Study Group, Smith W.M. (1977) Treatment of Mild Hypertension: Results of a Ten-Year Intervention Trial. Circulation Research 40 (Supplement I): 98-105

U.S. Department of Health and Human Services, (1981a) Health Survey Research Methods. DHHS Pub. No. (PHS) 81-3268, Hyattsville, MD 1981

U.S. Department of Health and Human Services, (1981b) Estimated Costs of Selected Medical Events Known or Suspected to Be Related to the Administration of Common Vaccines. DHHS Pub. No. (PHS) 81-3272, Hyattsville, MD 1981

U.S. Department of Health, Education and Welfare (1974) A Mid-Range Resource Model for the NCP (National Cancer Program), Washington, D.C. 1974

U.S. Department of Health, Education and Welfare (1979) Healthy People: The Surgeon General's Report on Health Promotion and Disease Prevention 1979. DHEW Pub. No. (PHS) 79-55071, Washington, D.C. 1979

van Eimeren W. (1978) Gesundheitsindices - Probleme und Aufgaben. In: van Eimeren (Hrsg.), Perspektiven der Gesundheitssystemforschung, GMDS - Frühjahrstagung Wuppertal 1978. Berlin/Heidelberg/New York 1978

Venedictov D.D. (1975) Systems Analysis of Health Services. In: Bailey N.T.J., Thompson M. (Hrsg.), Systems Aspects of Health Planning. Proceedings of the IIASA Conference, Baden, Österreich, August 20-22, 1974. Amsterdam/Oxford/New York 1975

Venedictov D.D. (1976) Modeling of Health Care Systems. In: IIASA Conference 1976, Vol. 2, Laxenburg, Austria: International Institute for Applied Systems Analysis. Zit. in Shigan E.N., Hughes D.J., Kitsul P.I. (1979) Health Care Systems Modeling at IIASA: A Status Report. SR-79-4, International Institute for Applied Systems Analysis, Laxenburg 1979

Veterans Administration Cooperative Study Group (1967) Effects of Treatment on Morbidity in Hypertension. Results in Patients with Diastolic Blood Pressures Averaging 115 through 129 mm Hg. Journal of the American Medical Association 202: 116-122

Veterans Administration Cooperative Study Group on Antihypertensive Agents (1970) Effects of Treatment on Morbidity in Hypertension. II. Results in Patients with Diastolic Blood Pressure Averaging 90 through 114 mm Hg. Journal of the American Medical Association 213: 1143-1152

Veterans Administration Cooperative Study Group (1972) Effects of Treatment on Morbidity in Hypertension. III. Influence of Age, Diastolic Pressure and Prior Cardiovascular Disease; further Analysis of Side Effects. Circulation 45: 991-1004

Waaler T. (1962) The Use of Mathematical Models in the Study of the Epidemiology of Tuberculosis. American Journal of Public Health 52: 1002-1013

Waaler H.T., Piot M.A. (1969) The Use of an Epidemiological Model for Estimating the Effectiveness of Tuberculosis Control Measures. Sensitivity of the Effectiveness of Tuberculosis Control Measures to the Coverage of the Population. Bulletin of the World Health Organization 41: 75-93

Waaler H.T., Piot M.A. (1970) Use of an Epidemiological Model for Estimating the Effectiveness of Tuberculosis Control Measures: Sensitivity of the Effectiveness of Tuberculosis Control Measures to the Social Time Preference. Bulletin of the World Health Organization 43: 1-16

Wagner G. (Hrsg.) (1976) Hypertonie. Methodik und Ergebnisse einer Vorsorgeuntersuchung in einem chemischen Großbetrieb. BASF-Studie III. Stuttgart 1976

Walsh D.C. (1977) Fluoridation: Slow Diffusion of a Proved Preventive Measure. The New England Journal of Medicine 269: 1118-1120

Walter E. (1975) Biomathematik für Mediziner. Stuttgart 1975

Wang P.P., Chang S.K. (1980) Fuzzy Sets. Theory and Applications to Policy Analysis and Information Systems. New York/London 1980

Weber E., Gundert-Remy U., Schrey A. (1977) Patienten Compliance. Baden-Baden/Köln/New York 1977

Weinstein M.C., Stason W.B. (1976) Hypertension. A Policy Perspective. Cambridge/London 1976

Weinstein M.C., Stason W.B. (1977) Foundations of Cost-Effectiveness Analysis of Health and Medical Practices. The New England Journal of Medicine 296: 716-721

Weisbrod B.A. (1968) Income Redistribution Effects and Cost-Benefit Analysis. In: Chase S.B. (Hrsg.), Problems in Public Expenditure Analysis. Washington D.C. 1968

Weisbrod B.A. (1971) Costs and Benefits of Medical Research: A Case Study of Poliomyelitis. Journal of Political Economy 79: 527-544

Weiss S.M. (Hrsg.) (1976) Proceedings of the National Heart and Lung Institute Working Conference on Health Behavior, May 12-15, 1975. DHEW Publication No. (NIH) 76-868, U.S. Department of Health, Education and Welfare, Public Health Service. Washington, D.C. 1976

Whitmore G.A. (1973) Health State Preference and the Social Choice. In: Berg R.L. (Hrsg.), Health Status Indexes. Chicago, Il. 1973

Whitmore G.A. (1976) The Mortality Component of Health Status Indexes. Health Services Research 11: 370-390

WHO (1976) Constitution. World Health Organization. Genf 1976

WHO (1977) Report on a Meeting on Economic Aspects of Viral Hepatitis, Copenhagen, 9-11 November 1976. World Health Organization. Copenhagen 1977

WHO (Hrsg.) (1978) Arterial Hypertension. Report of a WHO Expert Committee. World Health Organization. Genf 1978

WHO (1980a) Economic Aspects of Eye Health Care. Report on a Meeting, Copenhagen, 31 January-1 February 1980. World Health Organization. Copenhagen 1980

WHO (1980b) Hypertension Related to Health Care Research Prioritis. Report on a WHO Consultation. World Health Organization. Copenhagen 1980

WIdO (Hrsg.) (1981a) Leistungssteigerungen im Gesundheitswesen bei Nullwachstum. Fragen und Antworten zur rationellen Mittelverwendung im Gesundheitswesen. WIdO Materialien 14, Wissenschaftliches Institut der Ortskrankenkassen. Bonn 1981

WIdO (Hrsg.) (1981b) Rheumatische Erkrankungen. Entstehungsbedingungen, Behandlung, Wiederherstellung. WIdO Materialien 9, Wissenschaftliches Institut der Orskrankenkassen. Bonn 1981

Wiggins J.H. (1980) Risk Analysis in Public Policy. Paper presented at ORSA/TIMS Meeting. Colorado Springs, CO 1980

Will G.F. (1980) Risk-Free Society Avoids Real Issue of Improved Public Health. Hospital Progress 61: 43-45, 66

Williams A. (1981) Welfare Economics and Health Status Measurement. In: Van der Gaag J., Perlman M. (Hrsg.) Health, Economics and Health Economics. Amsterdam/New York/Oxford 1981

Willems J.S., Sanders C.R., Riddiough M.A., Bell J.C. (1980) Cost Effectiveness of Vaccination against Pneumococcal Pneumonia. The New England Journal of Medicine 303: 553-559

Wilson R.W. (1981) Do Health Indicators Indicate Health? (Editorial). American Journal of Public Health 71: 461-463

Wilson C.W., Parikh G.C., Jiricic D. (1976) Encephalitis Epidemiology in South Dakota: The Development and Use of an Encephalitis Simulation Model and a Computerized Human Serum Bank to Determine Western and St. Louis Encephalitis Activity. In: 29th Annual Conference on Engineering in Medicine and Biology, Nov. 6-10: 259

Wöhe G. (1976) Einführung in die Allgemeine Betriebswirtschaftslehre. München 1976

Wohlmannstetter V. (1982) Implementierung des erweiterten Trifon-Gafni-Modells als Instrument des computerunterstützten Entscheidungstrainings für die gruppenspezifische Auswahl von Diagnosestrategien. Diplomarbeit, Betriebswirtschaftliches Institut der Universität Erlangen-Nürnberg, Nürnberg 1982

Zeckhauser R. (1975) Procedures for Valuing Lives. Public Policy 23: 419-464

Zeckhauser R., Shepard D. (1976) Where now for Saving Lives? Law and Contemporary Problems 40: 5-45

Zschokke U. (1981) Qualitätskontrolle im Gesundheitswesen: Warum und wie? Schweizerische medizinische Wochenschrift 111: 2-3

Band 34: C. E. M. Dietrich, P. Walleitner, Warteschlangen-Theorie und Gesundheitswesen. VIII, 96 Seiten. 1982.

Band 35: H.-J. Seelos, Prinzipien des Projektmanagements im Gesundheitswesen. V, 143 Seiten. 1982.

Band 36: C. O. Köhler, Ziele, Aufgaben, Realisation eines Krankenhausinformationssystems. II, (1-8), 216 Seiten. 1982.

Band 37: Bernd Page, Methoden der Modellbildung in der Gesundheitssystemforschung. X, 378 Seiten. 1982.

Band 38: Arztgeheimnis – Datenbanken – Datenschutz. Arbeitstagung, Bad Homburg, 1982. Herausgegeben von P. L. Reichertz und W. Kilian. VIII, 224 Seiten. 1982.

Band 39: Ausbildung in der Medizinischen Informatik. Proceedings, 1982. Herausgegeben von P. L. Reichertz und P. Koeppe. VIII, 248 Seiten. 1982.

Band 40: Methoden der Statistik und Informatik in Epidemiologie und Diagnostik. Proceedings, 1982. Herausgegeben von J. Berger und K. H. Höhne. XI, 451 Seiten. 1983

Band 41: G. Heinrich, Bildverarbeitung von Computer-Tomogrammen zur Unterstützung der neuroradiologischen Diagnostik. VIII, 203 Seiten. 1983.

Band 42: K. Boehnke, Der Einfluß verschiedener Stichprobencharakteristika auf die Effizienz der parametrischen und nichtparametrischen Varianzanalyse. II, 6, 173 Seiten. 1983.

Band 43: W. Rehpenning, Multivariate Datenbeurteilung. IX, 89 Seiten. 1983.

Band 44: B. Camphausen, Auswirkungen demographischer Prozesse auf die Berufe und die Kosten im Gesundheitswesen. XII, 292 Seiten. 1983.

Band 45: W. Lordieck, P. L. Reichertz, Die EDV in den Krankenhäusern der Bundesrepublik Deutschland. XV, 190 Seiten. 1983.

Band 46: K. Heidenberger, Strategische Analyse der sekundären Hypertonieprävention. VII, 274 Seiten. 1983.